国家卫生健康委员会"十四五"规划教材配套教材

全国高等学校药学类专业第九轮规划教材配套教材

供药学类专业用

药剂学
实验指导

第4版

主　编　杨　丽
副主编　孟胜男
编　者　(以姓氏笔画为序)
　　　　乔明曦(沈阳药科大学)
　　　　李维凤(西安交通大学药学院)
　　　　杨　丽(沈阳药科大学)
　　　　沈　琦(上海交通大学药学院)
　　　　孟胜男(中国医科大学)
　　　　柯　学(中国药科大学)
　　　　徐月红(中山大学药学院)
　　　　高亚男(海南医学院)
　　　　魏　刚(复旦大学药学院)

人民卫生出版社
·北京·

图书在版编目（CIP）数据

药剂学实验指导 / 杨丽主编 . —4 版 . —北京：
人民卫生出版社，2025.1
ISBN 978-7-117-36003-6

Ⅰ.①药… Ⅱ.①杨… Ⅲ.①药剂学 － 实验 － 高等学
校 － 教材 Ⅳ.①R94-33

中国国家版本馆 CIP 数据核字（2024）第 032360 号

人卫智网	www.ipmph.com	医学教育、学术、考试、健康， 购书智慧智能综合服务平台
人卫官网	www.pmph.com	人卫官方资讯发布平台

药剂学实验指导
Yaojixue Shiyan Zhidao
第 4 版

主　　编：杨　丽
出版发行：人民卫生出版社（中继线 010-59780011）
地　　址：北京市朝阳区潘家园南里 19 号
邮　　编：100021
E － mail：pmph @ pmph.com
购书热线：010-59787592　010-59787584　010-65264830
印　　刷：三河市潮河印业有限公司
经　　销：新华书店
开　　本：787×1092　1/16　　印张：16
字　　数：399 千字
版　　次：2004 年 8 月第 1 版　　2025 年 1 月第 4 版
印　　次：2025 年 1 月第 1 次印刷
标准书号：ISBN 978-7-117-36003-6
定　　价：59.00 元

打击盗版举报电话：010-59787491　E-mail：WQ @ pmph.com
质量问题联系电话：010-59787234　E-mail：zhiliang @ pmph.com
数字融合服务电话：4001118166　　E-mail：zengzhi @ pmph.com

前　言

　　药剂学是一门实践性较强的综合性学科,药剂学实验是学习、理解和掌握药剂学基本理论、剂型设计与制备技术的重要途径,是药剂学课程中的重要组成部分,其在培养药剂学应用型人才中发挥着重要的作用。

　　本书是全国高等学校药学类专业第九轮规划教材《药剂学》(第9版)的配套教材。为贯彻落实教学改革的精神,更好地适应教学、科研的需求,本书从理论到实践、从基础到应用共收载四篇33个独立实验项目,涵盖药剂学基础实验、综合性实验、设计创新性实验,内容涉及药物制剂基础实验、普通剂型的制备与评价、制剂新技术与新剂型、药物制剂的体内评价实验,部分实验项目为科研成果的转化结果,反映了学科前沿的新剂型和新技术。

　　本教材在《药剂学实验指导》(第3版)的基础上,对实验项目进行了部分调整和修订,按《中华人民共和国药典》(简称《中国药典》)(2020年版)要求完善了剂型的评价方法,增加了药物制剂的体内评价3个实验项目,部分剂型增加了模型药物的种类,以适应各院校的实验教学需求,补充更新了附录"药物制剂的常用辅料",对部分实验的操作方法进行了修订。

　　本书的编者多是在高校多年从事理论和实验教学的学者,有着丰富的教学经验,他们将长期积累的经验和知识贡献在各篇中与大家分享,在此表示衷心的感谢。感谢本书的前版主编崔福德教授和编者们为本书的编写奠定基础。本书在编写过程中得到了沈阳药科大学方亮、毛世瑞、王富畅、宋艳志、徐婷婷、邹梅娟、杨星刚、朴宏宇、王达老师对实验内容、编排和校对工作的大力支持,本书的修改新增插图由沈阳药科大学硕士研究生刘莉莉绘制,在此谨表诚挚的谢意。

　　本书实验项目涉及比较全面的剂型和制剂技术,适用于全国各院校、各专业的药剂学实验教学,也可作为医院、药房、研究单位、生产单位等从事药物制剂开发与研究的科技人员的参考书。限于编者水平有限、时间仓促,错误和不足在所难免,敬请广大读者批评指正。

编　者
2024年12月于沈阳

目　录

第三篇　制剂新技术与新剂型

第四篇　药物制剂的体内评价实验

第一篇

药物制剂基础实验

实验一 药物溶解度与油水分配系数的测定

一、实验目的

1. 掌握药物溶解度与油水分配系数的测定原理与测定方法。
2. 熟悉影响药物溶解度与油水分配系数的因素。

二、实验原理

药物溶解度与油水分配系数（partition coefficient，P）是药物制剂处方设计的重要依据之一，是药物制剂处方前研究工作的主要内容。

药物溶解度是在一定温度下（气体压力一定），药物溶解在溶剂中达到溶解平衡时所形成的饱和溶液的浓度，是反映药物溶解性的重要指标。溶解度常用一定温度下 100g 溶剂中（或 100g 溶液或 100ml 溶液）溶解溶质的最大克数来表示，也可用物质的摩尔浓度（mol/L）来表示。溶解度可分为特性溶解度和平衡溶解度。当药物不含任何杂质，在溶剂中不发生解离或缔合，也不发生相互作用时所形成的饱和溶液的浓度为特性溶解度，是药物的重要物理参数之一。药物的溶解度数值多是平衡溶解度或称表观溶解度，因为在实际测定中要完全排除药物解离和溶剂的影响是不易做到的，尤其是对于酸性、碱性药物。在测定药物溶解度时应考虑到固体药物的晶型、粒子大小、温度、pH、同离子等因素的影响。

油水分配系数是指当药物在油相（非水相）和水相达平衡时，药物在非水相中的浓度和在水相中的浓度之比。油水分配系数与药物在体内的溶解、吸收、分布、转运密切相关。体外测定油水分配系数，是为了模拟生物体内药物在水相和生物相之间的分配情况。许多有机溶剂曾被用来模拟生物相，如正辛醇、三氯甲烷、正己烷等。正辛醇的溶解度参数 $\delta=21.07(\text{J/cm}^3)^{1/2}$，与生物膜整体的溶解度参数 δ 很相近，生物膜脂层的 $\delta=(17.80\pm2.11)(\text{J/cm}^3)^{1/2}$，整个膜的 $\delta=(21.07\pm0.82)(\text{J/cm}^3)^{1/2}$，因此，正辛醇更近似生物相。目前认为，正辛醇 - 水是一种良好的模拟系统，被广泛采用。

药物在油相与水相平衡时，药物在油相的化学势 $\mu_{(\text{o})}$ 等于药物在水相的化学势 $\mu_{(\text{w})}$，即 $\mu_{(\text{o})}=\mu_{(\text{w})}$。此时药物的油水分配系数可表示为式（1-1）：

$$P=\frac{\alpha_{(\text{o})}}{\alpha_{(\text{w})}} \tag{式（1-1）}$$

当药物在两相中分配平衡，且两相中药物浓度较稀时（活度系数 $\gamma=1$），可用药物浓度（C）代替活度 α 计算，则式（1-1）可表示为式（1-2）：

$$P = \frac{\alpha_{(o)}}{\alpha_{(w)}} = \frac{C_w^0 - C_w}{C_w}$$　　　式(1-2)

式(1-2)中,$\alpha_{(o)}$和$\alpha_{(w)}$分别为药物在油相、水相平衡时的活度,C_w^0为最初水相中的药物浓度,C_o和C_w分别为药物在油相、水相平衡时的浓度。P值越大,则药物脂溶性越强。式(1-2)是在药物均以单分子状态分配在油相/水相中,没有解离、缔合的情况才适用,此时的P称为该药物的特性分配系数。如果药物在两相分配不是同一状态,存在缔合或解离时,仍存在平衡关系,实际测得的分配系数为表观分配系数。

药物的油水分配系数可用于预测其在肠道中的吸收情况。一般认为 $\lg P = 2\sim3$ 的药物在肠道中较易被吸收,而当药物的 $\lg P < 0$ 时,则极不易被肠道吸收。

三、实验内容

(一) 实验材料与设备

1. 实验材料　双氯芬酸钾、正辛醇。

2. 设备与仪器　碘瓶(100ml)、锥形瓶(250ml)、注射器(5ml、20ml)、微孔滤膜(0.45μm)、容量瓶(50ml)、移液管(0.1ml、1ml、5ml、10ml)及移液管架、分液漏斗、磁力搅拌器及搅拌子、紫外分光光度计。

(二) 实验部分

1. 双氯芬酸钾标准曲线的制备　精密称取经105℃干燥至恒重的双氯芬酸钾对照品10mg,置50ml容量瓶中,加水溶解并稀释至刻度,摇匀,作为对照品贮备液。分别移取上述贮备液0.5ml、1ml、2ml、3ml、4ml、5ml和6ml,置50ml容量瓶中,加水稀释并定容至刻度,摇匀,得质量浓度为2μg/ml、4μg/ml、8μg/ml、12μg/ml、16μg/ml、20μg/ml和24μg/ml的双氯芬酸钾系列标准溶液。根据紫外-可见分光光度法在最大吸收波长276nm处测定吸光度。以双氯芬酸钾的质量浓度(C)为横坐标、吸光度(A)为纵坐标进行线性回归,得双氯芬酸钾的线性方程。

2. 双氯芬酸钾的平衡溶解度测定

(1)饱和溶液的制备:称取双氯芬酸钾约0.2g,放入碘瓶中,加水50ml,放在磁力搅拌器上搅拌。

(2)药物浓度平衡时间的确定:在步骤(1)中样品被搅拌到30分钟、60分钟、90分钟、120分钟、150分钟和180分钟时,分别用玻璃注射器(除去针头)吸取溶液约5ml,然后经微孔滤膜(0.45μm)过滤,弃去初滤液,用移液管吸取续滤液0.5ml于50ml容量瓶中,然后加水稀释至刻度,混匀,于波长276nm处测定其吸光度(A),药物浓度的平衡时间为开始出现相邻样品测定的吸光度(A)值相差小于 ±0.004 时所对应的时间。

(3)饱和溶液浓度的测定:将步骤(2)中达到平衡时间所对应的样品静置,同上法用玻璃注射器(去针头)吸取饱和溶液3份(每份5ml),分别经微孔滤膜(0.45μm)过滤,弃去初滤液,收集续滤液,用移液管吸取续滤液0.5ml于50ml容量瓶中,然后加水稀释至刻度,摇匀,于波长276nm处测定其吸光度(A),根据标准曲线计算其饱和溶解度。

3. 双氯芬酸钾在正辛醇/水中分配系数的测定

(1)水饱和的正辛醇与正辛醇饱和的水溶液:将正辛醇150ml与蒸馏水150ml在500ml分液漏斗中混合,静置24小时后,上层即为正辛醇饱和的水溶液,下层即为水饱和的正辛醇溶液。分别取上层和下层于不同容器中,备用。

(2)称取双氯芬酸钾约 0.2g 置于锥形瓶中,加水 100ml,摇匀,静置 1 小时。用玻璃注射器(除去针头)吸取溶液约 20ml,经微孔滤膜(0.45μm)过滤,弃去初滤液,将续滤液滴入小烧杯中,称此溶液为药物原溶液。用移液管吸取原溶液 0.5ml 置于 50ml 容量瓶中,加水稀释至刻度,于波长 276nm 处测定其吸光度(A),根据标准曲线,计算药物浓度(C_w^0)。

(3)取药物原溶液 10ml 放入碘瓶中,加入 10ml 正辛醇,磁力搅拌 1 小时,转移至分液漏斗中,静置分层,下层为水相(如呈乳白色,需离心)。用移液管精密吸取下层水相溶液 0.5ml,置于 50ml 容量瓶中,加水稀释至刻度,于波长 276nm 处测定其吸光度(A),根据标准曲线计算药物在下层水相中的浓度(C_w)。

四、实验结果与讨论

(一) 双氯芬酸钾在水中溶解度的测定结果

1. 将不同平衡时间双氯芬酸钾溶液的吸光度记录于表 1-1 中,并确定药物在水中溶解的平衡时间。

表 1-1　不同平衡时间双氯芬酸钾溶液的吸光度

时间 /min	30	60	90	120	150	180
吸光度						

由表中数据确定平衡时间为_____分钟。

2. 将双氯芬酸钾在室温蒸馏水中的平衡溶解度数据记录于表 1-2 中。

表 1-2　双氯芬酸钾在室温(_____℃)蒸馏水中的平衡溶解度

编号	1	2	3	平均
吸光度				
溶解度 /(g·100ml^{-1})				

(二) 双氯芬酸钾在正辛醇 / 水中分配系数

1. 将双氯芬酸钾在水溶液中的吸光度记录于表 1-3 中,并计算其平均浓度。

表 1-3　双氯芬酸钾在水溶液中的吸光度及浓度

编号	1	2	3	平均
吸光度				
浓度 /(μg·ml^{-1})				

2. 将双氯芬酸钾在正辛醇 / 水溶液中分配平衡后水溶液中的吸光度记录于表 1-4 中,并计算其平均浓度。

表 1-4　双氯芬酸钾在正辛醇 / 水中分配平衡后水溶液中的吸光度及浓度 C_w

编号	1	2	3	平均
吸光度				
浓度 /(μg·ml^{-1})				

3. 根据表 1-3、表 1-4 中的平均值,照式(1-2)计算双氯芬酸钾在正辛醇/水中的分配系数。

五、思考题

1. 药物的特性溶解度与平衡溶解度有何不同? 如何测定药物的平衡溶解度?

2. 药物的特性分配系数与表观分配系数有何不同? 能否求得特性分配系数?

3. 测定药物油水分配系数时可选择哪些溶剂作为油相? 选择依据是什么?

(杨　丽)

实验二　药物的增溶与助溶

一、实验目的

1. 掌握增溶与助溶的基本原理与基本操作。
2. 熟悉影响药物增溶与助溶的因素。
3. 熟悉常见的增溶剂与助溶剂。

二、实验原理

增溶与助溶是药剂学中增加难溶性药物水中溶解度的常用方法。增溶是指某些难溶性药物在表面活性剂的作用下,在溶剂中的溶解度增大并形成澄明溶液的过程。具有增溶能力的表面活性剂称为增溶剂,被增溶的物质称为增溶质。胶束的形成是增溶作用的基础。表面活性剂浓度达到临界胶束浓度以上,溶质的溶解度才会显著提高。因此,表面活性剂浓度越大,形成的胶束越多,难溶性药物溶解得越多,增溶量越大。当以水为溶剂溶解药物时,增溶剂的最适亲水亲油平衡值(hydrophile-lipophile balance value,HLB)为15~18。常用的增溶剂为聚山梨酯类和聚氧乙烯脂肪酸酯类表面活性剂。药物的增溶作用受诸多因素影响,如增溶剂的性质、增溶质的性质、增溶温度、增溶质的加入顺序等。

助溶是指难溶性药物与加入的第三种物质在溶剂中形成可溶性络合物、复盐或缔合物,以增加药物在溶剂中溶解度的过程,这第三种物质称为助溶剂。助溶剂可溶于水,多为低分子化合物,形成的络合物多为大分子。常用的助溶剂主要分为两大类:一类是某些有机酸及其钠盐,如苯甲酸钠、水杨酸钠、对氨基苯甲酸等;另一类是酰胺类化合物,如尿素、烟酰胺、乙酰胺等。因助溶机制较复杂,许多机制至今尚不清楚,因此,关于助溶剂的选择尚无明确的规律可循,一般只能根据药物的性质选用与其能形成水溶性络合物、复盐或缔合物的物质。

布洛芬($C_{13}H_{18}O_2$,M=206.28)为微白色结晶性粉末,在乙醇、丙酮、三氯甲烷或乙醚中易溶,在水中几乎不溶。碘(I_2,M=253.8)为紫黑色,是有光泽的固体,碘易溶解于三氯甲烷、四氯化碳、二硫化碳等有机溶剂,并形成紫色溶液,但微溶于水。茶碱($C_7H_8N_4O_2 \cdot H_2O$,M=198.18)为白色结晶性粉末,在乙醇或三氯甲烷中微溶,在水中极微溶解,在乙醚中几乎不溶,在氢氧化钾溶液或氨溶液中易溶。本实验以布洛芬、碘、茶碱为模型药物,采用增溶、助溶的方法提高药物的溶解度。

布洛芬

茶碱

三、实验内容

(一) 实验材料与设备

1. 实验材料　布洛芬、茶碱、碘、聚山梨酯 -20(Tween-20)、聚山梨酯 -40(Tween-40)、聚山梨酯 -80(Tween-80)、碘化钾、聚维酮、乙二胺、烟酰胺。

2. 设备　恒温水浴、紫外分光光度计、微孔滤膜过滤器。

(二) 增溶剂对难溶性药物的增溶作用

A. 聚山梨酯 -80(Tween-80)及其加入顺序对布洛芬增溶的影响

1. 操作　分别称取布洛芬 4 份,每份 50mg。

(1)量取蒸馏水 50ml 于 100ml 烧杯中,加布洛芬 50mg,持续搅拌 2 分钟,放置约 20 分钟,观察并记录布洛芬的溶解情况。

(2)量取蒸馏水 50ml 于 100ml 烧杯中,加 Tween-80 3g,搅拌均匀后,加布洛芬 50mg,持续搅拌 2 分钟,放置约 20 分钟,观察并记录布洛芬的溶解情况。

(3)量取蒸馏水 50ml 于 100ml 烧杯中,加布洛芬 50mg,混匀,加 Tween-80 3g,持续搅拌 2 分钟,放置约 20 分钟,观察并记录布洛芬的溶解情况。

(4)加布洛芬 50mg 于 100ml 烧杯中,加 Tween-80 3g,混匀,加蒸馏水 10ml,持续搅拌 2 分钟,再加入 40ml 水,搅拌均匀,放置约 20 分钟,观察并记录布洛芬的溶解情况。

2. 操作注意事项

(1)操作中各项条件应尽可能保持一致,如加药量、搅拌时间等。

(2)增溶操作中,样品搅拌后应放置一段时间,以利于药物充分进入胶团。

B. 聚山梨酯的种类及温度对布洛芬增溶的影响

1. 操作

(1)称取 Tween-20 和 Tween-40 各 6g,分别置于 200ml 烧杯中,加入 100ml 蒸馏水,搅拌均匀后,分别取 50ml 置于 100ml 干燥烧杯中,分别加布洛芬 50mg,反复搅拌 2 分钟,放置约 20 分钟,微孔滤膜(0.45μm)过滤,取滤液 0.5ml,以蒸馏水稀释并定容至 100ml,于波长 222nm($E_{1cm}^{1\%}$449)下测吸光度,分别计算药物溶解度(空白对照液的配制:分别取上述剩余的不含布洛芬的空白 Tween-20 和 Tween-40 溶液,用微孔滤膜(0.45μm)过滤,精密量取续滤液 0.5ml 置于 100ml 容量瓶中,用蒸馏水稀释至刻度,混匀)。

(2)称取 Tween-80 9g 于 250ml 烧杯中,加蒸馏水 150ml,搅拌均匀后,取出两份 50ml,置干燥的小烧杯中,分别加布洛芬 50mg,分别于室温、55℃恒温条件下反复搅拌 2 分钟,放置 20 分钟,微孔滤膜(0.45μm)过滤,取续滤液 0.5ml 置于 100ml 容量瓶中,并用蒸馏水稀释至刻度,同上法分别测定吸光度。计算溶解度并与(1)结果相比较。

2. 操作注意事项

(1)操作中各项条件应尽可能保持一致,如加药量、搅拌时间等。

(2)增溶操作中,样品搅拌后应放置一段时间,以利于药物充分进入胶团。

(三) 助溶剂对难溶性药物的助溶作用

A. 助溶剂对碘的增溶作用

1. 操作　称取碘适量,研磨成细粉,分别称取碘粉 3 份,每份约 0.2g。

(1)取碘粉 1 份置于小烧杯中,然后加 20ml 蒸馏水,搅拌,观察并记录碘溶解情况。

(2)称取碘化钾 1g 置于烧杯中,加 20ml 蒸馏水,搅拌,然后加入碘粉 1 份,搅拌,观察并记录碘溶解情况。

(3)称取聚维酮 1g 置于烧杯中,加 20ml 蒸馏水,升温搅拌,使溶解,加入碘粉 1 份,搅拌,观察并记录碘溶解情况。

2. 操作注意事项　注意试药加入顺序。

B. 助溶剂对茶碱的增溶作用

1. 操作　分别称取茶碱 3 份,每份约 0.15g。

(1)取茶碱 1 份置于烧杯中,加 20ml 蒸馏水,搅拌,观察药物溶解情况。

(2)取茶碱 1 份置于烧杯中,加 19ml 蒸馏水,搅拌,然后滴加乙二胺约 1ml,搅拌均匀,观察药物溶解情况。

(3)取茶碱 1 份置于烧杯中,加同量的乙酰胺后,加约 1ml 蒸馏水,搅拌,再补加蒸馏水至 20ml,搅拌均匀,观察药物溶解情况。

2. 操作注意事项　注意试药加入顺序。

四、实验结果与讨论

1. 说明 Tween-80 及布洛芬加入顺序对其增溶的影响。

2. 将聚山梨酯的种类对布洛芬的增溶的影响结果填入表 2-1 中。

表 2-1　聚山梨酯对布洛芬的增溶作用

药物	表面活性剂	体系的外观状态	溶解度/(g·100ml⁻¹)
布洛芬	无		0.008
	Tween-20		
	Tween-40		
	Tween-80		

3. 将温度对增溶的影响结果填入表 2-2 中。

表 2-2　不同温度下 Tween-80 对布洛芬的增溶作用

药物	表面活性剂	溶解度/(g·100ml⁻¹)	
		室温	55℃
布洛芬	Tween-80		

4. 将助溶剂对碘的助溶结果填入表 2-3 中。

表 2-3 不同助溶剂对碘的助溶作用

药物	助溶剂	现象
碘	无	
	碘化钾	
	聚维酮	

5. 将助溶剂对茶碱的助溶结果填入表 2-4 中。

表 2-4 不同助溶剂对茶碱的助溶作用

药物	助溶剂	现象
茶碱	无	
	乙二胺	
	乙酰胺	

五、思考题

1. 由实验结果分析与讨论影响水中难溶性药物增溶的主要因素。
2. 由实验结果分析与讨论碘化钾、聚维酮对碘助溶的可能机制。
3. 由实验结果分析与讨论乙二胺、乙酰胺对茶碱助溶的可能机制。

（徐月红）

实验三　流体流变性质的测定

一、实验目的

1. 掌握流体流变曲线、黏度的测定原理及方法。
2. 掌握牛顿流体的定义、特点。
3. 熟悉非牛顿流体的分类、流变曲线的特点及黏度变化规律。
4. 熟悉流变仪的使用。

二、实验原理

在适当外力的作用下，物质所具有的流动性和变形性称为流变性。流体在外力作用下，质点间相对运动而产生的阻力称为黏性。液体内部存在的阻碍液体流动的摩擦力则为黏度，用 η 表示。

描述剪切速率（$D=\mathrm{d}v/\mathrm{d}r$）随剪切应力（$S=F/A$）而变化规律的曲线称为流变曲线。根据流变曲线的特征，流体可分为牛顿流体和非牛顿流体两大类。

图 3-1 反映了各种类型流体的流变曲线特性，牛顿流体（图 3-1A）的剪切速率 D 与剪切应力 S 之间成线性关系，且直线通过原点。直线斜率反映黏度，因此牛顿流体的黏度是一个常数，不随剪切速率的变化而变化。此关系称为牛顿黏性定律，如式（3-1）和式（3-2）所示。

$$S = \eta \cdot D \qquad\qquad 式（3-1）$$

$$或 \quad D = \frac{1}{\eta} \cdot S \qquad\qquad 式（3-2）$$

低分子溶液或高分子稀溶液都属于牛顿流体，如水、甘油、糖浆等。

非牛顿流体不符合剪切应力和剪切速率成正比的关系，其流变曲线多为曲线，且有的不通过原点。非牛顿流体的黏度不是一个常数，其随剪切速率的变化而变化。按流变曲线的类型不同，非牛顿流体可分为塑性流体、假塑性流体、胀性流体和触变流体（图 3-1）。高分子溶液、溶胶、乳浊液、软膏及一些混悬剂等均属于非牛顿流体。

流变学在药剂中对混悬剂、乳剂、胶体溶液、软膏剂和栓剂等的处方设计、质量评价以及制备工艺的确定具有重要的指导意义。

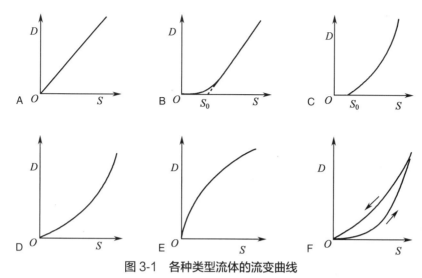

图 3-1　各种类型流体的流变曲线

A. 牛顿流动；B. 塑性流动（S_0：屈服值）；C. 假塑性流动；
D. 假黏性流动；E. 胀性流动；F. 触变流动。

三、实验内容

（一）实验材料与设备

1. 实验材料　蒸馏水、甘油、羧甲基纤维素钠、淀粉、红霉素软膏。
2. 实验设备　流变仪。

（二）实验部分

1. 甘油流变曲线的绘制
(1)仪器开机。
(2)仪器校正与测量头的安装。
(3)样品测定：取甘油适量，在珀耳帖板上滴加样品，开始测定。
(4)数据分析：绘制流变曲线，计算黏度等流变学参数。

2. 不同浓度羧甲基纤维素钠溶液流变曲线的绘制
(1)分别称取羧甲基纤维素钠 0.5g、1.0g 和 3.0g 至 100ml 烧杯中，加水溶解并稀释至 100ml，搅匀，制备浓度分别为 0.5%、1.0% 和 3.0% 的羧甲基纤维素钠溶液。
(2)样品流变性的测定：同前所述方法。

3. 40%~50% 淀粉混悬液的流变曲线的绘制
(1)将淀粉混悬液搅拌均匀，同前述方法测定其流变曲线，并进行数据分析。
(2)数据分析：绘制流变曲线，计算黏度等流变学参数。

4. 红霉素软膏流变学性质的考察
(1)取红霉素软膏适量，同前述方法测定其流变曲线，并进行数据分析。
(2)数据分析：绘制流变曲线，计算屈服应力、触变性、黏度等流变学参数。

四、实验结果与讨论

1. 根据甘油的流变曲线,判断甘油是何种流体。写出甘油的流变学方程,求出甘油的黏度。

2. 根据羧甲基纤维素钠溶液的流变曲线,判断溶液是何种流体,写出其流变学方程。

3. 根据淀粉的流变曲线,判断此溶液是何种流体,写出其流变学方程。

4. 根据红霉素软膏的流变曲线,判断此溶液是何种流体,写出其流变学方程。

五、思考题

1. 简述物质的流变性和黏度的概念。

2. 简述流变学在药剂学中的应用。

3. 指出牛顿流体、塑性流体、假塑性流体、胀性流体各自的特点。

六、附录

(一) 流变仪

流变曲线和黏度可以利用流变仪进行测定。本实验所介绍的流变仪是一种控制应力/控制速率的流变仪,能够使用各种尺寸和型号的几何测头处理许多不同类型的样品,如图 3-2。

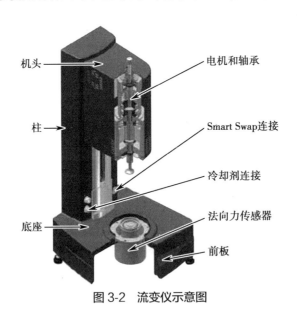

图 3-2　流变仪示意图

在进行样品测定之前,需要正确地校正流变仪并选择合适的几何测头。

(二) 流变仪的校正

1. 惯量校正　在理想情况下,轴承施加的扭矩只对加载的样品起作用,对其他任何对象都不起作用。而实际上,当流变仪芯轴和几何测头的惯量值不为零时,需使用一些施加的扭矩对这些机械组件进行加速或减速（直到达到稳态为止）。因此,需要对仪器进行惯量校正,以便更准确地反映样品承受的情况。

2. 旋转映射　空气轴承在绕轴旋转 1 周的过程中会有一些小的偏差。通过借助电动机的微处理器控制,结合来自光编码器的绝对角位置数据,可以自动映射这些偏差并将其存储到内存中。程序以固定的速度旋转空气轴承,从而使轴承在整个 360° 旋转中都保持稳定速度所需要的扭矩。映射类型:小黏度样品选择"precision",若黏度极小进行两次校正;黏度极大用"fast";一般样品用"standard"。

3. 零点校正　使几何测量头与珀耳帖板间的间隙归零。

4. 摩擦力校正　使用空气轴承,理论上可以为样品施加真正无摩擦的扭矩。但在现实情况下,通常都会留有一些摩擦。为消除这种固有的摩擦可能导致流变数据不精确,需对空气轴承进行摩擦校正。

（三）测量头的选择

样品黏度越大需选用直径越小的测头;样品黏度越小需选用直径越大的测头;精确测定选用锥板测头。

（杨　丽）

实验四　粉体的粒径与粒度分布的测定

一、实验目的

1. 掌握粉体粒径的表示方法、筛分法测定粉体的粒径及粒度分布的具体方法。
2. 熟悉显微镜法测定粒径及粒度分布的具体方法。
3. 了解各种粒径的测定方法。

二、实验原理

通常粉体是由无数个形状各异、大小不同的固体粒子所组成的集合体。由于粉体粒子的形状千差万别,各个方向上的长度不同,很难像球体或立方体用它们的特征长度(直径)或边长表示其大小。不规则粒子的大小可用多种方式表示,概括起来有两大类:①显微镜下直接测得的几何尺寸;②以不同物理量置换的相当径。然而,用各种方法测得的粒子大小各不相同,而且每个粉体堆中粒子的大小也不同,因此必须注意粉体的粒度分布。粒子的大小与粒度分布是影响粉体其他性质的最基本的性质,因此处理粉体时,首先要考虑粒子大小与粒度分布。

(一) 粉体粒子径的表示方法与测定方法

1. 几何学粒子径　以几何学尺寸与物理量命名的粒子径。

(1) 三轴径:长径 l、短径 b、高度 h(图 4-1A)。

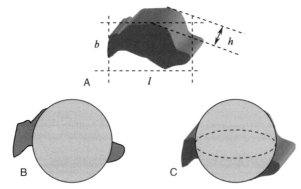

图 4-1　不规则颗粒的几何学粒子径示意图

A. 三轴径,长径 l,短径 b,高度 h;B. 投影面积圆相当径;C. 球体积相当径。

（2）定方向径（投影径）：其中有①定方向接线径（Green diameter，Feret diameter）；②定方向等分径（Martin diameter）；③定方向最大径（Krummbein diameter）等。

（3）投影面积圆相当径（Heywood diameter）：见图 4-1B。

（4）球体积相当径（equivalent volume diameter）：见图 4-1C。

（5）球表面积相当径（equivalent surface diameter）等。

2. 沉降速度相当径（settling velocity diameter） 以颗粒在液相中具有相同沉降速度的球直径表示，可用 Stokes 方程求得，因此亦称 Stokes 径，也叫有效径（effective diameter）。

3. 筛分径（sieving diameter） 又称细孔通过相当径。当颗粒通过粗筛网（直径 a）并停留在细筛网（直径 b）时，粒径的表示方式是（$-a+b$），即粒径小于 a，大于 b。也可用粗、细筛孔的算术平均直径 $D_A = \dfrac{a+b}{2}$ 或几何平均直径 $D_A = \sqrt{ab}$ 表示。如将某粉体的粒度表示为（$-1\,000+900$）μm 时，表明该群粒子小于 $1\,000$μm，大于 900μm，其算术平均径为 950μm。

各种粒子径的测定方法与粒子径的测定范围见表 4-3。

（二）粒度分布的测定

大部分粉体由粒度不等的颗粒组成，粒度分布（particle size distribution）是指颗粒群中粒径的分布状态，即粒子径与所对应的粒子量之间的关系。一般在测定某粒径范围的粒子个数或质量的基础上统计出其粒径分布，可用简单的表格、绘图或函数形式表示。测量基准不同或粒径的表示方法不同，其粒度分布完全不同，因此表示粒径分布时必须注明其测量基准和所表示的粒子径，如以个数基准的体积等价径或以质量基准的筛分径等。图 4-2 表示频率分布（frequency size distribution）和累积分布（cumulative size distribution）。在累积分布图中 50% 累积量所对应的粒径为中位径（medium diameter）D_{50}，或叫平均粒径。在频率分布图中峰值所对应的粒径为众数径（mode diameter）。

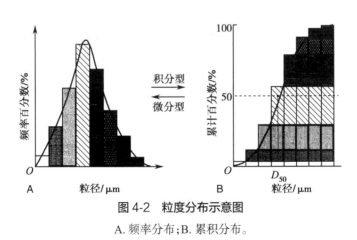

图 4-2 粒度分布示意图
A. 频率分布；B. 累积分布。

三、实验内容

（一）实验材料与设备

1. 实验材料 粒子径的测定实验材料：细粒（原料药结晶、制粒产品均可），建议粒度范围为 100~500μm。

2. 设备与仪器　激光粒度分析仪、显微镜、标准分样筛一套、天平。

（二）实验部分

1. 用显微镜法测定粒径与粒度分布

（1）将粉体均匀放在显微镜的载玻片上，观察定方向接线径（Feret diameter），并记录 200 个以上粒子的粒径，按粒径大小分组。

（2）绘制以个数为基准的频率直方图和累积分布图。

（3）从累积分布图上求出中位径（D_{50}）。

2. 用筛分法测定粒度分布及中位径

（1）将标准筛按大小顺序从上到下排列，固定好。

（2）采用筛分法将 50g 左右制粒物，置于在最上面筛中，振荡 1 分钟。

（3）称量各级筛中截留的颗粒重量。

（4）绘制以重量为基准频率直方图和累积分布图，并求出中位径（D_{50}）。

3. 激光衍射法测定粒径与粒度分布

（1）仪器开机，预热，打开工作站。

（2）样品测定：设置测试条件，取粉体样品适量，放入样品池中，进行测定。

（3）数据分析：分析粒径分布曲线，记录样品中位径（D_{50}）及粒径分布信息。

四、实验结果与讨论

（一）显微镜法

将测得的定方向接线径进行分级，记录各级粒径范围的粒子数在表 4-1 中。

表 4-1　不同粒径范围的粒子个数

粒径范围 /μm	个数 / 个	频率 /%	累积 /%	粒径范围 /μm	个数 / 个	频率 /%	累积 /%
~				~			
~				~			
~				~			
~				~			
~				~			
~				~			

绘出频率分布、累积分布的方块图，连接中心绘制出各分布曲线。粒度分布可用半对数坐标（粒径用对数值）。

（二）筛分法

将各级筛子上粒子称重，按从小到大级别填于表 4-2 中。

绘出频率分布、累积分布的方块图，连接中心绘制出各分布曲线。粒度分布可用半对数坐标（粒径用对数值）。

（三）激光衍射法

绘制粒度分布曲线，确定试样的中位径（D_{50}）。

表 4-2 不同粒径范围的粒子质量

粒径范围 /μm	质量 /g	频率 /%	筛下累积 /%	粒径范围 /μm	质量 /g	频率 /%	筛下累积 /%
~				~			
~				~			
~				~			
~				~			
~				~			
~				~			

(四)讨论

1. 显微镜法测定粒度的特点与注意事项。
2. 筛分法测定粒度的特点与注意事项。
3. 显微镜法、筛分法与激光衍射法测定结果的比较与讨论。

五、思考题

1. 为什么用显微镜法测定粒径时,需定方向测粒子的长度?
2. 显微镜法可以测定几种粒径?
3. 平均粒径的表示方法有几种?
4. 为什么采用筛分法测定粒度分布时需振荡一定时间?

六、附录

(一)各种粒子径与测定方法及其测定范围

各种粒子径与测定方法及其测定范围见表 4-3。

表 4-3 各种粒子径与测定方法及其测定范围

测定方法	可测粒子径	测定范围 /μm	测定方法	可测粒子径	测定范围 /μm
显微镜法	三轴径、定方向径、投影面积圆相当径	0.5~	库尔特计数法	球体积相当径	1~600
沉降法	有效径	0.5~100	气体透过法	球表面积相当径	1~100
筛分法	筛分径	45~	氮气吸附法	球表面积相当径	0.03~1
激光衍射法(湿法)		0.02~3 500	激光散射法(湿法)		0.001~2

(二)国内外常用筛的结构与尺寸

国内外常用筛的结构与尺寸见表 4-4、表 4-5、表 4-6。

表 4-4　《中国药典》(2020 年版)标准筛规格表

筛号	一号筛	二号筛	三号筛	四号筛	五号筛	六号筛	七号筛	八号筛	九号筛
筛孔平均内径 /μm	2 000 ± 70	850 ± 29	355 ± 13	250 ± 9.9	180 ± 7.6	150 ± 6.6	125 ± 5.8	90 ± 4.6	75 ± 4.1

表 4-5　各国标准筛系比较

中国 GB5330-85		日本 JISZ8801		美国 A.S.T.M.-E-11-61		英国 B.S.410	
筛孔尺寸 /μm	《中国药典 2020 版》筛号	筛孔尺寸 /μm	目数 / 目	筛孔尺寸 /μm	目数 / 目	筛孔尺寸 /μm	目数 / 目
(上略)							
5 600		5 660	3.5	5 660	3.5		
4 750		4 760	4.2	4 760	4		
4 000		4 000	5	4 000	5		
3 350		3 360	6	3 360	6	3 350	5
2 800		2 830	7	2 830	7	2 800	6
2 360		2 380	8	2 380	8	2 400	7
2 000	一号筛	2 000	9.2	2 000	10	2 000	8
1 700		1 680	10.5	1 680	12	1 680	10
1 400		1 410	12	1 410	14	1 400	12
1 180		1 190	14	1 190	16	1 200	14
1 000		1 000	16	1 000	18	1 000	16
850	二号筛	840	20	841	20	850	18
710		710	24	707	25	710	22
600		590	28	595	30	600	25
500		500	32	500	35	500	30
425		420	36	420	40	420	36
355	三号筛	350	42	354	45	355	44
300		297	48	297	50	300	52
250	四号筛	250	55	250	60	250	60
212		210	65	210	70	210	72
180	五号筛	177	80	177	80	180	85
150	六号筛	149	100	149	100	150	100
125	七号筛	125	120	125	120	125	120
106		105	145	105	140	105	150
90	八号筛	88	170	88	170	90	170
75	九号筛	74	200	74	200	75	200
63		63	250	63	230	63	240
53		53	280	53	270	53	300
45		44	325	44	325	45	350
38				37	400		
(下略)							

表 4-6 国内常用标准筛

目数 / 目	筛孔尺寸 /mm	目数 / 目	筛孔尺寸 /mm	目数 / 目	筛孔尺寸 /mm
8	2.50	45	0.400	130	0.112
10	2.00	50	0.355	150	0.100
12	1.60	55	0.315	160	0.090
16	1.25	60	0.280	190	0.080
18	1.00	65	0.250	200	0.071
20	0.90	70	0.224	240	0.063
24	0.80	75	0.200	260	0.056
26	0.70	80	0.180	300	0.050
28	0.63	90	0.160	320	0.045
32	0.56	100	0.154	360	0.040
35	0.50	110	0.140		
40	0.45	120	0.150		

（乔明曦）

一、实验目的

1. 掌握常用流动性参数(休止角、流出速度、压缩度)的测定方法。
2. 熟悉影响粉体流动性的因素(形状、颗粒大小、助流剂种类和含量)。
3. 了解粉体助流剂的助流原理。

二、实验原理

粉体的流动性不仅影响正常的生产过程,而且影响制剂质量,因此流动性是在固体制剂的制备过程中必须考虑的重要性质之一。测定流动性的目的在于可预测粉体物料从料斗中流出的能力、包装与分装的难易程度、重量差异和含量均匀度等。

表示粉体流动性的参数有休止角、流出速度、压缩度、久野方程、川北方程的一些参数等。

本实验主要学习休止角、流出速度、压缩度的测定方法,并考察粒子大小与形状、助流剂的种类、助流剂的量及物料本身对流动性的影响。

休止角与流出速度表示粉体在重力作用下的流动性,压缩度表示粉体在震荡力作用下的流动性。

1. 休止角　粉体堆积层的自由斜面在静止的平衡状态下,与水平面所形成的最大角。休止角的测定方法有固定漏斗法、固定圆锥底法、排除法、倾斜箱法、转动圆筒法等,常用的方法是固定圆锥底法(亦称残留圆锥法),如图 5-1 所示。固定圆锥底法是将粉体注入圆盘中心,直到粉体堆积层斜边的物料沿圆盘边缘自动流出为止,停止注入,测定休止角。

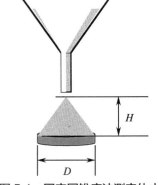

图 5-1　固定圆锥底法测定休止角

2. 流出速度　将一定量的粉体装入漏斗中,测定其全部流出所需的时间。参见图 5-2A;如果粉体的流动性很差而不能流出时,加入 100μm 的玻璃球助流,参见图 5-2B,测定自由流动所需玻璃球的最小加入量(%),加入量越多流动性越差。

3. 压缩度　振动流动时测得的流动性,可评价振动加料、振动筛、振动填充与振动流动等。压缩度(C)的表示方法见式(5-1):

$$C = \frac{\rho_f - \rho_0}{\rho_f} \times 100\%$$　　　　　　　式(5-1)

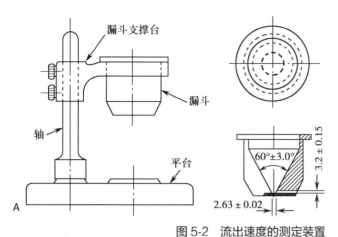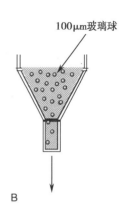

图 5-2 流出速度的测定装置

A. 流动性试验装置；B. 玻璃球助流。

式（5-1）中，ρ_f 为振动后最紧密度，ρ_0 为振动前最松密度。实践证明，压缩度在 20% 以下时流动性较好，当压缩度达到 40%~50% 时粉体很难从容器中流出。测定装置为粉体振动仪，参见图 5-3。

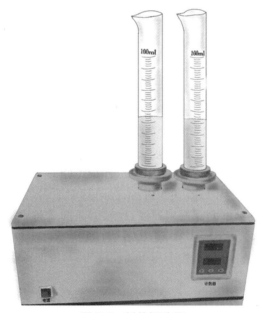

图 5-3 粉体振动仪

三、实验内容

（一）实验材料与设备

1. **实验材料** 微晶纤维素微球、微晶纤维素粉末、可压性淀粉、结晶乳糖、滑石粉、硬脂酸镁、微粉硅胶、淀粉。

2. **设备与仪器** 休止角测定仪、流出速度测定仪、粒径为 100μm 的玻璃球、粉体振动仪。

(二) 实验部分

1. 休止角的测定

【测定方法】 将待测物料轻轻地、均匀地落入圆盘的中心部,使粉体形成圆锥体,当物料从粉体斜边沿圆盘边缘中自由落下时停止加料,用量角器测定休止角(或测定圆盘的半径和粉体的高度,计算休止角,tgθ = 高 / 半径)。

【考察内容】

(1) 分别取微晶纤维素微球、微晶纤维素粉末、可压性淀粉和结晶乳糖约 30g,按上述方法测定休止角,比较不同物料、同种物料的不同形状与大小对休止角的影响。

(2) 分别称取可压性淀粉(或乳糖)约 30g,共 3 份,分别向其中加入 1% 的滑石粉、微粉硅胶和硬脂酸镁,采用等量递加法均匀混合后,测定休止角,比较不同润滑剂的粉体流动性的影响。

(3) 分别称取可压性淀粉约 30g,共 6 份,依次向其中加入 0.5%、1.0%、1.5%、2.0%、2.5% 和 5.0% 的滑石粉,均匀混合后测定休止角,比较助流剂的用量对流动性的影响。以休止角为纵坐标、加入量为横坐标,绘出曲线。选择最适宜加入量。

【操作注意】 为使待测物料注入圆盘中心部,调整漏斗的出料管对着圆盘中心,物料从漏斗上部缓缓加入。如果流动性差不易从漏斗流下,可在漏斗上部放一筛子(16~18 目),边过筛,边加入。必要时适当轻敲筛子和漏斗。

2. 流出速度的测定

【测定方法】 将待测物料轻轻装入流出速度测定仪(或三角漏斗中),打开下部流出口滑门,立即计时,测定全部物料流出所需时间。

【考察内容】

(1) 分别称取微晶纤维素粉末、微晶纤维素微球和可压性淀粉约 15g,测定流出速度,比较不同物料、同种物料的不同形状与大小对流出速度的影响。

(2) 分别称取可压性淀粉(或结晶乳糖)约 15g,共 3 份,分别向其中加入 1% 的滑石粉、微粉硅胶和硬脂酸镁,均匀混合后测定流出速度,比较不同助流剂的助流效果。

(3) 分别称取可压性淀粉约 15g,共 6 份,依次向其中加入 0.5%、1.0%、1.5%、2.0%、2.5% 和 5.0% 的滑石粉,均匀混合后测定流出速度,比较助流剂量对流动性的影响。以流出速度为纵坐标、加入量为横坐标,绘出曲线,并选择最适宜量。

(4) 分别称取 15g 的微晶纤维素粉末与可压性淀粉,其中加入粒径为 100μm 的玻璃球助流,比较加入的玻璃球量。

3. 压缩度的测定

【测定方法】

(1) 将欲测定物料分别精密称定(约 15g),轻轻加入量筒中,测量体积,计算并记录最松密度。

(2) 将其安装于轻敲测定仪中进行多次轻敲,直至体积不变为止,测量最终体积,计算并记录最紧密度。

(3) 分别代入公式计算压缩度。

【考察内容】

(1) 分别称取微晶纤维素粉末、微晶纤维素微球和可压性淀粉约 15g,测定压缩度,比较不同物料、同种物料的不同形状与大小对压缩度的影响。

（2）分别称取可压性淀粉（或结晶乳糖）约 30g，共 3 份，分别向其中加入 1% 的滑石粉、微粉硅胶和硬脂酸镁，均匀混合后测定压缩度，比较不同助流剂的助流效果。

（3）分别称取可压性淀粉约 20g，共 6 份，依次向其中加入 0.5%、1.0%、2.0%、2.5%、5.0% 和 10.0% 的滑石粉，均匀混合后测定压缩度，比较助流剂的量对压缩度的影响。以压缩度为纵坐标、加入量为横坐标，绘出曲线，选择最适宜加入量。

四、实验结果与讨论

（一）各种物料流动性的测定结果

将各种物料流动性的测定结果填入表 5-1、表 5-2、表 5-3、表 5-4。

表 5-1　不同物料、不同粒径、不同形状对流动性参数的测定结果

物料	微晶纤维素微球			微晶纤维素粉末			可压性淀粉		
序号	1	2	3	1	2	3	1	2	3
休止角									
平均									
流出速度									
平均									
压缩度									
平均									

表 5-2　不同助流剂（1%）对流动性参数的测定结果

助流剂	滑石粉			微粉硅胶			硬脂酸镁		
序号	1	2	3	1	2	3	1	2	3
休止角									
平均									
流出速度									
平均									
压缩度									
平均									

表 5-3　不同量的滑石粉对可压性淀粉流动性参数的测定结果

加入量	0.5%	1.0%	1.5%	2.0%	2.5%	5.0%
休止角						
流出速度						
压缩度						

表 5-4　玻璃球对微晶纤维素和可压性淀粉流出速度的影响

物料	加入玻璃球前流出速度	加入玻璃球后流出速度
微晶纤维素粉末		
可压性淀粉		

(二) 讨论

1. 用显微镜法观察粉体粒子的大小与形状,并分析其对流动性的影响。

2. 分析助流剂种类及用量对流动性的影响。

3. 分析不同物料流动性的差异。

4. 不同物料的流动性有差异的主要原因是什么?

五、思考题

1. 影响流动性的主要因素有哪些?

2. 助流剂的作用机制是什么? 助流剂量过多会影响流动性的原因是什么?

3. 硬脂酸镁是润滑剂,与助流剂的作用机制有什么不同?

4. 粉体的流动性在制剂过程中有什么重要作用?

(乔明曦)

实验六　物料吸湿性的测定

一、实验目的

1. 掌握空气的相对湿度与药物的临界相对湿度的概念。
2. 掌握水溶性药物和水不溶性药物的吸湿特性。
3. 掌握水溶性药物混合物或水不溶性药物混合物的吸湿特性。
4. 熟悉吸湿平衡曲线的绘制方法及临界相对湿度的测定方法。

二、实验原理

1. 吸湿性（moisture absorption）　吸湿性是在固体表面吸附水分的现象。药物粉末吸湿后容易发生固结、润湿、液化、流动性下降等现象，甚至促进化学反应而降低药物的稳定性。因此防湿对策是药物制剂研究的重要内容之一。

药物的吸湿性与空气状态有关，药物在较大湿度的空气中容易发生吸湿（吸潮），在干空气中容易发生干燥（风干），当物料的吸湿与干燥达到动态平衡时，此时的含水量称平衡水分。空气的相对湿度（relative humidity，RH）是空气中水蒸气分压与同温下饱和空气水蒸气分压之比，是反映空气状态的重要参数。绝干空气的相对湿度为0，饱和空气的相对湿度为100%，通常空气的相对湿度在0~100%之间。

药物的吸湿特性可通过测定药物的吸湿平衡曲线来评价，将药物在不同相对湿度下的平衡水分含量对相对湿度作图，即可绘出吸湿平衡曲线。药物的吸湿特性与药物的性质有关。

2. 水溶性药物的吸湿特性　水溶性药物粉末在相对湿度较低的环境下几乎不吸湿，而当环境的相对湿度增大到一定值时，吸湿量急剧增加，如图6-1（a）所示，吸湿量开始急增时的相对湿度称为药物的临界相对湿度（critical relative humidity，CRH）。CRH是水溶性药物固有的特征参数（表6-3），物料的CRH越小则越易吸湿。为了避免药物的吸湿，药物的制备操作环境和贮存环境湿度必须保持在药物的临界相对湿度以下。

根据Elder假说，水溶性药物混合物的CRH约等于各成分CRH的乘积，而与各成分的量无关。即式（6-1）：

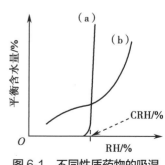

图6-1　不同性质药物的吸湿平衡曲线特点

（a）水溶性药物；（b）水不溶性药物。

$$CRH_{AB}=CRH_A \times CRH_B \qquad\qquad 式(6-1)$$

式(6-1)中,CRH_{AB} 为 A 与 B 物质混合后的临界相对湿度,CRH_A 和 CRH_B 分别为 A 物质和 B 物质的临界相对湿度。由此可知水溶性药物混合物的 CRH 值比其中任何一种药物的 CRH 值都低,更易于吸湿。

3. 水不溶性药物的吸湿性　水不溶性药物的吸湿性(平衡含水)随着相对湿度变化而缓慢发生变化,如图 6-1(b)所示,没有临界点。由于平衡水分吸附在固体表面,相当于水分的等温吸附曲线。水不溶性药物混合物的吸湿性具有加和性。

三、实验内容

(一) 实验材料与设备

1. 实验材料　水溶性物料:果糖、葡萄糖、氯化钠、蔗糖、维生素 C、水提取中药粉等,可选择其中两种药物进行实验。水不溶性物料:淀粉、微晶纤维素、微粉硅胶等。

本实验附录表 6-4 提供了产生各种相对湿度所需硫酸(H_2SO_4)、氢氧化钠(NaOH)、氯化钙($CaCl_2$)在水中的浓度。用于配制各种相对湿度的不同盐的饱和溶液参见本实验附录表 6-5。

2. 设备与仪器　分析天平、保干器、恒温箱、称量瓶。

(二) 实验部分

1. 绘制水溶性药物及其混合物的吸湿平衡曲线,测定临界相对湿度。

【测定方法】

(1) 取适量果糖、葡萄糖、果糖 - 葡萄糖混合物(质量比 1 : 2),在 40℃干燥箱中干燥 2 小时。

(2) 配制相对湿度为 30%、40%、50%、60%、70%、80%、90% 和 100% 的溶液(表 6-4 和表 6-5),分别置于一系列保干器内,于 25℃恒温箱中平衡 24 小时以上。

(3) 将干燥后的样品取适量,分别放入已称重的带盖称量瓶中,轻轻平铺,使物料的厚度约为 3mm,盖好瓶盖,称重,打开瓶盖放入已调好湿度的干燥器内。

(4) 恒温保存 24 小时,使被测样品中的水分与空气相对湿度达到平衡,取出称量瓶,盖好瓶盖,精密称重,求出增加的重量,计算平衡含水量(%,g/g)。

(5) 以相对湿度为横坐标、平衡含水量为纵坐标作图,即可得到样品的吸湿平衡曲线。

(6) 在吸湿平衡曲线上,吸湿量突然上升时的相对湿度即为药物的临界相对湿度。

2. 绘制水不溶性药物及其混合物的吸湿平衡曲线。

【测定方法】

(1) 取适量淀粉、微晶纤维素、淀粉 - 微晶纤维素混合物(1 : 2),在 40℃干燥箱中干燥 2 小时。

(2)(3)(4)(5)操作同上。

【操作注意】

(1) 放入称量瓶的样品不宜过厚,以使物料与空气充分、均匀地接触,达到平衡。

(2) 不同湿度下,物料不同达到平衡所需的时间不同,有时甚至需要几日。在给定相对湿度下样品增重(或减重)保持不变时为平衡状态。本实验恒温保持 24 小时的目的是简化实验。

(3)平衡含水量的测定：将样品干燥后当作绝干物料,增重即为平衡吸湿量。平衡水分含量是增重量除以样品吸湿后的总重(绝干物料重量 + 平衡吸湿量)。称重时尽量快速进行。也可用水分测定仪直接测平衡水分含量。

四、实验结果与讨论

（一）各种物料平衡水分的测定结果

将各种物料平衡水分含量的测定结果记录于表 6-1 和表 6-2 中。

表 6-1　各种水溶性物料在不同空气的相对湿度下平衡水分含量（%,g/g）

相对湿度 /%	30	40	50	60	70	80	90	100
果糖								
葡萄糖								
果糖 - 葡萄糖								

表 6-2　各种非水溶性物料在不同空气的相对湿度下的平衡水分含量（%,g/g）

相对湿度 /%	30	40	50	60	70	80	90	100
淀粉								
微晶纤维素								
淀粉 - 微晶纤维素								

（二）绘出上述 6 种物料的吸湿平衡曲线

（三）讨论

1. 水溶性药物及其混合物、水不溶性药物及其混合物的吸湿平衡曲线有什么特征？临界相对湿度各自有何变化？

2. 为什么临界相对湿度是水溶性物质的固有特征？

五、思考题

1. 为什么只有水溶性药物才具有临界相对湿度？

2. 相对湿度和临界相对湿度有何区别？

3. 测定吸湿平衡曲线时需要注意什么？为什么？

4. 根据药物的吸湿特性,在生产过程中对环境的湿度有何要求？

六、附录

（一）常用水溶性药物的临界相对湿度表

表 6-3　常用水溶性药物的临界相对湿度（37℃）

药物名称	CRH/%	药物名称	CRH/%
果糖	53.5	枸橼酸钠	84
溴化钠（二分子结晶水）	53.7	蔗糖	84.5
盐酸毛果芸香碱	59	甘露醇	85
重酒石酸胆碱	63	米格来宁	86
硫代硫酸钠	65	咖啡因	86.3
尿素	69	硫酸镁	86.6
枸橼酸	70	安乃近	87
安钠咖	71	苯甲酸钠	88
维生素 C 钠	71	对氨基水杨酸钠	88
酒石酸	74	氨茶碱	92
溴化六甲铵	75	烟酰胺	92.8
氯化钠	75.1	安替比林	94.8
盐酸苯海拉明	77	葡醛内酯	95
水杨酸钠	78	半乳糖	95.5
乌洛托品	78	维生素 C	96
葡萄糖	82	烟酸	99.5
氯化钾	82.3		

（二）实验过程中常用的相对湿度表

表 6-4　产生各种相对湿度所需硫酸、氢氧化钠、氯化钙在水中浓度（25℃）

相对湿度 /%	H_2SO_4/(g·ml^{-1})	NaOH/(g·ml^{-1})	$CaCl_2$/(g·ml^{-1})
100	0	0	0
95	110.2	55.4	93.3
90	179.1	98.3	149.5
85	228.8	133.2	190.3
80	267.9	161.0	222.5
75	301.4	188.0	249.5
70	330.9	208.0	274.0
65	358.0	228.0	296.4
60	383.5	246.6	317.3
55	407.5	264.2	337.1

续表

相对湿度 /%	$H_2SO_4/(g \cdot ml^{-1})$	$NaOH/(g \cdot ml^{-1})$	$CaCl_2/(g \cdot ml^{-1})$
50	431.0	281.6	356.4
45	454.1	298.6	376.1
40	477.1	315.8	396.2
35	500.4	333.8	418.3
30	524.5	352.9	443.6
25	550.1	374.5	—

表 6-5 一些盐的饱和溶液在不同温度下产生的相对湿度

饱和盐溶液化学式	相对湿度 /%		
	25℃	37℃	40℃
$K_2Cr_2O_7$	98.00		
KNO_3	92.48	91.0	
$BaCl_2 \cdot 2H_2O$	90.19		
KCl	84.26		81.7
KBr	80.71	81.0	79.6
NaCl	75.28	75.0	74.7
$NaNO_3$	73.79		71.5
$NaNO_2$	64.00	62.0	61.5
$NaBr \cdot 2H_2O$	57.00		52.4
$Mg(NO_3)_2 \cdot 6H_2O$	52.86	51.0	
$LiNO_3 \cdot 3H_2O$	47.06		
$K_2CO_3 \cdot 2H_2O$	42.76	41.0	
$MgCl_2 \cdot 6H_2O$	33.00	31.0	
$CH_3COOK \cdot 1.5H_2O$	22.45	23.0	
$LiCl \cdot H_2O$	11.05	11.0	

（孟胜男）

第二篇

普通剂型的制备与评价

实验七 溶液型液体制剂的制备

一、实验目的

1. 掌握常用溶液型液体制剂的制备方法。
2. 掌握溶液型液体制剂的质量评价标准及检查方法。
3. 了解液体制剂中常用附加剂的作用、用量及正确使用方法。

二、实验原理

(一) 液体制剂的概念和分类

液体制剂(liquid preparation)是指药物分散在适宜的分散介质中制成的可供内服或外用的液体形态的制剂。

按分散系统分类,液体制剂分为均相液体制剂和非均相液体制剂。前者是药物以分子或离子状态均匀分散的澄清溶液,为热力学稳定体系,包括低分子溶液剂和高分子溶液剂。后者是多相分散体系,为热力学不稳定系统,包括有溶胶剂、乳剂和混悬剂。

(二) 溶液型液体制剂

溶液型液体制剂是一种真溶液,外观均匀、澄明,主要供内服和外用。常用的分散介质是水、乙醇、丙二醇、甘油、脂肪油等。

溶液型液体制剂分为低分子溶液剂和高分子溶液剂。前者指低分子药物的真溶液,包括溶液剂、芳香水剂、糖浆剂、甘油剂、酊剂、醑剂、合剂、洗剂、涂剂等;后者是高分子化合物的真溶液。由于高分子化合物的分子量大、分子尺寸大,因此,高分子溶液剂又属于胶体系统,具有胶体溶液特有的性质。

(三) 溶液型液体制剂的制备方法

低分子溶液剂的制备方法主要有溶解法、稀释法。其中溶解法最为常用,一般制备过程为:称量→溶解→混合→过滤→加分散介质至全量。

高分子溶液的配制方法类同于低分子溶液剂,但药物溶解时,首先要经过溶胀过程。宜将高分子分次撒布于水面上,使其自然膨胀,然后再搅拌或加热使高分子最终溶解。

配制药物溶液时,液体药物以量取为主,单位常用 ml 或 L 表示;固体药物以称量为主,单位常用 g 或 kg 表示。以液滴计数的药物,要用标准滴管,标准滴管在 20℃时,1ml 蒸馏水应为 20 滴,其重量范围应在 0.90~1.10g 之间。

称量复方制剂的药物时,一般按处方顺序称量药物,有时也需要变更,例如麻醉药应最后称取,并须核对和登记用量。

量取液体药物时,量取药物后应用少量蒸馏水荡洗量具,并将洗液合并于容器中,以避免药物的损失。

在配制溶液时,一般先加入复合溶剂、助溶剂、稳定剂等,再加入药物。难溶性药物先加入,易溶性药物、液体药物及挥发性药物后加入。酊剂加到水溶液中,速度要慢,并且应边加边搅拌,以防止酊剂中的物质析出。

为了加速溶解,可将药物研细,先用50%~75%的分散介质溶解,必要时可以搅拌或加热。但遇热不稳定的药物或溶解度反而下降的药物不宜采取此方法。

成品应进行质量检查,质量检测的项目一般包括外观、色泽、pH、含量等。质量检测合格后选用洁净容器包装,并贴上标签(内服药用白底蓝字或白底黑字标签,外用药用白底红字标签),注明用法用量。

三、实验内容

(一) 实验材料与设备

1. 实验材料　薄荷油、滑石粉、轻质碳酸镁、活性炭、碘化钾、碘、硫酸亚铁、蔗糖、香精、甲酚、软皂、大豆油、氢氧化钠、胃蛋白酶、稀盐酸、甘油、蒸馏水、新鲜牛奶、醋酸钠缓冲液等。

2. 仪器与设备　烧杯、量筒、容量瓶、广口瓶、滤器、滤膜、电炉、水浴锅、脱脂棉、纱布、研钵、吸管、吸耳球等。

(二) 实验部分

A. 低分子溶液剂

1. 芳香水剂(薄荷水)的制备(分散溶解法)

【处方】

薄荷油	0.2ml
蒸馏水加至	100ml

【制备】　精密量取薄荷油0.2ml,称取1.0g滑石粉,在研钵中研匀,移至带盖广口瓶中,向瓶中加入105~110ml蒸馏水,加盖,用力振摇15分钟后静置。待观察到滑石粉已沉至底部后,将上层清液吸出,过滤至100ml容量瓶中。若溶液不清,可重复过滤一次,即得薄荷水。

另用轻质碳酸镁、活性炭各1.5g,分别按上述方法制备薄荷水。

【操作注意】

(1)滑石粉等分散剂应与薄荷油充分研匀,以利于加速溶解过程。

(2)蒸馏水应是新煮沸放冷后的蒸馏水。

【质量检查】　比较3种分散剂所制备的薄荷水的pH、澄明度等。

【注解】　分散法是制备芳香水剂最常用的方法。将挥发油与惰性吸附剂充分混合,加入蒸馏水振摇一定时间后,经过滤得澄明液。将挥发油吸附于分散剂上,可以增加挥发油与水的接触面积,因而更易形成饱和溶液。

本品为薄荷油的饱和水溶液,其浓度约0.05%(ml/ml)。但为确保形成薄荷油的饱和溶液,处方中薄荷油的用量为溶解量的4倍,多余的薄荷油会被滑石粉吸附除去。

2. 复方碘溶液（助溶法）

【处方】

碘	1g
碘化钾	2g
蒸馏水加至	20ml

【制备】 取碘化钾,加蒸馏水 6~10ml,配成浓溶液,再加入碘,搅拌使溶解,最后添加适量蒸馏水至全量（20ml）,即得。

【质量检查】 观察复方碘溶液的外观与性状。

【用途】 地方性甲状腺肿的治疗和预防;甲亢术前准备;甲亢危象等。

【操作注意】

(1) 为使碘能迅速溶解,宜先将碘化钾加适量蒸馏水（不得少于处方量的 1/5,最适为处方量的 1/2）配制成浓溶液,然后再加入碘溶解。

(2) 碘有腐蚀性,勿接触皮肤与黏膜。

(3) 为保持稳定,碘溶液宜保存在密闭棕色玻璃瓶中,且不得直接与木塞、橡皮塞、金属塞接触。

【注解】 碘在水中溶解度小（1∶2 950）,加入碘化钾作助溶剂,可有效提高碘的溶解度,同时使碘稳定不易挥发,并减少其刺激性。内服复方碘溶液时,需稀释 5~10 倍,以减少溶液对口腔黏膜的刺激性。

3. 硫酸亚铁糖浆（溶解法制备）

【处方】

硫酸亚铁	2.0g
稀盐酸	1.5ml
单糖浆	80ml
香精	适量
蒸馏水	加至 100ml

【制备】 量取蒸馏水 45ml,煮沸,加入蔗糖 85g,搅拌溶解后,继续加热至 100℃,趁热用脱脂棉过滤,在滤器脱脂棉上继续添加适量的热水滤过,使滤液冷至室温时为 100ml,搅匀,即得单糖浆。

量取蒸馏水约 15ml,加入处方量的硫酸亚铁、稀盐酸,搅拌使其溶解,溶解后过滤。滤液中加入单糖浆,搅拌均匀,加入适量香精,补加蒸馏水至 100ml,混匀,即得。

【质量检查】 观察成品的外观与性状,测定溶液的 pH。

【用途】 用于缺铁性贫血的治疗。

【操作注意】

(1) 配制单糖浆时,蔗糖溶解后继续加热至 100℃,保持此温度的时间不宜过久,以免引起过多的蔗糖转化,甚至产生焦糖使糖浆呈棕色。

(2) 糖浆用脱脂棉过滤速度较慢,可用多层纱布过滤,接触面大而滤速快。过滤时糖浆温度较高,防止烫伤。

【注解】 硫酸亚铁在不同 pH 环境下溶解性不同,低 pH 有利于其溶解,且溶解部分主要以二价铁离子态存在,有利于人体对铁的吸收。此外,硫酸亚铁在水中易氧化,加入稀盐酸使溶液呈酸性,能促使蔗糖转化为果糖和葡萄糖,具有还原性,有助于阻止硫酸亚铁的氧化。

硫酸亚铁的咸涩味及铁腥味较重,对胃刺激较大。单糖浆有矫味作用,可使溶液易被患者接受。

B. 甲酚皂溶液

【处方】

	I	II
甲酚	25ml	25ml
大豆油	8.65g	
氢氧化钠	1.35g	
软皂		25g
蒸馏水	加至 50ml	加至 50ml

【制备】 I法:取氢氧化钠,加蒸馏水 5ml,溶解后,加入大豆油,置水浴上温热,不停地搅拌使之均匀乳化,取溶液 1 滴,加蒸馏水 9 滴,无油滴析出,即为完全皂化。加入甲酚,搅拌,放冷,再添加适量蒸馏水使成 50ml,搅匀,即得。II法:取甲酚、软皂和适量蒸馏水,置水浴中温热,搅拌溶解,添加蒸馏水稀释至 50ml,即得。

【质量检查】

(1) 观察两种成品外观、性状。

(2) 分别量取处方 I 和 II 所制备的成品 1ml,各加蒸馏水稀释至 100ml,观察并比较其外观。

【用途】 消毒防腐药。1%~2% 水溶液用于手和皮肤消毒;3%~5% 溶液用于器械、用具消毒;5%~10% 溶液用于排泄物消毒。

【操作注意】

(1) 甲酚在较高浓度时,对皮肤有刺激性,操作宜慎重。

(2) 采用 I 法制备时,皂化程度与成品质量有密切关系。为促进皂化完全,可加入少量乙醇(约占全量的 5.5%),待反应完全后再加热除去乙醇。

【注解】

(1) 甲酚抗菌作用较苯酚强 3~10 倍,而毒性几乎相等,故治疗指数高。能杀灭包括分枝杆菌在内的细菌繁殖体。2% 溶液经 10~15 分钟能杀死大部分致病性细菌,2.5% 溶液经 30 分钟能杀灭结核杆菌。

(2) 由于甲酚在水中溶解度低(1:50),因此常利用肥皂进行增溶,配成 50% 甲酚皂溶液(又名来苏尔)。

(3) 甲酚皂溶液是由甲酚、肥皂、水 3 种组分形成的复杂体系,具有胶体溶液的特性。

(4) 甲酚皂溶液易与水混合,加水稀释后亦不浑浊,可以配成不同浓度,因此使用非常方便。

C. 胃蛋白酶合剂(高分子溶液剂)

【处方】

胃蛋白酶	2.0g
稀盐酸	1.5ml
甘油	20ml
蒸馏水	加至 100ml

【制备】　Ⅰ法：取稀盐酸与处方量约 2/3 的蒸馏水混合后，将胃蛋白酶撒在液面，静置一段时间，使其膨胀溶解，必要时轻加搅拌。加甘油混匀，并补加蒸馏水至全量，混匀，即得。Ⅱ法：取胃蛋白酶加稀盐酸研磨，加蒸馏水溶解后加入甘油，补加蒸馏水至全量，混匀，即得。

【质量检查】

（1）pH：测定胃蛋白酶合剂的 pH。

（2）比较两种方法制备的胃蛋白酶合剂的质量，可用活力试验考察（见本实验附录）。

【用途】　本品有助于消化蛋白，常用于因食蛋白性食物过多所致消化不良、病后恢复期消化功能减退以及慢性萎缩性胃炎、胃癌、恶性贫血所致的胃蛋白酶缺乏症。

【操作注意】

（1）胃蛋白酶极易吸潮，称取操作宜迅速。

（2）强力搅拌对胃蛋白酶的活性和稳定性均有影响，应避免。

（3）本品一般不宜过滤。因为胃蛋白酶等电点为 2.75~3.00，溶液的 pH 在其等电点以下时，胃蛋白酶带正电荷，而润湿的滤纸和棉花带负电荷，过滤时会吸附胃蛋白酶。如确需滤过时，滤材需先用与胃蛋白酶合剂相同浓度的稀盐酸润湿，以中和滤材表面电荷，消除其对胃蛋白酶的影响。

（4）溶液 pH 对胃蛋白酶活性影响较大，在 pH 1.5~2.5 时胃蛋白酶的活性最强。当盐酸含量超过 0.5% 时，若直接与胃蛋白酶接触就会破坏其活性，因此在配制时，须将稀盐酸稀释后充分搅拌，再添加胃蛋白酶。

【注解】

（1）胃蛋白酶的消化活力应为 1:3 000，即每克胃蛋白酶至少能使凝固蛋白 3 000g 完全消化，若用其他规格，则其用量应按处方量折算。

（2）处方中加入约 20% 甘油有保持胃蛋白酶活力和调味的作用。

四、实验结果与讨论

1. 薄荷水溶液剂　实验比较 3 种不同处方不同方法制备的异同，记录于表 7-1 中，并说明其各自特点与适用性。

表 7-1　不同方法制备的薄荷水的性状

分散剂	pH	澄清度	臭味
滑石粉			
轻质碳酸镁			
活性炭			

2. 复方碘溶液　描述成品外观性状。

3. 硫酸亚铁糖浆　描述成品外观性状，记录溶液的 pH。

4. 甲酚皂溶液　比较上述处方所制备的成品的外观性状，加水以不同比例稀释后是否能得到澄清溶液。

5. 胃蛋白酶合剂　描述两种方法制备的成品的外观性状，记录凝乳时间，计算相应的活力，记录于表 7-2 中。讨论两种制备方法的结果有何不同。

表 7-2 胃蛋白酶活力测定结果

胃蛋白酶合剂	凝乳时间 /s	活力单位
Ⅰ法		
Ⅱ法		

五、思考题

1. 制备薄荷水时加入滑石粉、轻质碳酸镁、活性炭的目的是什么？还可以选用哪些具有类似作用的物质？制得澄清液体的关键操作是什么？

2. 复方碘溶液中碘有刺激性，口服时应作何处理？

3. 配制糖浆剂有哪些方法？各有何特点？

4. 试写出甲酚皂溶液的制备过程中所采用的皂化反应式。有哪些植物油可以取代大豆油？

5. 甲酚在水中的溶解度为多少？为什么甲酚皂溶液中甲酚的溶解度可达 50%？

6. 甲酚皂溶液的制备过程中，加速皂化反应的方法有哪些？

7. 简述影响胃蛋白酶活力的因素及预防失活的措施。

六、附录

【胃蛋白酶活力试验】

1. 醋酸钠缓冲液　取冰醋酸 92g、氢氧化钠 43g，分别溶于适量蒸馏水中，将两液混合，补加蒸馏水稀释成 1 000ml，此溶液的 pH 为 5。

2. 牛乳醋酸钠混合液　取上述醋酸钠缓冲液适量，与等体积的鲜牛奶混合均匀，即得。此混合液在室温条件下密闭贮存，可保存 2 周。

3. 活力试验　精密吸取胃蛋白酶合剂 0.1ml，置试管（内径最好在 15~18mm）中，另取牛乳醋酸钠混合液 5ml，从开始加入时计时，迅速加入，混匀，将试管倾斜，注视沿管壁流下的牛乳液，至开始出现乳酪蛋白的絮状沉淀时，停止计时，记录牛乳凝固所需的时间。以上试验需在 25℃进行。

4. 计算　胃蛋白酶的活力越强，牛乳的凝固越快，即凝固牛乳液所需时间愈短。规定胃蛋白酶能使牛乳液在 60 秒未凝固的活力强度为 1 活力单位。所以，如果在 20 秒未凝固的则为 60/20，即 3 活力单位，最后换算到 1ml 供试液的活力单位。

(柯 学)

一、实验目的

1. 掌握混悬型液体制剂的一般制备方法。
2. 熟悉根据药物的性质选用适宜的稳定剂及其制备稳定混悬剂的方法。
3. 熟悉混悬型液体制剂的质量评定方法。

二、实验原理

混悬型液体制剂简称混悬剂(suspension),系指难溶性固体药物以细小颗粒分散在液体分散介质中形成的非均相分散体系。

混悬剂中药物微粒一般在 0.5~10μm 之间,小者可为 0.1μm,大者可达 50μm 或更大,可供口服、局部外用和注射等。在混悬剂中药物以微粒状态分散,较大的分散度有利于提高生物利用度,这是常把难溶性药物制成混悬剂的原因。

优良的混悬剂除应具备一般液体制剂的要求外,还应微粒细腻,分散均匀;微粒沉降缓慢,沉降后不应有结块现象,沉降物经振摇后能迅速分散均匀;微粒大小及液体黏度均符合用药要求,易于倾倒且分剂量准确;外用混悬剂应易于涂布,且不易流失。为安全起见,毒剧药或剂量小的药物不易制成混悬剂。

物理稳定性是混悬剂存在的主要问题之一,混悬剂的不稳定性主要体现在微粒的沉降。而微粒的沉降速度可用 Stokes 定律描述,见式(8-1):

$$v = \frac{2r^2(\rho_1 - \rho_2)g}{9\eta} \qquad\qquad 式(8-1)$$

式(8-1)中,v 为沉降速度,r 为混悬粒子的半径,ρ_1 为混悬粒子的密度,ρ_2 为分散介质的密度,η 为混悬剂的黏度,g 为重力加速度。

根据式(8-1)可知,制备混悬剂可以考虑通过以下几个方面来降低微粒的沉降速度,提高混悬剂的稳定性:①减小微粒半径(r);②使用助悬剂,如天然高分子化合物、半合成纤维素衍生物等,以增加介质黏度(η);③减小固体微粒与分散介质间的密度差($\rho_1 - \rho_2$)。

混悬剂中的微粒会因为解离或吸附而带电,具有双电层结构和电动电位(Zeta 电位或 ζ 电位)。可充分利用这个特点提高混悬剂的稳定性。通过外加电解质调节混悬微粒的 ζ 电位在 20~25mV 时,微粒间的电性斥力稍低于引力,微粒互相接近形成疏松的絮状聚集体,但一经振摇又可恢复成均匀的混悬液,此时加入的电解质称为絮凝剂。有时,也可以加入适量的与微粒表面电荷相同的电解质,使 ζ 电位增大,由于同性电荷相斥而减少了微粒的聚集,使沉降体积变小,混悬液流动性增加,易于倾倒,此时加入的电解质称为反絮凝剂。在混悬剂的处方设计时,应充分考虑用药的目的、混悬剂的综合质量等选择絮凝剂或反絮凝剂。

混悬剂中药物微粒的分散度大,表面自由能高,处于热力学不稳定状态。为降低表面自由能,微粒有聚集的倾向。通过在混悬剂中加入润湿剂,可降低固液界面间张力,有利于提高混悬剂的稳定性,这一点对于疏水性药物特别重要。加入润湿剂可有效地使微粒被水润湿,从而克服微粒表面吸附空气而漂浮的现象。

混悬剂的制备方法主要是分散法和凝聚法。

分散法系将固体药物粉碎成微粒,再根据主药性质加入适宜的稳定剂,混悬于分散介质中。亲水性药物先干研至一定细度,再加液研磨(通常 1 份固体药物,加 0.4~0.6 份液体);疏水性药物则先用润湿剂或高分子溶液研磨,使药物颗粒润湿,最后加分散介质稀释至总量。

凝聚法是借助物理或化学方法,使分子或离子状态的药物在分散介质中聚集,形成微粒的方法。其中,化学凝聚法是将两种或两种以上的物质分别制成稀溶液,混合后急速搅拌,通过化学反应生成不溶性的药物微粒,制备混悬剂;物理凝聚法则往往通过溶剂置换的方法来制备。此时,由于溶剂系统的改变,药物的溶解度明显下降而析出微粒。溶剂置换时,搅拌速度越剧烈,析出的沉淀越细。如配制合剂时,常将酊剂、醑剂缓缓加入水中并快速搅拌,使制成的混悬剂细腻,颗粒沉降缓慢。

混悬剂的成品包装后,应在标签上注明"用时摇匀"。

三、实验内容

(一) 实验材料与设备

1. 实验材料　氧化锌、硫酸钡、甲基纤维素、西黄蓍胶、炉甘石、樟脑、三氯化铝、枸橼酸钠、硫黄(沉降型)、硫酸锌、樟脑醑、甘油、5% 苯扎溴铵溶液、Tween-80、乙醇。

2. 仪器与设备　天平、乳钵、量筒或刻度试管、直尺、烧杯、漏斗。

(二) 实验部分

A. 药物亲水与疏水性质的观察

取试管加少量蒸馏水,分别加入少许氧化锌、硫酸钡、硫黄、炉甘石、樟脑等粉末,观察与水接触的现象。分辨哪些是亲水的、哪些是疏水的,并记录。

B. 不同助悬剂对混悬剂的稳定作用

1. 氧化锌混悬剂

【处方】

	Ⅰ	Ⅱ	Ⅲ	Ⅳ
氧化锌	0.5g	0.5g	0.5g	0.5g
50% 甘油		6.0ml		
甲基纤维素			0.1g	
西黄蓍胶				0.1g
蒸馏水	加至 10ml	加至 10ml	加至 10ml	加至 10ml

【制备】

(1) 处方 I、II 的配制：称取氧化锌细粉 (过 120 目筛) 0.5g，置乳钵中，分别加 0.3ml 蒸馏水或甘油研成糊状，再各加适量的蒸馏水或余下甘油研磨均匀，然后加蒸馏水稀释并转移至 10ml 具塞刻度试管中，用蒸馏水荡洗乳钵 2~3 次，荡洗液一并转移至刻度试管中，最后补加蒸馏水至全量。

(2) 处方 III、IV 的配制：将助悬剂 (甲基纤维素或西黄蓍胶) 置乳钵中，用少许乙醇润湿，研磨均匀，加少量蒸馏水研成胶浆，再加入氧化锌细粉 (过 120 目筛) 0.5g，加少量蒸馏水研磨成糊状，余下制法同 (1)。

【质量检查】

(1) 外观：观察上述各混悬剂的外观，并记录。

(2) 沉降容积比：将上述 4 个装有混悬剂的试管塞住管口，同时振摇相同次数 (或时间) 后，静置，记为 0 时，初始高度记为 H_0。然后分别记录各管在 5 分钟、10 分钟、30 分钟、60 分钟和 90 分钟时沉降物的高度 H_i，计算沉降容积比，结果填入表 8-1。根据表 8-1 数据，绘制各处方的沉降曲线。

(3) 再分散性：上述各混悬剂在放置 2 小时后，翻转刻度试管，以 ±180° 记为翻转 1 次，记录沉降物完全分散的翻转次数。

【注意事项】

(1) 配制各处方时应注意平行操作，加液量、研磨时间及研磨用力应尽可能一致。

(2) 将乳钵中混合物转移至试管时，应加蒸馏水分次荡洗转移，以使混合物转移完全。

(3) 所采用的刻度试管 (或量筒) 直径应一致。

(4) 用上下翻转试管的方法振摇沉降物时，用力不要过大，而且力度尽量保持一致，切勿横向用力振摇。

2. 炉甘石混悬剂

【处方】

	I	II	III	IV
炉甘石	0.3g	0.3g	0.3g	0.3g
氧化锌	0.1g	0.1g	0.1g	0.1g
50% 甘油		6.0ml		
甲基纤维素			0.1g	
西黄蓍胶				0.1g
蒸馏水	加至 10ml	加至 10ml	加至 10ml	加至 10ml

【制备】

(1) 处方 I、II 的配制：称取炉甘石和氧化锌细粉 (过 120 目筛)，置乳钵中，分别加 0.3ml 蒸馏水或甘油研成糊状，再各加少量蒸馏水或余下甘油研磨均匀，最后加蒸馏水稀释并转移至 10ml 刻度试管中，加蒸馏水至刻度。

(2) 处方 III 的配制：称取甲基纤维素 0.1g，加入蒸馏水研成溶液后，加入炉甘石和氧化锌细粉，研成糊状，再加蒸馏水研匀，稀释并转移至 10ml 刻度试管中，加蒸馏水至刻度。

(3) 处方 IV 的配制：称取西黄蓍胶 0.1g，置乳钵中，加几滴乙醇润湿均匀，加少量蒸馏水研成胶浆，加入炉甘石和氧化锌细粉，余下制法同 (2)。

(4) 沉降容积比测定：将上述 4 个装混悬剂的试管，塞住管口，同时振摇相同次数 (或时间)后放置,分别记录 0 分钟、5 分钟、10 分钟、30 分钟、60 分钟、90 分钟、120 分钟沉降物的高度(ml),计算沉降容积比,结果填入表 8-2。根据表 8-2 数据,绘制各处方的沉降曲线。

【注意事项】

(1)各处方配制时,加液量、研磨时间及研磨用力应尽可能一致。

(2)用于测定沉降容积比的试管,直径应一致。

(3)由于甘油为低分子助悬剂,助悬效果不很理想,研磨时力度、时间应保持一致,否则不易观察。加甘油制备助悬剂,会出现两个沉降面,观察时应同时记录两个沉降体积。

(4)各处方在定量转移时要完全。

C. 絮凝剂对混悬剂再分散性的影响

1. 碱式硝酸铋混悬剂

【处方】

	Ⅰ	Ⅱ
碱式硝酸铋	1.0g	1.0g
0.5% 枸橼酸钠		0.5ml
蒸馏水	加至 10ml	加至 10ml

【制备】

(1)处方 Ⅰ 的配制:取碱式硝酸铋置乳钵中,加 0.5ml 蒸馏水研磨,然后分次用余下蒸馏水将其完全转移至 10ml 试管中,加蒸馏水至 10ml,振摇后,放置 2 小时。

(2)处方 Ⅱ 的配制:取碱式硝酸铋置乳钵中,加 0.5ml 蒸馏水研磨,然后分次用余下的蒸馏水将其完全转移至 10ml 试管中,加蒸馏水至 9.5ml,再加入 0.5% 枸橼酸钠溶液 0.5ml,振摇后,放置 2 小时。

【质量检查】 外观、沉降物性状、沉降容积比和再分散性。

再分散性:将上述 2 个试管同时振摇,静置 2 小时后,首先观察试管中沉降物状态,然后再将试管上下翻转,观察沉降物再分散状况,记录翻转次数与现象。

2. 氧化锌混悬剂

【处方】

	Ⅰ	Ⅱ
氧化锌	0.5g	0.5g
三氯化铝	0.012g	
枸橼酸钠		0.05g
蒸馏水	加至 10ml	加至 10ml

【制备】 取氧化锌(过 120 目筛)0.5g 置乳钵中,加少量蒸馏水研磨成糊状,逐渐加蒸馏水,边加边研磨,然后转移至刻度试管或量筒中,用蒸馏水荡洗乳钵 2~3 次,荡洗液一并转移,按处方加入三氯化铝或枸橼酸钠,补加蒸馏水至全量,振荡均匀。

【质量检查】 外观、沉降容积比、沉降物性状和再分散性。具体方法同上。

【注意事项】

(1)加入三氯化铝或枸橼酸钠后,应搅拌或振摇,使其溶解。

(2)用上下翻转试管的方式振摇沉降物,两管用力要一致,用力不要过大,切勿横向用力振摇。

D. 润湿剂对疏水性药物混悬剂的稳定作用

1. 硫黄洗剂

【处方】

	I	II	III	IV
精制硫黄	0.2g	0.2g	0.2g	0.2g
乙醇		2.0ml		
50% 甘油		2.0ml		
软皂液			1ml	
Tween-80				0.03g
蒸馏水	加至 10ml	加至 10ml	加至 10ml	加至 10ml

【制备】　称取精制硫黄置乳钵中,各处方分别按加液研磨法依次加入少量蒸馏水、乙醇、50% 甘油、软皂液或 Tween-80(加少量蒸馏水)研磨,再向各处方中缓缓加入蒸馏水转移至刻度试管中,用蒸馏水荡洗乳钵 2~3 次,荡洗液一并转移,补加蒸馏水至全量,振摇分散均匀。

【质量检查】　观察外观,记录硫黄微粒的混悬状态。

【注意事项】

(1)为保证结果观察准确,硫黄称量要准确。

(2)硫黄转移要完全。

2. 复方硫黄洗剂

【处方】

	I	II	III
沉降硫黄	3g	3g	3g
硫酸锌	3g	3g	3g
樟脑醑	25ml	25ml	25ml
甘油	10ml	10ml	10ml
5% 苯扎溴铵溶液		0.4ml	
Tween-80			0.25ml
蒸馏水	加至 100ml	加至 100ml	加至 100ml

【制备】

(1)处方 I 的配制:取硫黄置乳钵内,加入甘油充分研磨,缓缓加入硫酸锌溶液(将硫酸锌溶于 25ml 水中,过滤),缓缓加入樟脑醑并迅速研磨,最后加入适量蒸馏水使成全量,研匀即得。

(2)处方 II 的配制:取硫黄置乳钵内,加入甘油充分研磨,加入 5% 苯扎溴铵溶液,缓缓加入硫酸锌溶液,余下制法同(1)。

(3)处方 III 的配制:取硫黄置乳钵内,加入甘油充分研磨,加入 Tween-80,缓缓加入硫酸锌溶液,余下制法同(1)。

【质量检查】　外观、沉降容积比、再分散性。

【注意事项】

(1)硫黄有升华硫、精制硫和沉降硫 3 种,其中沉降硫最细,故本品选用沉降硫。

(2)硫黄为强疏水性物质,不易被水润湿,且表面吸附有空气,给制备混悬剂带来困难。应加入润湿剂甘油,充分研磨,使其吸附于微粒表面,增加亲水性,利于硫黄的分散。樟脑醑中含有乙醇,能使硫黄润湿,故亦可以将硫黄先用樟脑醑润湿。

(3)樟脑醑含樟脑 9.0%~11.0%(g/ml)、乙醇 80%~87%,遇水易析出樟脑。配制时应以细流缓缓加入混合液中,并急速搅拌,使樟脑醑不致析出大颗粒。

(4)硫黄为强疏水性物质,制成混悬剂时稳定性不好。可制成干混悬剂,现用现配。

四、实验结果与讨论

1. 记录亲水药物与疏水药物的观察结果

(1)亲水药物

(2)疏水药物

2. 将氧化锌混悬剂和炉甘石混悬剂各处方沉降容积比测定结果分别填入表 8-1 和表 8-2 中。根据表 8-1 和表 8-2 数据,以 H_i/H_0(沉降容积比)为纵坐标、时间为横坐标,绘制各处方沉降曲线,比较几种助悬剂的助悬能力。

表 8-1　氧化锌混悬剂各处方沉降容积比与时间的关系

时间 /min	处方							
	I		II		III		IV	
	H_i	H_i/H_0	H_i	H_i/H_0	H_i	H_i/H_0	H_i	H_i/H_0
5								
10								
30								
60								
90								
再分散次数								

注:H_0 为混悬剂的初始高度;H_i 为沉降物的高度。

表 8-2　炉甘石混悬剂各处方沉降容积比与时间的关系

时间 /min	处方							
	I		II		III		IV	
	H_i	H_i/H_0	H_i	H_i/H_0	H_i	H_i/H_0	H_i	H_i/H_0
5								
10								
30								
60								
90								
120								
再分散次数								

注:H_0 为混悬剂的初始高度;H_i 为沉降物的高度。

3. 记录碱式硝酸铋混悬剂和氧化锌混悬剂的沉降容积比及 2 小时沉降物状态、再分散翻转次数,实验数据填于表 8-3,讨论电解质(絮凝剂与反絮凝剂)对混悬剂稳定性的影响。

表 8-3　电解质(絮凝剂与反絮凝剂)对混悬剂稳定性的影响

时间 /min	碱式硝酸铋混悬剂				氧化锌混悬剂			
	I		II		I		II	
	H_i	H_i/H_0	H_i	H_i/H_0	H_i	H_i/H_0	H_i	H_i/H_0
5								
10								
30								
60								
90								
120								
再分散次数								

4. 记录硫黄洗剂及复方硫黄洗剂各处方的混悬情况,比较几种不同润湿剂的润湿效果。

五、思考题

1. 混悬剂的稳定性和哪些因素有关?

2. 分析氧化锌混悬剂与硫黄洗剂在制备方法上有何不同?为什么?

3. 樟脑醑加到水中,观察有什么现象发生,如何使产品微粒不致太粗?

4. 分析在实验中加入絮凝剂与反絮凝剂的意义。

5. 复方硫黄洗剂处方中的甘油有何作用?若用羧甲基纤维素钠或苯扎溴铵代替甘油,各起什么作用?

6. 以布洛芬为模型药物,设计其稳定的混悬剂处方并制备,考察其稳定性。

7. 以碱式硝酸铋为模型药物,设计实验筛选确定枸橼酸作为絮凝剂的适宜用量。

(柯　学)

一、实验目的

1. 掌握乳剂的一般制备方法。
2. 熟悉乳化方法及不同乳化剂对乳滴大小的影响。
3. 熟悉乳剂类型的鉴别方法、乳剂稳定参数的测定方法。
4. 了解油乳化所需 HLB 值的筛选方法。

二、实验原理

(一) 定义与分类

乳剂(emulsion)系指两种互不混溶的液体(通常为水或油),其中一相液体以小液滴状态分散于另一相液体中而形成的非均相液体分散体系,亦称为乳浊液。形成液滴的液体称分散相(dispersed phase)、内相(internal phase)或非连续相(discontinuous phase),另一液体则称为分散介质(dispersed medium)、外相(external phase)或连续相(continuous phase)。

乳剂由水相(W)、油相(O)和乳化剂组成。乳剂的类型分为水包油(O/W)型和油包水(W/O)型。此外,还有微乳、复合乳剂或称多重乳剂(W/O/W 或 O/W/O)。乳剂的类型主要取决于乳化剂的种类、性质及两相体积比。常采用稀释法和染色法鉴别乳剂的类型。乳剂可供口服、外用及注射给药。

(二) 乳化剂的作用机制、种类与选择

由于乳剂中液滴具有很大的分散度,总表面积大,表面自由能高,属于热力学不稳定体系,因此,除分散相和连续相外,还需加入乳化剂,并在一定机械力作用下制备乳剂。乳化剂能显著降低油水两相之间的表面张力,并在乳滴周围形成牢固的乳化膜,防止液滴合并,有利于乳剂的形成和稳定性的提高。

常用的乳化剂种类有:①表面活性剂类乳化剂,如硬脂酸钠、十二烷基硫酸钠、聚山梨酯(吐温,Tween)、脂肪酸山梨坦(司盘,Span)等;②天然乳化剂,如阿拉伯胶、西黄蓍胶、卵磷脂等;③固体微粒乳化剂,如二氧化硅、氢氧化钙、皂土等;④辅助乳化剂,如纤维素类、西黄蓍胶、硬脂酸等。

在药剂学中,常用乳化剂的 HLB 值为 3~16,其中 HLB 值为 3~8 的乳化剂为 W/O 型乳化剂,HLB 值为 8~16 的乳化剂为 O/W 型乳化剂。HLB 值越大亲水性越强,形成的乳剂为 O/W 型;反之,形成的乳剂为 W/O 型。在制备稳定的乳剂时,首先应确定乳剂所需的最佳

HLB 值和选择合适的乳化剂,各类乳化剂的 HLB 值可从相关书籍中查找或测定。如果单一乳化剂的 HLB 值不能和乳剂所需最佳 HLB 值相适应,可以将两种不同 HLB 值的乳化剂以适当比例混合使用,以便获得一种最适宜的 HLB 值。测定油类所需最佳 HLB 值可以采用乳化法,即利用已知 HLB 值的合成或天然乳化剂,根据油、水、胶的适宜比例,用适当方法制备一系列乳剂,然后在室温条件下或采用加速实验方法观察乳剂的粒子大小、沉降容积比等稳定性指标,稳定性最佳的乳剂可视为油相所需的 HLB 值。

(三) 乳剂的制备方法与工艺路线

乳剂的制备方法主要有:①干胶法;②湿胶法;③新生皂法;④机械法(乳匀机、胶体磨)。小量制备多在乳钵中进行,大量制备可选用搅拌器、乳匀机、胶体磨等器械。制备工艺流程见图 9-1、图 9-2、图 9-3、图 9-4。

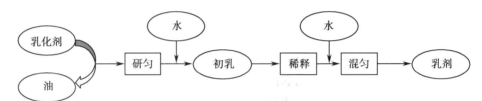

图 9-1　干胶法制备乳剂的工艺流程图

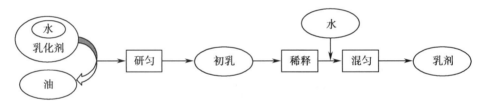

图 9-2　湿胶法制备乳剂的工艺流程图

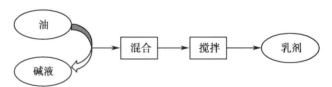

图 9-3　新生皂法制备乳剂的工艺流程图

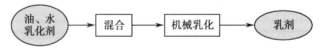

图 9-4　机械法制备乳剂的工艺流程图

三、实验内容

(一) 实验材料与设备

1. **实验材料**　原料药:鱼肝油($\rho=0.91$)、月见草油($\rho=0.92$),阿拉伯胶粉、西黄蓍胶粉、花生油、豆油、液状石蜡、氢氧化钙溶液、Tween-80、豆磷脂。辅料:1% 糖精钠溶液、5% 羟苯乙酯醇溶液、苏丹红溶液、亚甲蓝溶液。

2. 设备与仪器　乳钵、量筒、量杯、带盖玻璃瓶、具塞刻度试管、盖玻片、离心管、25ml 容量瓶、分光光度计、显微镜、乳匀机、组织捣碎机、离心机。

（二）实验部分

A. 手工法制备乳剂

1. 以阿拉伯胶为乳化剂　要求：①掌握干胶法制备乳剂的关键步骤；②熟悉乳剂类型的鉴别方法。

【处方】

豆油（或月见草油）	13ml
阿拉伯胶（细粉）	3.1g
蒸馏水	加至 50ml

【制备】

(1)取豆油（或月见草油）置于干燥乳钵中，加阿拉伯胶粉研磨均匀（至少研磨 3 分钟）。

(2)一次加入 6.5ml 蒸馏水，迅速用力沿同一方向研磨，直至产生"噼啪"声，黏度增大，即制成初乳（初乳稠厚、色浅）。

(3)用蒸馏水将初乳分次转移至烧杯或量杯中，并加水至 50ml，搅匀，即得。

【操作注意】

(1)制备初乳的乳钵应干燥，其表面应粗糙。研磨时用力均匀，向一个方向不停地研磨，直至初乳形成。关键是用力，不停歇。

(2)在制备初乳时，加入水量不足或加水过程缓慢，则极易形成 W/O 型初乳，此时即使加水稀释也难以转变为 O/W 型；若加水量过多，水相的黏滞度降低，以致降低油相的分散度，使制成的乳剂大多不稳定或易破裂。

【质量检查】

(1)乳剂类型的鉴别：分别采用稀释法，染色法鉴别所制备乳剂的类型，操作方法见附录。

(2)测定乳剂的粒径大小：取用蒸馏水稀释 3~5 倍的乳剂少许置载玻片上，加盖玻片后，在光学显微镜下观察乳滴的性状并测定其粒径，记录最大和最多的乳滴直径。注意分清乳滴和气泡。

【注解】

(1)阿拉伯胶为阿拉伯酸的钠、钙、镁盐的混合物，可形成 O/W 型乳剂，适用于制备植物油、挥发油的乳剂，可供内服用。

(2)制备油类药物初乳时所用油、水、胶的比例约为 4∶2∶1。一般在油胶混合液中加水后研磨不到 1 分钟就能形成良好的初乳，并能听到黏稠胶液中油相被撕裂成油滴而发出的"噼啪"声。

2. 以 Tween-80 为乳化剂　要求：①掌握用非离子型表面活性剂制备乳剂的方法；②熟悉乳剂类型的鉴别方法。

【处方】

豆油（或月见草油）	6ml
Tween-80	3ml
蒸馏水	加至 50ml

【制备】

(1)取 Tween-80 与豆油(或月见草油)共置干燥乳钵中,研磨均匀,加入蒸馏水 4ml,迅速沿同一方向研磨,直至产生"噼啪"声,形成初乳(初乳稠厚、色浅)。

(2)用蒸馏水将初乳分次转移并加水至 50ml,搅匀,即得。

【质量检查】

(1)鉴别乳剂的类型:方法同前所述。

(2)测定乳剂的粒径大小:方法同前所述。

【注解】

(1)聚山梨酯(吐温,Tween)系非离子表面活性剂,黏稠的黄色液体,对热稳定,但在酸、碱和酶的作用下会水解。

(2)Tween-80 的 HLB 值为 15.0,适合作 O/W 型乳剂。

3. 鱼肝油乳(Ⅰ)

【处方】

鱼肝油	30ml
阿拉伯胶粉	7.5g
蒸馏水	加至 60ml

【制备】

(1)将鱼肝油与阿拉伯胶粉置干燥乳钵中,研磨均匀。

(2)一次加入 15ml 蒸馏水,迅速用力沿同一方向研磨制成初乳,然后将初乳用蒸馏水少量多次转移,并添加蒸馏水至足量,搅匀,即得。

【操作注意】

(1)先在干燥、粗糙的乳钵中制备初乳,制备初乳时油、水、胶的比例为 4∶2∶1。

(2)加入水后应迅速沿一个方向强力研磨。

【质量检查】

(1)鉴别所制备乳剂的类型:方法同前所述。

(2)测定乳剂的粒径大小:方法同前所述。

4. 鱼肝油乳(Ⅱ)

【处方】

鱼肝油	26ml
阿拉伯胶(细粉)	6.5g
西黄蓍胶(细粉)	0.35g
1% 糖精钠溶液	0.5ml
5% 羟苯乙酯醇溶液	0.1ml
香精	适量
蒸馏水	加至 50ml

【制备】 干胶法。

(1)取阿拉伯胶粉与西黄蓍胶粉置干燥乳钵中,加入鱼肝油稍加研磨,使胶粉分散均匀。

(2)一次加入蒸馏水 13ml,迅速不断用力沿同一方向研磨制成初乳。

(3)再加入羟苯乙酯醇溶液、糖精钠溶液、香精和适量蒸馏水,使成 50ml,研匀,即得。

【操作注意】

(1)本乳剂系采用干胶法制备 O/W 型乳剂,在操作上应严格按照干胶法要求进行。

(2)本品在工厂大量生产时可采用湿胶法,即将油相加到含乳化剂的水相中,在乳匀机中加工。

【质量检查】

(1)鉴别所制备乳剂的类型:方法同前所述。

(2)测定乳剂的粒径大小:方法同前所述。

【注解】

(1)鱼肝油含维生素 A、维生素 D,为主药。

(2)阿拉伯胶乳化能力较弱,常与西黄蓍胶合用;西黄蓍胶可形成 O/W 型乳剂,一般与阿拉伯胶合用以增加乳剂的黏滞度从而避免分层,混合比例应为西黄蓍胶 1 份,阿拉伯胶 8~16 份。

(3)鱼肝油乳剂中香精、糖精钠为矫味剂,羟苯乙酯作防腐剂。

【作用与用途】　本品为营养药,用于维生素 A、维生素 D 缺乏症。

5. 液状石蜡乳

【处方】

液状石蜡	12ml
阿拉伯胶(细粉)	4g
西黄蓍胶(细粉)	0.5g
5% 羟苯乙酯醇溶液	0.1ml
1% 糖精钠溶液	0.3ml
香精	适量
蒸馏水	加至 30ml

【制备】　干胶法。

(1)取阿拉伯胶粉与西黄蓍胶粉置干燥乳钵中,加入液状石蜡,稍加研磨,使胶粉分散均匀。

(2)一次加蒸馏水 8ml,迅速不断沿同一方向研磨至发出"噼啪"声,即成初乳。

(3)再加入羟苯乙酯醇溶液、糖精钠溶液、香精和适量蒸馏水,使成 30ml,研匀,即得。

【质量检查】

(1)乳剂类型的鉴别:方法同前所述。

(2)测定乳剂的粒径大小:方法同前所述。

【注解】

(1)液状石蜡初乳所用油、水、胶的比例约为 3:2:1。

(2)液状石蜡系矿物油,在肠中不被吸收,对肠壁及粪便起润滑作用,并能阻止肠内水分的吸收,因此可促进排便,为润滑性轻泻剂。

【作用与用途】　本品为轻泻剂,用于治疗便秘。

6. 石灰搽剂(W/O 型乳剂)　要求:①掌握新生皂法制备乳剂的方法;②了解石灰搽剂属何种类型的乳剂。

【处方】

氢氧化钙溶液	15ml

花生油	15ml
共制成	30ml

【制备】　新生皂法:取氢氧化钙溶液与花生油置于有盖瓶中,加盖用力振摇至乳剂生成。

【质量检查】

(1)乳剂类型的鉴别:方法同前所述。

(2)测定乳剂的粒径大小:方法同前所述。

【注解】

(1)石灰搽剂系氢氧化钙溶液与花生油中所含的少量游离脂肪酸经皂化反应,再乳化花生油而生成的 W/O 型乳剂。

(2)实验中可用菜油、麻油、豆油等代替花生油。

【作用与用途】　本品具有收敛、保护、润滑、止痛作用,用于轻度烫伤。

B. 机械分散法制备乳剂

要求:①熟悉机械分散法制备乳剂的常用设备及工作原理;②熟悉用不同机械制备乳剂的质量差异。

1. 以豆磷脂为乳化剂

【处方】

豆油(或月见草油)	11ml
豆磷脂溶液	25ml
蒸馏水	加至 100ml

【制法】

(1)豆磷脂溶液的制备:取豆磷脂 1.1g,加甘油 1.8ml 研匀,再加少量蒸馏水研磨,用蒸馏水稀释至 25ml。

(2)取豆油(或月见草油)、豆磷脂溶液和蒸馏水共置组织捣碎机中,以 8 000~12 000r/min 速度匀化 1 分钟,即得。

(3)取样镜检:记录最大和最多乳滴的粒径大小。

(4)将制得的乳剂置于乳匀机中,在 45~55MPa 压力下匀化 3 次,收集乳剂,镜检。

【质量检查】

(1)测定用捣碎机和乳匀机制备的两种乳剂的最大和最多粒径的大小,方法同前所述。

(2)测定两种乳剂的稳定性参数,比较两种乳剂的物理稳定性,稳定性参数测定方法见本实验附录。

2. 以 Tween-80 为乳化剂

【处方】

豆油(或月见草油)	11ml
Tween-80	5ml
蒸馏水	加至 100ml

【制备】

(1)取 Tween-80 于烧杯中,加适量蒸馏水搅匀后,再加入豆油(或月见草油)混合均匀,加入蒸馏水至 100ml,转移至组织到随机中,以 8 000~12 000r/min 速度低档匀化 1 分钟,即得。

(2)取样镜检:记录最大和最多乳滴的粒径大小。

(3)将制得的乳剂再置于乳匀机中,在45~55MPa压力下匀化3次,收集乳剂,镜检。

【质量检查】

(1)测定用捣碎机和乳匀机制备的两种乳剂的最大和最多粒径的大小。方法同前所述。

(2)测定两种乳剂的稳定性参数,比较两种乳剂的物理稳定性,稳定性参数测定方法见附录。

【注解】

(1)机械法制备乳剂可以不考虑混合顺序,主要是借助于机械提供的强大能量而形成乳剂。

(2)机械分散法制备乳剂的原理是物料被挤压通过缝隙后,经研磨,剪切而成微细的液滴。

(三) 液状石蜡乳化所需 HLB 值的测定

【处方】　液状石蜡乳中乳化剂的不同配比与其 HLB 值见表 9-1。

表 9-1　液状石蜡乳中乳化剂的不同配比与其 HLB 值

处方	1	2	3	4	5
液状石蜡 /g	6	6	6	6	6
蒸馏水 /ml	4	4	4	4	4
阿拉伯胶粉 /g					2.0
西黄蓍胶粉 /g	0.13	0.13	0.13	0.13	0.13
Tween-80/g	1.9	1.6	1.3	1.1	
Span-80/g	0.1	0.4	0.7	0.9	
混合 HLB 值	14.5	13.0	11.2	10.2	8.0

【制备】

(1)按表 9-1 中 1~5 号处方量,分别将阿拉伯胶粉、西黄蓍胶粉、Tween-80、Span-80 置干燥乳钵中,加入液状石蜡研匀。

(2)加入蒸馏水,迅速连续用力地朝一个方向研磨至发出"噼啪"声,即制得初乳。

(3)上述初乳中分别加入蒸馏水 35ml,充分混合后倒入具塞量筒中,振摇分散均匀后静置。

【质量检查】

(1)观察油水两相分离情况随时间的变化,求出沉降容积比(H_u/H_0)。

(2)以 H_u/H_0 对时间作图,分层速度最慢者为最稳定乳剂,该 HLB 值即为液状石蜡所需之 HLB 值。

【注解】

(1)HLB 值表示表面活性剂亲水亲油平衡的数值,HLB 值越小,亲油性越强;HLB 值越大,则亲水性越强(Tween-80 HLB 值为 15.0,Span-80 HLB 值为 4.3,阿拉伯胶 HLB 值为 8.0,西黄蓍胶 HLB 值为 13.0)。

(2)HLB 值在乳化剂的选择中具有重要的意义,但应指出,乳剂的稳定性与乳化剂的分子结构、乳化剂用量、液相性质三方面均有关系,而 HLB 值只考虑到前两个因素,因此,选用适宜 HLB 值的乳化剂后,尚需进一步做乳化实验加以调整,以确定最适宜的乳化剂。

HLB 值具有加和性,混合乳化剂的 HLB 值可按式(9-1)计算。

$$HLB_{AB}=\frac{HLB_A \times W_A + HLB_B \times W_B}{W_A + W_B}$$ 式(9-1)

式中,HLB_{AB} 为 A 和 B 两种混合乳化剂的 HLB 值,HLB_A 和 HLB_B 分别为 A、B 乳化剂的 HLB 值,W_A 和 W_B 分别为 A、B 乳化剂的重量。本实验利用已知 HLB 值的天然或合成乳化剂,选用一定方法制备系列乳剂,通过乳剂的分散度、乳析速度、沉降容积比等指标测定形成液状石蜡乳所需的最佳 HLB 值。

四、实验结果与讨论

1. 绘制显微镜下乳剂的形态图。

2. 将用不同制备方法和不同乳化剂制得的乳剂的乳滴直径填于表 9-2 和表 9-3 中,并对结果加以比较分析讨论。

表 9-2   手工法制得的乳剂的乳滴直径

处方	乳剂类型	最大粒径 /μm	最多粒径 /μm
以阿拉伯胶为乳化剂			
以 Tween-80 为乳化剂			
鱼肝油乳 I			
鱼肝油乳 II			
液状石蜡乳			
石灰搽剂			

表 9-3   不同制备方法制备乳剂的乳滴直径

粒径	手工法		组织捣碎机		高压乳匀机	
	阿拉伯胶	Tween-80	豆磷脂	Tween-80	豆磷脂	Tween-80
最大粒径 /μm						
最多粒径 /μm						

分析结果,说明相同乳化剂、不同制备方法(提供的功大小不同)对乳滴粒径的影响;说明相同制备方法、不同乳化剂(降低油水界面张力不同)对乳滴大小的影响和乳化效果的影响。

3. 采用机械分散法制备乳剂的稳定性参数的实验结果填于表 9-4 中,并对结果进行分析,比较用不同机械法和不同乳化剂制备的乳剂稳定性。

4. 液状石蜡乳化所需 HLB 值的测定   将沉降容积比填入表 9-5 中,并以 H_u/H_0 对时间作图,求出分层速度,选择最适宜 HLB 的值。

表 9-4 机械分散法制备乳剂的稳定性参数实验结果

参数	组织捣碎机		高压乳匀机	
	豆磷脂	Tween-80	豆磷脂	Tween-80
离心前吸光度				
离心后吸光度				
稳定性参数(K_E)				

表 9-5 液状石蜡乳剂沉降容积比

时间 /min	H_u/H_0				
	处方 1	处方 2	处方 3	处方 4	处方 5
10					
20					
30					
60					
80					
100					

五、思考题

1. 影响乳剂稳定性的因素有哪些？
2. 石灰搽剂的制备原理是什么？属何种类型乳剂？
3. 分析液状石蜡乳处方中各组分的作用。
4. 简述干胶法与湿胶法制备初乳的操作要点。
5. 测定油乳化所需 HLB 值有何意义？

六、附录

1. 乳剂类型鉴别方法

（1）稀释法：取试管 2 支，分别加入乳剂（如液状石蜡乳或石灰搽剂）各 1 滴，再加入蒸馏水 5ml，振摇、翻转数次后，观察混合情况。能与水均匀混合者为 O/W 型乳剂（液状石蜡乳），反之则为 W/O 型乳剂（石灰搽剂）。

（2）染色法：取少许乳剂，分别涂在载玻片上，用苏丹红溶液（油溶性染料）和亚甲蓝溶液（水溶性染料）各染色 1 次，在显微镜下观察并判断乳剂类型。苏丹红均匀分散者为 W/O 型乳剂，亚甲蓝均匀分散者为 O/W 型乳剂。

2. 乳剂稳定性的测定方法　分别取待测样品置于 3ml 特制的离心管中，将其配平后，放入离心机，转速为 2 000r/min，离心 10 分钟后，取出离心管，由底端取样品适量（约 20 滴）滴入小烧杯，用微量取样器吸取 50μl 于 25ml 容量瓶中，加水稀释至刻度，混匀。以水为空白，在 550nm 波长处测定其吸光度值（A_t），同法取 50μl 未离心乳剂样品，稀释至刻度，摇匀，在同一波长处测定吸光度值（A_0），照式（9-2）计算乳剂的稳定性参数 K_E。

$$K_E = \frac{A_0 - A_t}{A_0} \times 100\%$$
式（9-2）

式(9-2)中,A_0 为离心前乳剂稀释液的吸光度,A_t 为离心 t 时间后乳剂稀释液的吸光度。当 $A_0-A_t>0$(或 $A_0-A_t<0$)时,分散油滴上浮(或下沉),乳剂不稳定;当 $A_0-A_t=0$,即 $A_0=A_t$ 时,分散油滴基本没有移动,乳剂稳定。即 K_E 绝对值越小,表明分散油滴在离心作用下上浮或下沉越少,说明乳剂越稳定。

3. 常用表面活性剂的 HLB 值见表 9-6。

表 9-6   常用表面活性剂的 HLB 值

表面活性剂	HLB 值	表面活性剂	HLB 值
阿拉伯胶	8.0	泊洛沙姆 188	16.0
西黄蓍胶	13.0	Tween-20	16.7
单硬脂酸甘油酯	3.8	Tween-60	14.9
Span-20	8.6	Tween-80	15.0
Span-60	4.7	Tween-85	11.0
Span-80	4.3	卖泽 -45	11.1
Span-85	1.8	卖泽 -49	15.0
卵磷脂	3.0	卖泽 -51	16.0

4. 实验室制备乳剂的常用设备

(1)高速组织捣碎机:主要由电机与金属钢刀构成。钢刀轴由电机带动作高速旋转,物料被剪切力破碎(分散)成微细的液滴(图 9-5)。

(2)立式胶体磨:主要由电机与研磨器构成。研磨器分为内、外两部分。内研磨器(转子)为一有斜沟槽的锥体,由电机转轴带动作高速旋转;外研磨器内壁具有斜沟槽,其圆锥空腔与转子具有相同锥角。两者之间形成可调节间距的缝隙,当转子高速旋转时,物料即在该缝隙间被研磨粉碎(图 9-6)。

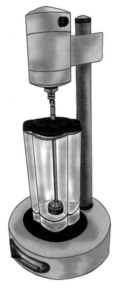

图 9-5   高速组织捣碎机

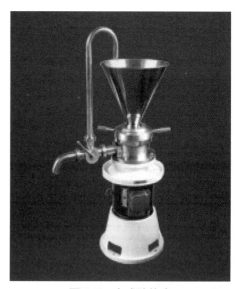

图 9-6   立式胶体磨

(李维凤)

一、实验目的

1. 掌握注射剂的生产工艺过程和操作要点。
2. 掌握注射剂成品质量检查的标准和方法。
3. 掌握注射剂稳定化方法。
4. 了解注射剂灌装量的调节要求。

二、实验原理

注射剂又称针剂,系指药物与适宜的溶剂或分散介质制成的供注入体内的溶液、乳状液或混悬液及供临用前配制或稀释成溶液或混悬液的粉末或浓溶液的无菌制剂。注射剂由药物、溶剂、附加剂及特制的容器所组成。

注射剂可分为注射液、注射用无菌粉末与注射用浓溶液。注射液包括溶液型、乳状液型或混悬型注射液,可用于肌内注射、静脉注射、静脉滴注等。其中,供静脉滴注用的大体积(除另有规定外,一般不小于100ml)注射液也称静脉输液。注射用无菌粉末系指药物制成的供临用前用适宜的无菌溶液配制成澄清溶液或均匀混悬液的无菌粉末或无菌块状物。可用适宜的注射用溶剂配制后注射,也可用静脉输液配制后静脉滴注。无菌粉末用溶剂结晶法、喷雾干燥法或冷冻干燥法等制得。注射用浓溶液系指药物制成的供临用前稀释供静脉滴注用的无菌浓溶液。

注射剂的处方组成主要有主药、溶剂和附加剂。注射剂处方中所用的原辅料应从来源及工艺等生产环节进行严格控制并应符合注射用的质量要求。注射剂所用溶剂必须安全无害,并且不得影响疗效和质量。一般分为水性溶剂和非水性溶剂。水性溶剂中最常用的为注射用水,也可用0.9%氯化钠溶液或其他适宜的水溶液;非水性溶剂中常用的为植物油,主要为供注射用大豆油,其他还有乙醇、丙二醇、聚乙二醇等溶剂。供注射用的非水性溶剂应严格限制其用量,并应在品种项下进行相应的检查。配制注射剂时,可根据药物的性质加入适宜的附加剂,如渗透压调节剂、pH调节剂、增溶剂、助溶剂、抗氧剂、抑菌剂、乳化剂、助悬剂等。所用附加剂应不影响药物疗效,避免对检验产生干扰,使用浓度不得引起毒性或明显的刺激。常用的抗氧剂有亚硫酸钠、亚硫酸氢钠、焦亚硫酸钠,一般浓度为0.1%~0.2%;常用的抑菌剂为0.5%苯酚、0.3%甲酚和0.5%三氯叔丁醇等。多剂量包装的注射剂可加适宜的抑菌剂,抑菌剂的用量应能抑制注射液中微生物的生长,加有抑菌剂的注射液,仍应采用适宜的方法灭菌。静脉输液与脑池内、硬膜外、椎管内用的注射剂均不得加抑菌剂。除另有规定外,一次注射量超过 15ml 的注射液,不得加抑菌剂。

　　注射剂的制备过程由五大部分组成,即水处理系统、容器的处理系统、处方配制和灌封系统、消毒灭菌系统以及灯检包装系统。本实验主要学习注射剂的处方配制和灌封及质量检测。

　　下面以溶液型注射剂为例说明注射剂的制备工艺流程(图 10-1):

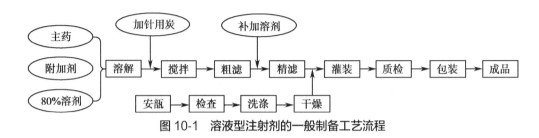

图 10-1　溶液型注射剂的一般制备工艺流程

　　注射剂的质量检查项目主要包括热原检查、无菌检查、澄明度检查、pH 测定、装量检查、渗透压(大容量注射剂)和药物含量,均应符合要求,在贮存期内应稳定有效。有的尚需进行有关物质、降压物质检查、异常毒性检查、刺激性、过敏试验及抽针试验等。

　　注射液的 pH 应接近体液,一般控制在 4~9 范围内,特殊情况下可以适当放宽,如葡萄糖注射液的 pH 为 3.2~5.5、葡萄糖氯化钠注射液的 pH 为 3.5~5.5。具体注射剂品种 pH 的确定不仅要考虑药物的稳定性,而且要考虑药物的溶解度和疗效以及人体的适应性。凡大量静脉注射的输液,应调节其渗透压与血浆渗透压相等或接近。凡在水溶液中不稳定的药物常制成注射用灭菌粉末即无菌冻干粉针或无菌粉末分装粉针,以保证注射剂在贮存期内稳定、安全、有效。

三、实验内容

(一) 实验材料与设备

　　1. 实验材料　原料药:维生素 C、盐酸普鲁卡因。辅料:碳酸氢钠、乙二胺四乙酸二钠(EDTA·2Na)、焦亚硫酸钠、盐酸、氯化钠、针用活性炭、注射用水。

　　2. 设备与仪器　磁力搅拌器、pH 计、布式漏斗、微孔滤膜过滤器、熔封机、滴定管、澄明度检查仪、紫外 - 可见分光光度计、高效液相色谱仪。

(二) 实验部分

A. 5% 维生素 C 注射液的制备及质量检查

【处方】

维生素 C	5.0g
碳酸氢钠	约 2.4g(调节 pH 5.8~6.2)
EDTA·2Na	0.005g
焦亚硫酸钠	0.2g
注射用水	加至 100ml

【制备】

(1)空安瓿的处理:空安瓿在用前先用常水冲刷外壁,然后将安瓿中灌入常水甩洗 2 次

(如果安瓿清洁度差,须用 0.5% 醋酸或盐酸溶液灌满,100℃加热 30 分钟),再用过滤的蒸馏水或去离子水甩洗 2 次,最后用澄明度合格的注射用水洗 1 次,250℃烘干,备用。

(2)注射液配制用具的处理

1)容器处理:配制用的一切容器使用前要用洗涤剂或硫酸清洁液处理洗净,临用前用新鲜注射用水荡洗,以避免引入杂质及热原。

2)滤器等的处理:①垂熔玻璃滤器:常用的垂熔玻璃滤器有漏斗和滤球,G3 号可用于常压过滤,G4 号可用于减压或加压过滤,G6 号可用于除菌过滤。处理时可先用水反冲,除去上次滤过留下的杂质,沥干后用洗液(1%~2% 硝酸钠硫酸洗液)浸泡处理,用水冲洗干净,最后用注射用水过滤至滤出水检查 pH 不显酸性,并检查澄明度至合格为止。②微孔滤膜:常用的是由醋酸纤维素、硝酸纤维素混合酯组成的微孔滤膜。经检查合格的微孔滤膜(0.22μm 可用于除菌滤过、0.45μm 可用于一般滤过)浸泡于注射用水中 1 小时,煮沸 5 分钟,如此反复 3 次;或用 80℃注射用水温浸 4 小时以上,室温则需浸泡 12 小时,使滤膜中纤维充分膨胀,增加滤膜韧性。使用时用镊子取出滤膜且使毛面向上,平放在膜滤器的支撑网上,平放时注意滤膜不皱褶或无刺破,使滤膜与支撑网边缘对齐以保证无缝隙,无泄漏现象,装好盖后,用注射用水过滤,滤出水澄明度合格,即可备用。

3)乳胶管:先用水揉洗,再用 0.5%~1% 氢氧化钠溶液适量煮沸 30 分钟,洗去碱液;再用 0.5%~1% 盐酸适量煮沸 30 分钟,用蒸馏水洗至中性,再用注射用水煮沸即可。

4)惰性气体处理:因维生素 C 极易氧化,故配制时需通惰性气体,常用的是二氧化碳或氮气。使用纯度较低的二氧化碳时依次通过浓硫酸除去水分、1% 硫酸铜除去有机硫化物、1% 高锰酸钾溶液除去微生物,最后通过注射用水,除去可溶性杂质和二氧化硫。目前生产常用的高纯氮(含 N_2 99.99%)可不经处理,或仅分别通过 50% 甘油、注射用水洗气瓶即可使用。

(3)制备工艺过程

1)注射用水预处理:取注射用水 120ml,煮沸,放置至室温,或通入二氧化碳(20~30 分钟)使其饱和,以除去其中溶解的氧气,备用。

2)溶解:按处方称取 EDTA·2Na、焦亚硫酸钠,加至 80ml 注射用水中溶解,加入处方量维生素 C,搅拌使之溶解。

3)调节 pH:分次缓慢加入碳酸氢钠粉末调节药液 pH 至 5.8~6.2。

4)活性炭吸附:加入 0.05% 的针用炭,室温搅拌 10 分钟。

5)粗滤:用布氏漏斗过滤除炭。

6)精滤:补加用二氧化碳饱和的注射用水至 100ml,用 0.22μm 的微孔滤膜精滤。

7)灌封:检查滤液澄明度合格后灌封,2.15ml/ 支,二氧化碳饱和后熔封。

灌封器的处理:首先要检查灌注器玻璃活塞是否严密不漏水,用洗液浸泡再分别用常水、蒸馏水抽洗灌装器直至不显酸性,最后用注射用水抽洗至流出水澄明度检查合格,即可用于灌装药液。

装量调节:在灌装前先调节灌注器装量,按《中国药典》(2020 年版)的规定,为了保证在使用时能够满足临床剂量要求,应适当增加装量。不同标示装量应增加的装量见附录表 10-5。

熔封灯火焰调节:熔封时要求火焰细而有力,燃烧完全。单焰灯在黄蓝两层火焰交界处温度最高;双焰灯的两火焰应有一定夹角,火焰交点处温度最高。

灌装操作：将过滤合格的药液立即灌装于 2ml 安瓿中，2.15ml/ 支，通入二氧化碳于安瓿上部空间，随灌随封。灌装时要求装量准确、药液不沾颈壁，以免熔封时产生焦头。一般措施是使药液瓶略低于灌注器位置，灌注针头先用硅油处理，快拉慢压可以防止焦头。

熔封：熔封分顶封和拉封，因顶封时可能封口不严，近年已不用。拉封时可将颈部置于火焰温度最高处，掌握好安瓿在火焰中停留时间，待玻璃完全软化，先用镊子夹住顶端慢拉，拉细处继续在火焰上烧片刻，再拉断，避免出现细丝。熔封后的安瓿顶部应圆滑、无尖头或鼓泡等现象。

8）灭菌与检漏：灌封好的安瓿应及时灭菌，小容量针剂从配制到灭菌应在 12 小时内完成，可采用 100℃流通蒸汽灭菌 15 分钟。灭菌完毕立即将安瓿放入 1% 亚甲蓝或曙红溶液中，挑出被药液染色的安瓿。将合格安瓿外表面用水洗净，擦干，供质量检查用。

具体制备工艺流程见图 10-2。

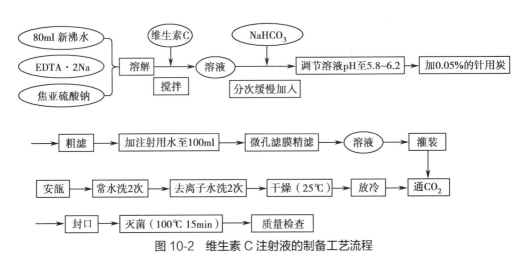

图 10-2　维生素 C 注射液的制备工艺流程

【质量检查】

（1）pH 测定：应为 5.0~7.0 [《中国药典》(2020 年版) 四部通则 "0631 pH 值测定法"]。

（2）含量测定：精密量取本品 2ml（约相当于维生素 C 0.1g），加蒸馏水 15ml 与丙酮 2ml，摇匀，放置 5 分钟，加稀醋酸 4ml 与淀粉指示液 1ml，用碘滴定液（0.05mol/L）滴定，至溶液显蓝色并持续 30 秒不褪色，记下消耗碘液的毫升数。每 1ml 碘滴定液相当于 8.806mg 的维生素 C。本品为维生素 C 的灭菌水溶液，含维生素 C（$C_6H_8C_6$）应为标示量的 93.0%~107.0%。

（3）颜色：取本品，加水稀释成每 1ml 中含维生素 C 50mg 的溶液，照紫外 - 可见分光光度法 [《中国药典》(2020 年版) 四部通则 "0401 紫外 - 可见分光光度法"]，在 420nm 的波长处测定，吸光度不得过 0.06。

（4）可见异物检查（澄明度）：按《中国药典》(2020 年版) 四部通则 "0904 可见异物检查法" 的规定检查。采用伞棚式装置，日光灯光源，用无色透明容器包装的无色供试品溶液，检查时被观察样品所处的光照度应为 1 000~1 500lx；用透明塑料容器包装或用棕色透明容器包装的供试品溶液或有色供试品溶液，被观察样品所处的光照度应为 2 000~3 000lx；混悬型供试品或乳状液仅检查色块、纤毛等明显可见异物，被观察样品所处的光照度为 4 000lx。

取检品数支，擦净安瓿外壁，置供试品于遮光板边缘处，在明视距离（指供试品至人眼的清晰观测距离,通常为 25cm),手持供试品颈部轻轻旋转和翻转容器使药液中可能存在的可见异物悬浮(但应避免产生气泡),轻轻翻摇后即用目检视药液中有无肉眼可见的玻屑、白点、纤维等异物,重复 3 次,总时限为 20 秒。结果列于表 10-2 中。

(5)装量:按《中国药典》(2020 年版)四部通则"0102 注射剂"检查方法进行。

检查法:标示装量为不大于 2ml 者,取供试品 5 支,开启时注意避免损失,将内容物分别用相应体积的干燥注射器及注射针头抽尽,然后注入经标化的量具内(量具的大小应使待测体积至少占其额定体积的 40%),在室温下检视。每支的装量均不得少于其标示量。

(6)热原:取本品依法检查[《中国药典》(2020 年版)四部通则"1142 热原检查法"],剂量按家兔体重每 1kg 注射 2ml,应符合规定)。

(7)无菌检查:按《中国药典》(2020 年版)四部通则"1101 无菌检查法"检查,应符合规定。

【注解】

(1)维生素 C 分子中有烯二醇式结构,显强酸性。注射时刺激性大,产生疼痛,故加入碳酸氢钠(或碳酸钠),使部分维生素 C 中和成钠盐,以避免疼痛,同时碳酸氢钠起调节 pH 的作用,可增强本品的稳定性。配液时,将碳酸氢钠加入维生素 C 溶液中时速度要慢,以防止产生大量气泡使溶液溢出,同时要不断搅拌,以防局部碱性过强,造成维生素 C 破坏。

(2)维生素 C 的水溶液与空气接触,自动氧化成脱氢维生素 C。脱氢维生素 C 再经水解则生成 2,3-二酮古洛糖酸即失去治疗作用,此化合物再被氧化成草酸及 L-丁糖酸。成品分解后呈黄色,可能由于维生素 C 自身氧化水解生成糠醛或原料生产中带入产品的杂质糠醛,糠醛在空气中继续氧化聚合而呈黄色。

(3)影响本品稳定性的因素除原、辅料质量外,还有空气中的氧、溶液的 pH 和金属离子,特别是铜离子。因此生产上采取充填惰性气体、调节药液 pH、加抗氧剂及金属络合剂等措施。但实验表明抗氧剂只能改善本品色泽,对稳定制剂的含量没有作用,亚硫酸盐和半胱氨酸对改善本品色泽作用较显著。在制备过程中应避免与金属用具接触。二氧化碳在水中溶解度及密度都大于氮气,故药物与二氧化碳不发生作用时通入二氧化碳比通入氮气好,但注意二氧化碳会使药液的 pH 下降,要考虑到 pH 对药物稳定性的影响,故对酸敏感的药物不宜通二氧化碳。

(4)本品稳定性与温度有关。实验证明,用 100℃流通蒸汽灭菌 30 分钟,含量减少 3%,而 100℃流通蒸汽灭菌 15 分钟含量只减少 2%,故以 100℃流通蒸汽灭菌 15 分钟为宜。但操作过程应尽量在避菌条件下进行,以防污染。

B. 2% 盐酸普鲁卡因注射液的制备及质量检查

【处方】

盐酸普鲁卡因	2.0g
氯化钠	0.5g
0.1mol/L 盐酸	适量(调节 pH 为 4.2~4.5)
注射用水	加至 100ml

【制备】

(1)溶解:取注射用水约 80ml,加入氯化钠,搅拌溶解,再加盐酸普鲁卡因使之溶解。

(2)调节 pH:加入 0.1mol/L 的盐酸溶液调节 pH 至 4.2~4.5。

(3)活性炭吸附:加 0.1% 针用炭,室温搅拌 10 分钟。

(4)过滤:用滤纸过滤除炭,补加注射用水至全量,搅匀,用 0.45μm 孔径的微孔滤膜精滤。

(5)灌封与熔封:将过滤合格的药液,立即灌装于 2ml 安瓿中,2.15ml/支,熔封。

(6)灭菌:用流通蒸汽 100℃、30 分钟灭菌。

制备工艺流程见图 10-3。

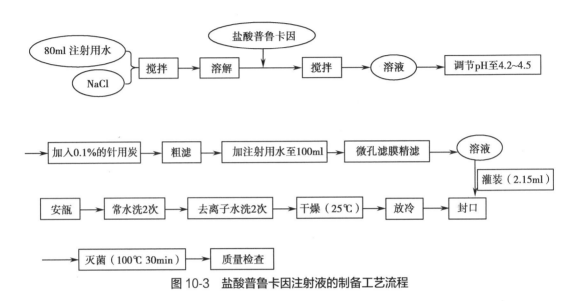

图 10-3 盐酸普鲁卡因注射液的制备工艺流程

【质量检查】

(1)pH 测定:应为 3.5~5.0 [《中国药典》(2020 年版)四部通则"0631 pH 值测定法"]。

(2)含量测定:照高效液相色谱法[《中国药典》(2020 年版)四部通则"0512 高效液相色谱法"]测定。

1)色谱条件与系统适用性试验:用十八烷基硅烷键合硅胶为填充剂;以甲醇-磷酸盐缓冲液(0.05mol/L 磷酸二氢钾,0.1% 庚烷磺酸钠,用磷酸调节 pH 3.0)(32:68)为流动相;检测波长为 290nm,理论板数按盐酸普鲁卡因峰计应不低于 2 000。盐酸普鲁卡因峰与相邻杂质峰的分离度应符合要求。

2)测定方法:精密量取本品适量,用水稀释制成每 1ml 中含盐酸普鲁卡因 0.02mg 的溶液,作为供试品溶液,精密量取 10μl,注入液相色谱仪,记录色谱图;另取盐酸普鲁卡因对照品适量,精密称定,同法测定。按外标法以峰面积计算,即得。本品含盐酸普鲁卡因应为标示量的 95.0%~105.0%。

(3)可见异物检查(澄明度):按《中国药典》(2020 年版)四部通则"0904 可见异物检查法"可见异物检查法的规定检查。详见 5% 维生素 C 注射液部分。

(4)对氨基苯甲酸:精密量取本品适量,加水稀释制成每 1ml 中含盐酸普鲁卡因 0.2mg 的溶液,作为供试品溶液;精密称取对氨基苯甲酸对照品适量,加水溶解并定量制成每 1ml 中含对氨基苯甲酸 2.4μg 的溶液,作为对照品溶液。照高效液相色谱法[《中国药典》(2020 年版)四部通则"0512 高效液相色谱法"]测定,用十八烷基硅烷键合硅胶为填充剂;以甲醇-缓冲液(0.05mol/L 磷酸二氢钾、0.1% 庚烷磺酸钠、pH 3.0)(32:68)为流动相;检测波长为 279nm,理论板数按对氨基苯甲酸峰计应不低于 2 000。取对照品溶液 10μl 注入液相色谱仪,调节检测灵敏度,使主成分色谱峰的峰高约为满量程的 20%;盐酸普鲁卡因和对氨基苯甲酸之间的分离度应大于 2.0。精密量取供试品溶液与对照品溶液各 10μl,分别注入液相色谱仪,记录色谱图。供试品溶液色谱图中如有与对氨基苯甲酸对照品相应的杂质峰,按外标法以峰面积计算,含量不得过 1.2%。(此项免做)

(5)装量:按《中国药典》(2020 年版)四部通则 "0102 注射剂" 检查方法进行。每支的装量均不得少于其标示量。

(6)细菌内毒素:取本品,加细菌内毒素检查用水稀释成浓度为 0.30mg/ml 的溶液,依法检查[《中国药典》(2020 年版)四部通则 "1143 细菌内毒素检查法"],每 1mg 盐酸普鲁卡因中含内毒素的量应小于 0.20EU。应符合规定。

(7)无菌检查:取本品,用薄膜过滤法处理后,依法检查,照《中国药典》(2020 年版)四部通则 "1101 无菌检查法",应符合规定。

【注解】

(1)盐酸普鲁卡因为酯类药物,易水解。保证本品稳定性的关键是调节 pH,本品 pH 应控制在 3.5~5.0。灭菌温度不宜过高,时间不宜过长。

(2)氯化钠用于调节等渗,实验表明还有稳定本品的作用。未加氯化钠的处方,1 个月分解 1.23%,而加 0.85% 氯化钠的处方仅分解 0.4%。

(3)盐酸普鲁卡因注射液在高温或强光作用下颜色均变黄,这是由于其降解产物对氨基苯甲酸经过脱羧氧化成对苯醌所致。

四、实验结果与讨论

1. 5% 维生素 C 注射液的制备

(1)将质量检查各项结果填于表 10-1 中,并进行分析讨论。

表 10-1　5% 维生素 C 注射液质量检查结果

检查项目	结果
pH	
含量	
颜色	
装量	
可见异物	

(2)将可见异物检查的详细结果填于表 10-2 中。

表 10-2　可见异物检查结果

检查总数/支	废品数/支						合格数/支	合格率/%
	玻璃屑	纤维	白点	焦头	其他	总数		

2. 2% 盐酸普鲁卡因注射液的制备

(1)将质量检查各项结果填于表 10-3 中,并进行分析讨论。

表 10-3   2% 盐酸普鲁卡因注射液质量检查结果

检查项目	结果
pH	
含量	
装量	
可见异物	

(2)将可见异物检查的详细结果填于表 10-4 中。

表 10-4   可见异物检查结果

检查总数 / 支	废品数 / 支						合格数 / 支	合格率 /%
	玻璃屑	纤维	白点	焦头	其他	总数		

五、思考题

1. 制备易氧化药物的注射液应注意哪些问题?

2. 制备维生素 C 注射液为什么要通入二氧化碳?不通可以吗?

3. 制备注射剂的操作要点是什么?

4. 为什么可以采用分光光度法检查颜色?目的是什么?

5. 盐酸普鲁卡因注射液的制备过程中要调节 pH,其目的是什么?

6. 盐酸普鲁卡因注射液中加入氯化钠的目的是什么?

六、附录

注射剂的质量检查:除另有规定外,注射剂应进行以下相应检查。

【装量】   注射液及注射用浓溶液照下述方法检查,应符合规定。

检查法:标示装量为不大于 2ml 者取供试品 5 支,2ml 以上至 50ml 者取供试品 3 支;开启时注意避免损失,将内容物分别用相应体积的干燥注射器及注射针头抽尽,然后注入经标化的量具内(量具的大小应使待测体积至少占其额定体积的 40%),在室温下检视。测定油溶液或混悬液的装量时,应先加温摇匀,再用干燥注射器及注射针头抽尽后,同前法操作,放冷,检视,每支的装量均不得少于其标示量。

标示装量为 50ml 以上的注射液及注射用浓溶液照最低装量检查法[《中国药典》(2020年版)四部通则 “0942 最低装量检查法”]检查,应符合规定。注射液的装量见表 10-5。

【装量差异】   除另有规定外,注射用无菌粉末照下述方法检查,应符合规定。

检查法:取供试品 5 瓶(支),除去标签、铝盖,容器外壁用乙醇擦净,干燥,开启时注意避免玻璃屑等异物落入容器中,分别迅速精密称定,倾出内容物,容器用水或乙醇洗净,在适宜条件下干燥后,再分别精密称定每一容器的重量,求出每瓶(支)的装量与平均装量。每瓶(支)装量与平均装量相比较,应符合下列规定,如有 1 瓶(支)不符合规定,应另取 10 瓶(支)复试,应符合规定。具体要求见表 10-6。

表 10-5　注射液的装量　　　　　　　　　　　　　　单位:ml

标示装量	增加装量		标示装量	增加装量	
	易流动液	黏稠液		易流动液	黏稠液
0.5	0.1	0.12	10.0	0.50	0.70
1.0	0.1	0.15	20.0	0.60	0.90
2.0	0.15	0.25	50.0	1.00	1.5
5.0	0.3	0.5			

表 10-6　注射用无菌粉末的装量差异

平均装量 /g	装量差异限度 /%
≤ 0.05	±15
>0.05~0.15	±10
>0.15~0.50	±7
>0.50	±5

凡规定检查含量均匀度的注射用无菌粉末,一般不再进行装量差异检查。

【渗透压摩尔浓度】　除另有规定外,静脉输液及椎管注射用注射液按各品种项下的规定,照渗透压摩尔浓度测定法[《中国药典》(2020 年版)四部通则"0632 渗透压摩尔浓度测定法"]检查,应符合规定。

【可见异物】　除另有规定外,照可见异物检查法[《中国药典》(2020 年版)四部通则"0904 可见异物检查法"]检查,应符合规定。

可见异物检查法有灯检法和光散射法。一般常用灯检法,也可采用光散射法。灯检法不适用的品种,如用深色透明容器包装或液体色泽较深(一般深于各标准比色液 7 号)的品种可选用光散射法。

灯检法:灯检法应在暗室中进行。

检查装置:如图 10-4 所示。

其组成包括:

A. 带有遮光板的日光灯光源:光照度可在 1 000~4 000lx 范围内调节。

B. 不反光的黑色背景。

C. 不反光的白色背景和底部(供检查有色异物)。

D. 反光的白色背景(指遮光板内侧)。

检查人员条件:远距离和近距离视力测验,均应为 4.9 或 4.9 以上(矫正后视力应为 5.0 或 5.0 以上),应无色盲。

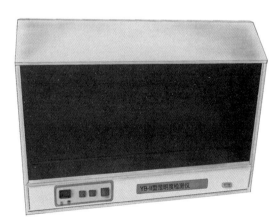

图 10-4　灯检仪

检查法:溶液型、乳状液及混悬型制剂:除另有规定外,取供试品 20 支(瓶),除去容器标签,擦净容器外壁,必要时将药液转移至洁净透明的适宜容器内;置供试品于遮光板边缘处,在明视距离(指供试品至人眼的清晰观测距离,通常为 25cm),分别在黑色和白色背景下,手持供试品颈部轻轻旋转和翻转容器使药液中可能存在的可见异物悬浮(但应避免产生气泡),轻轻翻摇后即用目检视,重复 3 次,总时限为 20 秒。供试品装量每支(瓶)在 10ml 及 10ml 以下的每次检查可手持 2 支(瓶)。

结果判定:各类注射剂、液体型眼用制剂在静置一定时间后轻轻旋转时均不得检出烟雾状微粒柱,且不得检出金属屑、玻璃屑、长度或最大粒径超过 2mm 的纤维和块状物等明显可见异物。微细可见异物(如点状物、2mm 以下的短纤维和块状物等)如有检出,除另有规定外,应分别符合下列规定:

溶液型静脉用注射液、注射用浓溶液 20 支(瓶)检查的供试品中,均不得检出明显可见异物。如检出微细可见异物的供试品仅有 1 支(瓶),应另取 20 支(瓶)同法复试,均不得检出。

溶液型非静脉用注射液被检查的 20 支(瓶)供试品中,均不得检出明显可见异物。如检出有微细可见异物,应另取 20 支(瓶)同法复试,初、复试的供试品中,检出微细可见异物的供试品不得超过 2 支(瓶)。

【不溶性微粒】 除另有规定外,溶液型静脉用注射液、注射用无菌粉末及注射用浓溶液照不溶性微粒检查法[《中国药典》(2020 年版)四部通则"0903 不溶性微粒检查法"]检查,均应符合规定。

【无菌】 照无菌检查法[《中国药典》(2020 年版)四部通则"1101 无菌检查法"]检查,应符合规定。

【细菌内毒素】或【热原】 除另有规定外,静脉用注射剂按各品种项下的规定[《中国药典》(2020 年版)四部]照细菌内毒素检查法(通则"1143 细菌内毒素检查法")或热原检查法(通则"1142 热原检查法")检查,应符合规定。

(乔明曦)

实验十一　注射剂的稳定性

一、实验目的

1. 掌握影响维生素 C 注射液稳定性的主要因素及稳定化方法。
2. 熟悉注射剂的处方设计中考察稳定性的一般实验方法。
3. 熟悉用化学动力学方法预测药物的稳定性。
4. 熟悉用经典恒温法预测药物的有效期。

二、实验原理

药物制剂的基本要求是安全、有效、稳定。如果药物分解变质,不仅降低疗效,而且甚至产生毒副作用,故药物制剂的稳定性对保证制剂安全有效是非常重要的。注射剂的稳定性显得更为重要,因为注射剂直接注入体内,安全性要求更高。药物的化学不稳定性主要表现为放置过程中发生降解反应。药物的化学结构不同,其降解反应也不相同。水解和氧化是药物降解的两个主要途径。

(一) 维生素 C 的稳定性

维生素 C 分子结构中,在羰基比邻的位置上有两个烯醇基,很容易被氧化。其氧化过程极为复杂,在有氧条件下,先氧化成去氢维生素 C,然后水解为 2,3- 二酮 -L- 古洛糖酸,此化合物进一步氧化为草酸与 L- 丁糖酸。

维生素C　　　　　　去氢维生素C

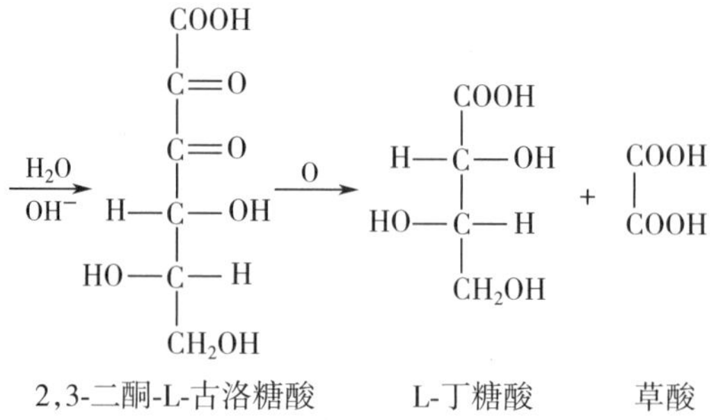

2,3-二酮-L-古洛糖酸　　　L-丁糖酸　　　草酸

在无氧条件下,发生脱水作用和水解作用生成呋喃甲醛和二氧化碳。由于 H^+ 的催化作用,在酸性介质中脱水作用比碱性介质中快。

影响维生素 C 溶液稳定性的因素,主要有空气中的氧、pH、金属离子、温度及光线等,对固体维生素 C,水分与湿度影响很大。维生素 C 的不稳定性主要表现在放置过程中颜色变黄和含量下降。《中国药典》(2020 年版)规定,对于维生素 C 注射液应检查颜色,其用水稀释配制成每毫升约含 50mg 的溶液,照分光光度法在 420nm 处测定,吸光度不得超过 0.06。维生素 C 的含量测定采用碘量法,主要利用维生素的还原性,可与碘液定量反应,反应式如下:

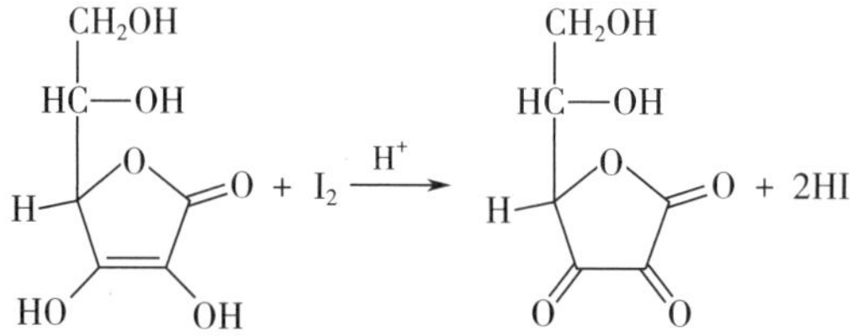

本实验以颜色变化和含量下降为指标,考察 pH、空气中的氧、抗氧剂对维生素 C 注射液稳定性的影响。

(二) 青霉素钾盐的稳定性

青霉素钾盐是最早应用于临床的抗生素,为 β- 内酰胺化合物,结构式见下图(A)。其固体结晶很稳定,室温保存数年活性不变。但其水溶液很不稳定,其结构中的 β- 内酰胺环,易受亲核或亲电试剂进攻,在酸、碱、青霉素酶和某些金属离子或氧化剂的作用下,都可使β- 内酰胺环打开或发生分子重排,产生一系列降解产物。在中性和酸性条件下青霉素钾盐的水解反应式可表示为:

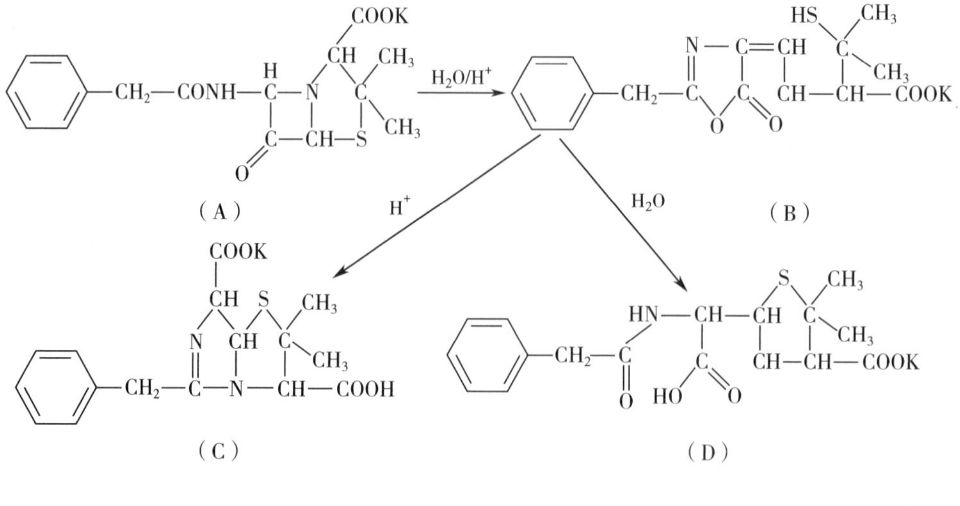

(A)　　　(B)　　　(C)　　　(D)

在强酸性（pH≈2）条件下,中间产物 B(青霉烯酸)水解生成终产物 C(青霉二酸);在中性至弱酸性（pH>4）条件下,中间产物 B 水解生成终产物 D(青霉酸)。故为保持其稳定性在实际生产中通常制成粉针剂。

青霉素钾盐的含量可用碘量法测定。青霉素分子不消耗碘,但其降解产物消耗碘。即青霉素钾盐先经碱水解,生成青霉噻唑酸,后者可被碘氧化,过量的碘则用硫代硫酸钠(Na$_2$S$_2$O$_3$)溶液回滴,反应方程式如下:

青霉素钾盐溶液的放置时间越长,原药的分解越多,青霉素钾盐越少,故碘液消耗量也相应减少。根据碘液消耗量(ml)的对数对时间作图,如得到一条直线,表明青霉素钾盐溶液的降解为一级反应,因为这个反应与 pH 有关,故实际上是一个伪一级反应。

(三) 应用化学动力学方法预测稳定性

在研究药物制剂的稳定性以确定其有效期时,室温留样观察法虽然结果可靠,但所需的时间较长(一般 2~3 年),而加速实验法可以在较短的时间内对有效期作出初步估计。

大多数药物的降解反应符合一级反应或伪一级反应。

一级反应的速度方程式如式(11-1):

$$-\frac{\mathrm{d}C}{\mathrm{d}t}=KC \qquad\qquad 式(11\text{-}1)$$

对式(11-1)积分,则得式(11-2):

$$\lg C=-\frac{K}{2.303}t+\lg C_0 \qquad\qquad 式(11\text{-}2)$$

式(11-2)中,C 为时间 t 时的药物浓度,C_0 为药物的初始浓度,K 为反应速度常数。以 $\lg C$ 对 t 作图呈一条直线,由斜率可求出速度常数 K。

反应速度常数 K 与温度 T(热力学温度)的关系符合 Arrhenius 公式:

$$K=AE^{\frac{E_a}{kT}} \qquad\qquad 式(11\text{-}3)$$

或

$$\lg K=\lg A-\frac{E_a}{2.303R}\cdot\frac{1}{T} \qquad\qquad 式(11\text{-}4)$$

式(11-3)、式(11-4)中,A 为频率因子,E_a 为活化能,R 为气体常数。

将反应速度常数的对数 $\lg K$ 对反应温度的倒数 $1/T$ 作图呈一条直线,其斜率为 $-E_a/2.303$,截距为 $\lg A$,由此可求出反应活化能 E_a 和频率因子 A,将 E_a 和 A 再代回式(11-4),即可求出室温或任何其他温度下的反应速度常数、半衰期 $t_{0.5}$ 和有效期 $t_{0.9}$,见式(11-5)、式(11-6)。

$$t_{0.5} = \frac{0.693}{K} \qquad\qquad 式(11\text{-}5)$$

$$t_{0.9} = \frac{0.105\,4}{K} \qquad\qquad 式(11\text{-}6)$$

三、实验内容

(一) 实验材料与设备

1. 实验材料与试剂

(1)材料:维生素 C、碳酸氢钠、焦亚硫酸钠、青霉素钾盐。

(2)试液:0.000 1mol/L $CuSO_4$ 溶液、5% EDTA·2Na 溶液、0.1mol/L 碘液、丙酮、稀醋酸、淀粉指示液、1mol/L 的 NaOH 溶液、1mol/L 的 HCl 溶液、0.01mol/L 碘液、0.01mol/L 的 $Na_2S_2O_3$ 溶液。

2. 设备与仪器　pH 计、紫外分光光度计、熔封灯、微孔滤膜过滤器、滴定管、恒温水浴锅、容量瓶、移液管、碘量瓶等。

(二) 实验部分

A. 影响维生素 C 注射液稳定性因素考察

1. 5% 维生素 C 注射液的制备　量取注射用水 500ml 煮沸,放冷至室温,备用。称取维生素 C 20g,用放冷至室温的注射用水溶解并稀释至 400ml,制成 5% 的维生素 C 注射液,备用。取样进行含量测定,同时测定注射液在 420nm 处的吸光度,作为 0 时的含量及吸光度。

2. 影响维生素 C 注射液稳定性因素

(1)pH 的影响:取"1."中制备的 5% 维生素 C 注射液 400ml,分成 4 份置于干燥容器中,分别为 50ml、50ml、250ml 和 50ml,用 $NaHCO_3$ 粉末分别调节 pH 至 4.0、5.0、6.0 和 7.0(允许误差为 ±0.2,先用 pH 试纸调,后用 pH 计精密测定)。微孔滤膜过滤后,用注射器将上述药液分别于 2ml 安瓿中灌入 2ml,熔封,每个 pH 溶液灌装 8 支。另取空安瓿 4 支,分别封入标有 4 种 pH 的纸条,再与已灌装的对应 pH 的注射液放在一起,分别用皮套捆扎后同时放入 100℃ 水浴中加热 1 小时,观察不同时间溶液颜色变化,按表 11-1 以符号 +++······ 表示颜色变化进程,并测定加热 1 小时的药物含量,记录消耗碘液的毫升数,同时测定注射液在 420nm 的吸光度值,结果填于表 11-1 中。

(2)空气中的氧的影响:取(1)中制备的 pH 6 的 5% 维生素 C 注射液 100ml,分成 3 份。①于 2ml 安瓿灌装 2ml 药液,熔封,共灌封 8 支;②于 2ml 安瓿灌装 1ml 药液,熔封,共灌封 12 支;③于 2ml 安瓿灌装 2ml 药液,通入 CO_2(约 5 秒),立即熔封,共灌封 8 支。分别标记各样品后,同时放入 100℃ 水浴中加热 1 小时。照(1)中所述方法观察不同时间各样品溶液的颜色变化,测定药物含量和注射液的吸光度,考察不同含氧量对维生素 C 稳定性的影响。结果列于表 11-2 中。

(3)抗氧剂的影响:取(1)中制备的 pH 6 的 5% 维生素 C 注射液 100ml,分成 2 份,每份 50ml(分装容器应干燥)。在第一份中加入 $Na_2S_2O_5$ 0.12g 使溶解,第二份作为对照。将上述

2 份溶液分别灌于 2ml 安瓿中,每份 8 支,分别标记后,同时放入 100℃水浴中加热 1 小时。照(1)中所述方法观察不同时间各样品溶液的颜色变化,测定药物含量和注射液的吸光度,考察抗氧剂对维生素 C 稳定性的影响。结果列于表 11-3 中。

(4)金属离子及金属离子络合剂的影响:取维生素 C 5g,加入放冷至室温的注射用水 40ml 溶解,用 NaHCO$_3$ 粉末调节 pH 至 6.0 并稀释至 50ml 制成 10% 的维生素 C 注射液,分成 2 份,每份 25ml。一份中加入 0.000 1mol/L CuSO$_4$ 溶液 12.5ml 及 5%EDTA·2Na 溶液 2.5ml,加水至 50ml;另一份加入 0.000 1mol/L CuSO$_4$ 溶液 12.5ml,加水至 50ml。将上述 2 份溶液分别灌装于 2ml 安瓿中(灌装 2ml 药液),每份 10 支。分别标记后,同时放入 100℃水浴中加热 1 小时。照(1)中所述方法观察不同时间各样品溶液的颜色变化,测定药物含量和注射液的吸光度,考察金属离子及金属离子络合剂对维生素 C 稳定性的影响。结果列于表 11-4 中。

影响维生素 C 注射液稳定性因素考察具体的实验操作流程图见图 11-1。

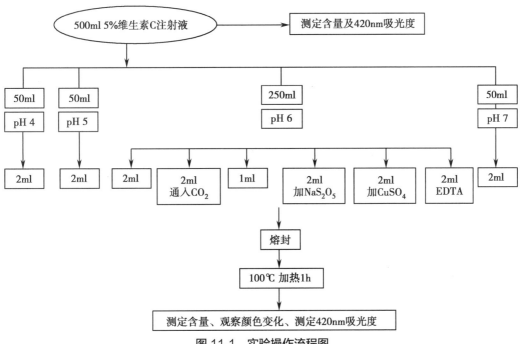

图 11-1　实验操作流程图

3. 维生素 C 含量测定方法　精密吸取 5% 维生素 C 注射液 2ml(约相当于 0.1g 维生素 C),加蒸馏水 15ml 及丙酮 2ml,振摇,放置 5 分钟,加稀醋酸 4ml、淀粉指示液 1ml,用 0.05mol/L 碘液滴定,至溶液呈持续的蓝色 30 秒不褪色即得,记下消耗碘液的毫升数(每 1ml 碘液相当于 8.806mg 的维生素 C)。

【注解】

(1)加速实验过程中要注意安全,防止水浴锅烧干及安瓿爆破伤人。样品较多,注意编号不要错误。

（2）加速实验后测定样品含量时,应将 8 支安瓿中注射液混匀(所用容器要干燥)后,取样测定。

（3）碘量法测定维生素 C 含量多在酸性溶液中进行,因在酸性介质中维生素 C 受空气中氧化作用减弱,较为稳定。但供试品溶于稀酸后仍需立即滴定。制剂中常有还原性物质的存在对此测定方法有干扰,如注射剂中常含有作为抗氧剂的亚硫酸氢钠,应在滴定之前加入丙酮,使之与亚硫酸反应生成加成物掩蔽起来,以消除滴定的干扰。

（4）配液时,将碳酸氢钠加入维生素 C 溶液中时速度要慢,以防止产生大量气泡使溶液溢出,同时要不断搅拌,以防局部碱性过强,造成维生素 C 破坏。

B. 青霉素钾盐有效期的预测

1. 样品溶液的制备　精密称取青霉素钾盐 70mg,置 100ml 干燥容量瓶中,用 pH 4 的缓冲液(枸橼酸 - 磷酸氢二钠缓冲液)溶解,并稀释至刻度。将此容量瓶置于恒温水浴中,立即用 5ml 移液管移取该溶液 2 份,每份 5ml,分别置于两个碘量瓶中(一份为检品,另一份为空白对照),并同时以该时刻为零时刻记录取样时间,以后每隔一定时间(依实验温度确定)取样 1 次,方法同上。测定药物含量变化。

选择 30℃、35℃、40℃和 45℃ 4 个实验温度,取样时间应视温度而定,温度高,取样间隔宜短,一般实验温度为 30℃,两次取样间隔 60 分钟;实验温度为 35℃,间隔时间 30 分钟;实验温度 40℃,间隔时间 20 分钟;实验温度 45℃,间隔时间为 15 分钟。具体取样时间见表 11-5。

2. 青霉素钾盐含量测定　向盛有 5ml 检品的碘量瓶中加入 1mol/L 氢氧化钠溶液 5ml,放置 15 分钟,使之充分反应后,加入 1mol/L 盐酸溶液 5ml、pH 4.5 的醋酸缓冲液 10ml,摇匀,精密加入 0.01mol/L 碘液 10ml,在暗处放置 15 分钟,立即用 0.01mol/L 硫代硫酸钠溶液回滴,以 2ml 淀粉试液为指示剂,滴至蓝色消失,消耗硫代硫酸钠溶液的毫升数为 b。

向盛有 5ml 空白对照液(见上述 1 项下)的另一个碘量瓶中加入 pH 4.5 的醋酸缓冲溶液 10ml,精密加入 0.01mol/L 碘液 10ml,放置 15 分钟,用 0.01mol/L 硫代硫酸钠溶液回滴,消耗硫代硫酸钠溶液的毫升数记录为 a,"$a-b$" 即为实际消耗碘液量。

【注解】

（1）碘与青霉噻唑酸作用时,溶液的 pH 在 4.5 左右,反应温度在 24~26℃为好。

（2）碘量法测定药物含量时的空白对照是消除供试品中能消耗碘的杂质的干扰。由于 1mol 青霉素能消耗 8mol 碘,故灵敏度较高,可用于浓度为 10~100μg/ml 供试液的测定。

四、实验结果与讨论

A. 影响维生素 C 注射液稳定性因素考察

1. 将上述实验结果分别列于表 11-1、表 11-2、表 11-3、表 11-4 中。

2. 讨论所得实验结果是否与理论相符,并对结果进行分析。

表 11-1　pH 对维生素 C 注射液稳定性的影响

样品号	pH	颜色变化					含量 (I_2 消耗量 /ml)		吸光度 (420nm)
		10min	20min	30min	45min	60min	0min	60min	
1									
2									
3									
4									
结论									

表 11-2　空气中氧对维生素 C 注射液稳定性的影响

样品号	条件	颜色变化					含量 (I_2 消耗量 /ml)		吸光度 (420nm)
		10min	20min	30min	45min	60min	0min	60min	
1									
2									
3									
结论									

表 11-3　$Na_2S_2O_5$ 对维生素 C 注射液稳定性的影响

样品号	抗氧剂	颜色变化					含量 (I_2 消耗量 /ml)		吸光度 (420nm)
		10min	20min	30min	45min	60min	0min	60min	
1									
2									
结论									

表 11-4　金属离子及金属离子络合剂对维生素 C 注射液稳定性的影响

样品号	组分	颜色变化					含量 (I_2 消耗量 /ml)		吸光度 (420nm)
		10min	20min	30min	45min	60min	0min	60min	
1	$CuSO_4$+EDTA								
2	$CuSO_4$								
结论									

B. 青霉素钾盐有效期的预测

1. 将上述实验结果列于表 11-5 中。

表 11-5　实验记录与数据处理结果

实验温度 /℃	取样时间 / min	a	b	$(a-b)$	$\lg(a-b)$	K	$t_{0.5}$	$t_{0.9}$
30	0							
	60							
	120							
	180							
	240							
35	0							
	30							
	60							
	90							
	120							
40	0							
	20							
	40							
	60							
	80							
45	0							
	10							
	20							
	30							
	40							
25	根据 Arrhenius 方程预测值							

2. 根据 Arrhenius 方程以及上述 4 个温度条件下测定的 K 值，以 $\lg K$ 对 $1/T$ 回归可求得 $\lg A$ 及 $-E/2.303R$ 的值。将 $T=298$ 代入式 (11-4)，可求得室温 (25℃) 时的 K 值，计算室温 (25℃) 时 $t_{0.5}$ 及 $t_{0.9}$，填入表 11-5 中。

五、思考题

1. 维生素 C 注射液的稳定性主要受哪些因素的影响？
2. 为什么青霉素钾盐通常制成注射用无菌粉末？
3. 对于溶液型注射剂,如何确定其最稳定 pH？

（乔明曦）

一、实验目的

1. 掌握滴眼剂的制备方法。
2. 掌握滴眼剂的质量要求。
3. 掌握滴眼剂的等渗度和 pH 的调节,熟悉滴眼剂的处方设计。
4. 熟悉无菌操作法及无菌操作柜的使用方法。

二、实验原理

　　根据《中国药典》(2020 年版)四部通则"0105 眼用制剂"的规定,滴眼剂(eye drop)系指由药物与适宜辅料制成的供滴入眼内的无菌液体制剂。滴眼剂可分为水性溶液、油性溶液、混悬液或乳状液。常用作杀菌、消炎、收敛、缩瞳、麻醉或诊断之用,有时还可作润滑剂或代替泪液之用。滴眼剂的质量要求类似注射液,对 pH、渗透压、无菌、可见异物等都有严格的要求。pH 对滴眼剂的刺激性、稳定性、主药的溶解度、生物利用度等均有影响,一般通过使用缓冲液来调节。常用的缓冲液有磷酸盐缓冲液、硼酸盐缓冲液,可使滴眼剂的 pH 调为 6~8,选择缓冲液时注意与主药的配伍禁忌。除另有规定外,滴眼剂的渗透压应调节为与泪液等渗,泪液的渗透压相当于 0.9% 的氯化钠溶液。渗透压具有依数性,常用的氯化钠、硼酸、葡萄糖等根据冰点下降法或氯化钠等渗当量法调节等渗。为了保证滴眼剂在患者使用期间无菌,多剂量滴眼剂在处方中需加入抑菌剂。而用于眼外科手术或外伤治疗的制剂不需加抑菌剂,此类眼用制剂需经无菌检查,并需单剂量包装。抑菌剂的选择应保证制剂的稳定性、与制剂中其他成分及包装材料的相容性及使用浓度的有效性。溶液型滴眼剂必须澄清、无颗粒物,混悬型滴眼剂中药物必须微粉化,大于 50μm 的颗粒 ≤ 2 个,且不得检出 >90μm 的粒子,且沉降体积比应不低于 0.90。

　　对热稳定药物的滴眼剂的制备流程见图 12-1,对热不稳定的药物,需采用无菌法操作。

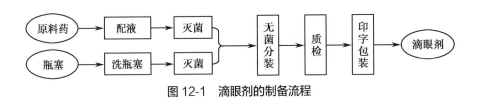

图 12-1　滴眼剂的制备流程

三、实验内容

（一）实验材料与设备

1. 实验材料　氯霉素、磺胺醋酰钠、硝酸毛果芸香碱、硫酸锌、醋酸氢化可的松（微晶）、硼砂、硼酸、羟苯乙酯、硫代硫酸钠、乙二胺四乙酸二钠（EDTA·2Na）、无水磷酸二氢钠、无水磷酸氢二钠、硫柳汞、Tween-80、硝酸苯汞、羧甲基纤维素钠。

2. 设备与仪器　无菌操作柜、G3垂熔玻璃漏斗、微孔滤膜过滤器、相应的滴眼剂瓶适量。

（二）实验部分

1. 氯霉素滴眼液的制备

【处方】

氯霉素	0.25g
硼砂	0.03g
硼酸	1.90g
羟苯乙酯	0.03g
蒸馏水	加至100ml

【制备】

（1）称取处方量硼酸、硼砂溶于约90ml的热蒸馏水中，加入氯霉素与羟苯乙酯，搅拌溶解，加水至全量。

（2）测定pH符合要求。

（3）用G3垂熔玻璃漏斗过滤至澄明。

（4）滤液灌装于洁净的输液瓶中，100℃流通蒸汽灭菌30分钟。

（5）在无菌操作柜中，将灭菌的氯霉素溶液分装于已消毒的滴眼剂瓶中，加塞，即得。

【质量检查】

（1）可见异物。

（2）pH。

【注解】

（1）氯霉素25℃时在水中的溶解度为1∶400，微溶。配制时用热蒸馏水可加速溶解，处方中硼砂、硼酸盐缓冲液可增加氯霉素的溶解度，同时调节pH和渗透压。

（2）氯霉素在弱酸性或中性溶液中稳定，在pH 6.0时最稳定，本处方pH为6.4，有效期约为9个月。磷酸盐对氯霉素能催化水解，故选用硼酸盐为缓冲液。

（3）氯霉素滴眼液灭菌后含量明显下降，下降幅度随温度升高而递增，因此宜采用100℃流通蒸汽灭菌30分钟，而不用115℃高压灭菌30分钟。

【作用与治疗】　本品用于治疗沙眼、急性结膜炎、眼睑炎、角膜溃烂、睑腺炎、角膜炎等。

2. 磺胺醋酰钠滴眼液的制备

【处方】

磺胺醋酰钠	10g或30g
羟苯乙酯	0.025g
硫代硫酸钠	0.1g

EDTA·2Na　　　　　0.01g

蒸馏水　　　　　　加至 100ml

【制备】

(1)将羟苯乙酯溶于适量煮沸的蒸馏水中。

(2)取硫代硫酸钠、依地酸二钠及磺胺醋酰钠于适量的煮沸放冷的蒸馏水中溶解。

(3)合并上述两液,加水至足量,G3 垂熔玻璃漏斗过滤。

(4)滤液灌装于洁净的输液瓶中,100℃流通蒸汽灭菌 30 分钟。

(5)在无菌操作柜中,将灭菌的磺胺醋酰钠溶液分装于已消毒灭菌的滴眼剂瓶中,加塞,即得。

【质量检查】　同处方 1。

【注释】

(1)磺胺醋酰钠与硫代硫酸钠都能与水中溶解的 CO_2 作用而析出沉淀,故用煮沸放冷的蒸馏水溶解。

(2)硫代硫酸钠为抗氧化剂,依地酸二钠为金属离子络合剂,两者均能延缓磺胺醋酰钠的氧化变色。

(3)磺胺醋酰钠水溶液加热能水解为磺胺而析出结晶,应加注意。

(4)磺胺醋酰钠易溶于水(1:1.5),其 3.85% 溶液为等渗,实际应用的浓度为 10% 或 30%,都属高渗,降低浓度时疗效亦减弱。这是从疗效的角度考虑而选用高渗的一个典型例子。

【作用与治疗】　本品用于治疗眼部的化脓性感染,沙眼,链球菌、肺炎球菌等细菌及某些病毒感染引起的眼部疾病。

3. 硝酸毛果芸香碱滴眼液的制备

【处方】

硝酸毛果芸香碱　　　1g

无水磷酸二氢钠　　　0.56g

无水磷酸氢二钠　　　0.285g

硫柳汞　　　　　　　0.02g

蒸馏水　　　　　　　加至 100ml

【制备】

(1)称取处方量的无水磷酸二氢钠及无水磷酸氢二钠用适量蒸馏水配成缓冲液。

(2)另取适量蒸馏水溶解毛果芸香碱和硫柳汞。

(3)合并上述两液,加水至足量,过滤。

(4)100℃流通蒸汽灭菌 30 分钟。

(5)在无菌操作柜中,将灭菌的毛果芸香碱溶液分装于已消毒灭菌的滴眼剂瓶中,加塞,即得。

【质量检查】　同处方 1。

【注解】

(1)毛果芸香碱在碱性溶液中不稳定,内酯环易破裂,生成毛果芸香酸,故用磷酸盐缓冲液调节为酸性,以增强硝酸毛果芸香碱的稳定性。

(2)硫柳汞为防腐剂。

【作用与治疗】　本品为缩瞳药,可降低眼内压,用于治疗原发性青光眼。

4. 硫酸锌滴眼液的制备

【处方】

硫酸锌　　　0.5g

硼酸　　　　0.88g

蒸馏水　　　加至 100ml

【制备】

(1)称取硼酸溶于适量的热蒸馏水中,加硫酸锌搅拌溶解,放冷。

(2)用经灭菌处理的 0.22μm 微孔滤膜过滤,自滤器上添加蒸馏水至足量,混匀。

(3)无菌分装,即得。

【质量检查】　同处方 1。

【注解】

(1)硼酸使溶液呈微酸性(pH 4.7~5.2),可避免在碱性或中性溶液中生成氢氧化锌沉淀。硫酸锌与磷酸盐、硼酸盐能产生磷酸锌、碱性硼酸锌沉淀,故调节 pH 忌用磷酸盐缓冲液或硼酸盐缓冲液。

(2)本实验采用无菌过滤的方法除菌,亦可应用流通蒸汽灭菌。

【作用与治疗】　本品为收敛药,用于眦部睑缘炎、慢性结膜炎及沙眼等。

5. 醋酸氢化可的松滴眼液的制备

【处方】

醋酸氢化可的松(微晶)　　0.5g

硼酸　　　　　　　　　　2.0g

Tween-80　　　　　　　　0.08g

硝酸苯汞　　　　　　　　0.002g

羧甲基纤维素钠　　　　　0.2g

蒸馏水　　　　　　　　　加至 100ml

【制备】

(1)取硝酸苯汞溶于处方量 50% 的蒸馏水中,加热至 40~50℃,加入硼酸、Tween-80 使溶解,G3 垂熔玻璃漏斗过滤,待用(A 液)。

(2)另将羧甲基纤维素钠溶于处方量 30% 蒸馏水中,用垫有 200 目尼龙布的布氏漏斗过滤,加热至 80~90℃,加醋酸氢化可的松微晶搅匀,保温 30 分钟,冷却至 40~50℃(B 液)。

(3)将 A 液和 B 液合并,并加水至足量,200 目尼龙筛过滤 2 次,分装,封口。

(4)100℃流通蒸汽灭菌 30 分钟。

【注解】

(1)醋酸氢化可的松微晶的粒径应在 5~20μm 之间,过粗易产生刺激,且贮存过程中易结块沉降,故在实验前对微晶或微粉化处理后的醋酸氢化可的松再进行球磨或其他细化处理,可提高系统的稳定性。

(2)羧甲基纤维素钠为助悬剂,它与阳离子表面活性剂有配伍禁忌,故本处方选择 Tween-80 作润湿剂。

(3)硼酸为 pH 等渗调节剂,且不影响系统的稳定性。

四、实验结果与讨论

1. 将质量检查实验结果记录于表 12-1 中。
2. 分析产品质量情况,讨论影响产品质量的主要实验步骤。
3. 结合本实验的处方,讨论滴眼液处方设计应考虑的关键问题。

表 12-1　不同滴眼液的质量检查结果

品名	评价指标			
	澄明度	pH	外观	得率 /%
氯霉素滴眼液				
磺胺醋酰钠滴眼液				
硝酸毛果芸香碱滴眼液				
硫酸锌滴眼液				
醋酸氢化可的松滴眼液				

五、思考题

1. 用冰点下降法或氯化钠等渗当量法,分别计算上述滴眼液是否等渗。
2. 滴眼剂中选择抑菌剂应考虑哪些问题?
3. 滴眼剂为何要有适当的 pH 和渗透压? 调节 pH 和渗透压时应注意哪些方面?
4. 滴眼剂有哪些新剂型? 各种新剂型的特点有哪些?

六、附录

1. 滴眼剂可见异物的检查方法　按照《中国药典》(2020 年版)四部通则"0904 可见异物检查法"项下进行。

2. pH 的测定方法　参照《中国药典》(2020 年版)四部通则"0631 pH 值测定法"进行,应符合滴眼液下各项的规定。测定 pH 前应对 pH 计进行校正。

（高亚男）

实验十三　散剂与颗粒剂的制备

一、实验目的

1. 掌握固体药物粉碎、过筛、混合的操作方法。
2. 掌握散剂和颗粒剂的制备方法。

二、实验原理

(一) 定义与分类

1. 散剂　系指药物与适宜的辅料经粉碎、均匀混合而制成的干燥粉末状制剂,分为内服散剂和外用散剂。

2. 颗粒剂　系指药物与适宜的辅料配合而制成的颗粒状制剂,一般可分为可溶性颗粒剂、混悬性颗粒剂、泡腾性颗粒剂、肠溶性颗粒剂、缓释颗粒剂和控释颗粒剂等,供口服用。

(二) 制备方法和工艺路线

1. 散剂的制备方法　包括粉碎、过筛、混合、分剂量、包装等。其中混合是制备散剂的重要单元操作之一,它直接关系到剂量准确、用药安全与有效。药物混合的均匀度与各组分量的比例、堆密度、混合时间及混合方法等有关。实验室多用研磨混合法与过筛混合法,而工业生产采用容积旋转混合法和搅拌混合法。一些毒剧药物因剂量小,常在制备时添加一定比例的辅料(乳糖、淀粉、蔗糖、糊精等)制成稀释散或倍散。倍散的浓度多为1:10或1:100,配制倍散时应采用等量递加法,即配研法。

2. 颗粒剂的制备方法　将处方中药物(或中草药提取物)与辅料混合,用黏合剂或润湿剂制成软材,制粒,干燥后分装即得。一般中草药浸膏黏性大,在用糊精和糖粉作赋形剂时,不宜用水为润湿剂制软材,因为发黏不易制粒,同时因黏性大而使颗粒重新黏结。制粒时,应根据物料性质选用不同浓度的乙醇作为润湿剂制软材。

颗粒剂的制备工艺流程见图13-1、图13-2、图13-3。

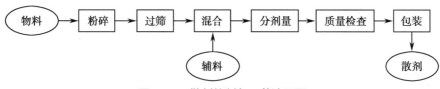

图 13-1　散剂的制备工艺流程图

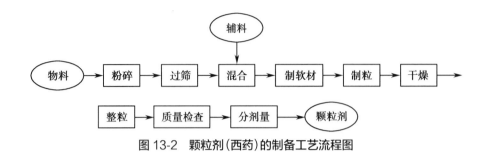

图 13-2   颗粒剂(西药)的制备工艺流程图

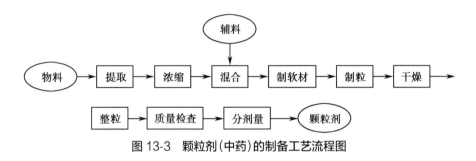

图 13-3   颗粒剂(中药)的制备工艺流程图

三、实验内容

(一) 实验材料与设备

1. 实验材料   原料药:氧化镁、碳酸氢钠、硫酸阿托品、海螵蛸、浙贝母、黄芪、桔梗、紫花地丁、半边莲、蒲公英、板蓝根等。辅料:乳糖、胭脂红、糊精、糖粉、甜蜜素、乙醇、酒石酸。

2. 设备与仪器   研钵、分样筛、六号筛、制粒与整粒用筛网(16 目、12 目)、搪瓷盘、搪瓷盆、烧杯、电烘箱。

(二) 实验部分

A. 散剂的制备

1. 制酸散的制备   要求:①掌握密度差异较大组分的混合原则;②掌握散剂的制备方法。

【处方】

氧化镁   6g

碳酸氢钠   6g

制成   10 包

【制备】

(1)取氧化镁、碳酸氢钠分别研细。

(2)先将氧化镁置干燥乳钵内,再将碳酸氢钠加入,研磨混匀,过筛,分包,即得(每包1.2g)。

【操作注意】   制酸散中,因氧化镁质轻,故研磨时应先将氧化镁放入乳钵中,然后加入碳酸氢钠,这样可以避免质轻药物上浮或飞扬,同时容易混合均匀。

【质量检查】

(1)外观均匀度(肉眼或显微镜观察)。

(2)粒度检查。

【作用与用途】　制酸剂。本品应与另一制酸散(碳酸钙6g、碳酸氢钠6g)交替服用,以免引起轻泻。

2. 硫酸阿托品倍散的制备　要求:①掌握小剂量药物倍散的制备方法;②熟悉倍散的混合原则;③了解倍散均匀度的检查方法。

【处方】

| 硫酸阿托品 | 0.1g |
| 乳糖 | 加至10g |

【制备】

(1)研磨乳糖,使乳钵内壁饱和后倾出。

(2)1%胭脂红乳糖的配制:取胭脂红1g置乳钵中,加乙醇约10~20ml,研磨溶解,再按等量递加的原则分次加入乳糖99g,研磨均匀,在50~60℃干燥,过筛即得。

(3)取硫酸阿托品和等容的1%胭脂红乳糖在乳钵中研磨均匀,再按等量递加的原则分次加入所需量的乳糖,充分混匀,至色泽均匀,即得。

【质量检查】

(1)外观均匀度(肉眼或显微镜观察)。

(2)粒度检查。

【注解】　加胭脂红的目的是容易观察混合均匀度。

【作用与用途】　抗胆碱药,解除平滑肌痉挛,抑制腺体分泌,散大瞳孔。用于胃肠道、肾、胆绞痛等。临用前按配研法用乳糖稀释至1∶1 000使用。

3. 乌贝散的制备　要求:①掌握中药散剂的制法;②熟悉散剂均匀度检查方法。

【处方】

海螵蛸(细粉)	17g
浙贝母(细粉)	3g
制成	10包

【制备】　将海螵蛸、浙贝母粉碎成细粉,按处方量置于乳钵中混合均匀,过六号筛,分包,即得(每包2g)。

【操作注意】　海螵蛸在粉碎前应先去壳,用常水漂洗至无味为止。若无浙贝母,可用等量草决明粉(炒焦)代替,改名为乌明散。

【质量检查】

(1)粒度检查。

(2)外观均匀度(肉眼或显微镜观察)。

(3)水分。

(4)装量差异。

【功能与主治】　制酸止痛,收敛止血。用于胃痛泛酸、胃及十二指肠溃疡。

4. 七厘散的制备　要求:①掌握中药贵稀药材的处理方法;②熟悉各组分的混合方法。

【处方】

血竭	100g
乳香(制)	15g
没药(制)	15g
红花	15g
儿茶	24g
冰片	1.2g
麝香	1.2g
朱砂	12g
制成	122 包

【制备】

(1)朱砂水飞成极细粉。

(2)血竭、乳香、没药、红花、儿茶等 5 味药粉碎成细粉。

(3)麝香、冰片研细粉。

(4)上述粉末配研混匀,过筛,分装。

【操作注意】

(1)朱砂"水飞法"是将朱砂碎块置于乳钵中,加入适量清水,研磨成糊状,再加多量水搅拌,粗粒即下沉,立即倾出混悬液,下沉的粗粒再研磨,如此反复操作,直至全部研细为止。合并混悬液,静置,待沉淀后,倾去上面的清水,再将湿粉干燥,研散,得极细粉。

(2)处方中各组分比例量相差悬殊,采用常规方法不易混匀,因此采用配研法即等量递加法混合。即先称取量比例小的药物细粉,然后加入等体积其他细粉混匀,依此倍量增加混合至全部混匀,再过筛混合即成。

【质量检查】

(1)外观均匀度(肉眼或显微镜观察)。

(2)粒度检查。

(3)水分。

(4)装量差异。

【功能与主治】 化瘀,消肿,止痛止血。用于跌打损伤、血瘀疼痛(口服),外伤出血(外用调敷患处)。

B. 颗粒剂的制备

1. 维生素 C 颗粒剂的制备   要求:①掌握西药颗粒剂的制备方法;②熟悉颗粒剂的质量评定。

【处方】

维生素 C	1.5g
糊精	15.0g
糖粉	13.0g
酒石酸	0.5g
50% 乙醇	适量
制成	15 袋

【制备】

(1)将维生素 C、糊精、糖粉分别过 100 目筛。

(2)按配研法将维生素 C 与辅料混匀,再将酒石酸溶于 50%(体积分数)乙醇中,一次加入上述混合物中,混匀,制软材,过 16 目尼龙筛制粒,60℃以下干燥。

(3)12 目筛整粒,分装成 15 袋(每袋 2g)。

【质量检查】

(1)粒度。

(2)干燥失重。

(3)溶化性。

(4)装量差异。

【操作注意】

(1)处方中主药与辅料比例量相差悬殊,因此采用配研法即等量递加法混合。即先称取处方量维生素 C 细粉,然后加入等体积糊精与糖粉的混合细粉混匀,依此倍量增加混合至混匀,再过筛混合,即得。

(2)在实验过程中避免使用金属容器或器具。

【注解】

(1)本品为黄色可溶性颗粒,味甜酸。

(2)维生素 C 易氧化变色、含量下降,尤其当金属离子(特别是铜离子)存在时更快。故在处方中加入酒石酸作为稳定剂。

(3)糊精、糖粉为辅料,其中糖粉能增加颗粒硬度,兼有矫味作用。50% 乙醇为润湿剂。

【功能与主治】　维生素类药。参与体内多种代谢过程,降低毛细血管脆性,增加机体抵抗力。用于防治维生素 C 缺乏症,也可用于各种急慢性传染性疾病及紫癜等辅助治疗。

2. 黄芪颗粒(含糖型)的制备　要求:①掌握中药颗粒剂的制备方法;②熟悉颗粒剂的质量评定。

【处方】

黄芪	60g
糊精	适量
糖粉	适量
制成	4 袋

【制备】

(1)称取处方量药材(黄芪),洗净,加水煎煮 2 次,第 1 次加 10 倍量水煎 1.5 小时,第 2 次加 8 倍量水煎 1 小时,合并 2 次煎液,过滤。

(2)浓缩滤液(相对密度 1.35~1.38g/ml,60℃测),加适量糊精、糖粉(浸膏:糊精、糖粉 ≈ 1:3~1:4),用乙醇制软材,16 目筛制颗粒,40℃以下干燥。

(3)12 目筛整粒,分装成 4 袋(每袋 15g)。

【质量检查】

(1)粒度。

(2)水分。

(3)溶化性。

(4)装量差异。

【注解】

(1)黄芪为豆科植物黄芪或内蒙黄芪的干燥根。黄芪颗粒是用水煎煮法提取黄芪中多糖、氨基酸、黄酮类等水溶性成分,经浓缩,加入糊精、糖粉等辅料制成的口服制剂,具有强心利尿及增强机体免疫功能的作用。

(2)黄芪提取液浓缩至相对密度 1.35~1.38g/ml(60℃测定)时,可以减少辅料用量。辅料常选用糊精、糖粉,一般比例量为稠浸膏:糊精:糖粉 =1:1:3。也可单用糊精或糖粉。

(3)糖粉能增加颗粒硬度,兼有矫味作用。

(4)糊精使颗粒易于成型,不仅选择高溶性者,而且其用量不宜过大,否则会影响加水溶化后的澄明度。

【功能与主治】 补气固表,用于气短心悸、自汗。

3. 桔梗颗粒(无糖型)的制备

【处方】

桔梗	100g
糊精	适量
甜蜜素	0.1%
制成	10 袋

【制备】

(1)称取处方量药材(桔梗),洗净,加水煎煮 2 次,第 1 次加 10 倍量水煎 1 小时,第 2 次加 8 倍量水煎 1 小时,合并两次煎液,过滤。

(2)浓缩滤液(相对密度 1.35~1.38g/ml,60℃测),加适量糊精、甜蜜素(浸膏:糊精≈1:3~1:4),用乙醇制软材,16 目筛制颗粒,40℃以下干燥。

(3)12 目筛整粒,分装成 10 袋(每袋 10g)。

【质量检查】

(1)粒度。

(2)水分。

(3)溶化性。

(4)装量差异。

【注解】

(1)桔梗颗粒系以桔梗科植物桔梗的根为原料,用水煎煮法提取其中皂苷等成分制成的口服制剂。

(2)制备中亦可将水煎滤液浓缩至相对密度 1.35~1.38g/ml(60℃测),经减压干燥、粉碎、过筛,再与糊精(膏粉:糊精 =1:1)混匀,用 85% 乙醇制软材(甜蜜素溶于其中),此法可以减少服用量。

(3)无糖型颗粒剂适用于中老年和糖尿病患者。

【功能与主治】 开宣肺气,祛痰排脓。治外感咳嗽,咽喉肿痛。

4. 二丁颗粒的制备 要求:①掌握中药复方颗粒剂的制备方法;②熟悉颗粒剂的质量评定。

【处方】

紫花地丁	125g
半边莲	125g
蒲公英	125g
板蓝根	125g
糊精	50g
甜蜜素	0.2g
制成	25 袋

【制备】

(1)紫花地丁、半边莲、蒲公英、板蓝根等 4 味药加水煎煮 2 次。第 1 次加 12 倍量水煎 2 小时,第 2 次加 10 倍量水煎 1.5 小时,合并煎液,滤过。

(2)滤液浓缩至相对密度为 1.20(50℃测)的清膏,喷雾干燥,加入糊精 50g、甜蜜素 0.2g,混匀,用 85% 乙醇制颗粒,50℃干燥。

(3)整粒,分装成 25 袋(每袋 6g)。

【质量检查】

(1)粒度。

(2)水分。

(3)溶化性。

(4)装量差异。

【注解】

(1)喷雾干燥是用于液态物料干燥的良好方法。干燥效果取决于雾滴大小,雾滴越小,干燥越容易。喷雾干燥的优点是速度快,粉末细,溶解度好。

(2)糊精为淀粉和部分水解的淀粉在干燥状态下经加热改性制得的产物,在冷水中溶解缓慢,在热水中较易溶解。1 份可溶性糊精能在 3 份热水中溶解成胶体溶液。

【功能与主治】　清热解毒。用于火热毒盛所致的热疖痈毒、咽喉肿痛、风热火眼。

四、实验结果与讨论

1. 散剂实验结果与讨论　将散剂质量检查结果填入表 13-1 中。

表 13-1　散剂质量检查结果

处方	外观均匀度	粒度	水分 /%	干燥失重 /%	装量差异
制酸散					
硫酸阿托品倍散					
乌贝散					
七厘散					

讨论结果:

2. 颗粒剂实验结果与讨论   将所制备的颗粒剂外在质量检查结果填入表 13-2 中。

表 13-2   颗粒剂外在质量检查结果

处方	外观	粒度	水分 /%	干燥失重 /%	溶化性	装量差异
维生素 C 颗粒						
桔梗颗粒						
黄芪颗粒						
二丁颗粒						

讨论结果：

五、思考题

1. 散剂的混合操作时应注意哪些问题？
2. 中药颗粒剂的制备中为何选用乙醇制粒？
3. 与普通干燥法相比,喷雾干燥法有哪些特点？

六、附录

1. 散剂质量评价方法

【粒度】   除另有规定外,化学药局部用散剂和用于烧伤或严重创伤的中药局部用散剂及儿科用散剂,照下述方法检查,应符合规定。

检查法:除另有规定外,取供试品 10g,精密称定,照单筛分法[《中国药典》(2020 年版)四部通则 "0982 粒度和粒度分布测定法"]测定。化学药散剂通过七号筛(中药通过六号筛)的粉末重量,不得少于 95%。

【外观均匀度】   取供试品适量,置光滑纸上,平铺约 5cm²,将其表面压平,在亮处观察,应呈现均匀的色泽、无花纹与色斑。

【水分】   中药散剂照水分测定法[《中国药典》(2020 年版)四部通则 0832 水分测定法]测定,除有规定外,不得超过 9.0%。

【干燥失重】   除另有规定外,取供试品,按干燥失重测定法[《中国药典》(2020 年版)四部通则 "0831 干燥失重测定法"]测定。在 105℃干燥至恒重,减失重量不得过 2.0%。

【装量差异】   单剂量包装的散剂照下述方法检查,应符合规定。

检查法:除另有规定外,取供试品 10 袋(瓶),分别精密称定每袋(瓶)内容物的重量,求出内容物的装量与平均装量。每袋(瓶)装量与平均装量[凡有标示装量的散剂,每袋(瓶)装量应与标示装量相比较],按表中的规定,超出装量差异限度的散剂不得多于 2 袋(瓶),并不得有 1 袋(瓶)超出装量差异限度 1 倍(表 13-3)。

凡规定检查含量均匀度的散剂,一般不再进行装量差异的检查。

【装量】   除另有规定外,多剂量包装的散剂,照最低装量检查法[《中国药典》(2020 年版)四部通则 "0942 最低装量检查法"]检查,应符合规定。

表 13-3 散剂单剂量装量差异限度

平均装量或标示装量 /g	装量差异限度(中药、化学药)/%
≤ 0.1	±15%
>0.1~0.5	±10%
>0.5~1.5	±8%
>1.5~6.0	±7%
>6.0	±5%

2. 颗粒剂质量评价方法

【粒度】 除另有规定外,照双筛分法[《中国药典》(2020 年版)四部通则 "0982 粒度和粒度分布测定法"]测定,不能通过一号筛与能通过五号筛的总和不得超过的 15%。

【水分】 中药颗粒剂照水分测定法[《中国药典》(2020 年版)四部通则 "0832 水分测定法"]测定,除另有规定外,不得超过 8.0%。

【干燥失重】 除另有规定外,化学药照干燥失重测定法[《中国药典》(2020 年版)四部通则 "0831 干燥失重测定法"]测定,于 105℃干燥(含糖颗粒剂应在 80℃减压干燥)至恒重,减失重量不得超过 2.0%。

【溶化性】 除另有规定外,颗粒剂照下述方法检查,溶化性应符合规定。

可溶性颗粒检查法:取颗粒剂 10g(中药单剂量包装取 1 袋),加热水 200ml,搅拌 5 分钟,立即观察,可溶颗粒剂应全部溶化或轻微浑浊。

泡腾颗粒检查法:取供试品 3 袋,将内容物分别转移至置盛有 200ml 水的烧杯中,水温为 15~25℃,应迅速产生气体而成泡腾状,5 分钟内颗粒均应完全分散或溶解在水中。

颗粒剂按上述方法检查,均不得有异物,中药颗粒剂还不得有焦屑。

混悬颗粒及已规定检查溶出度或释放度的颗粒剂,可不进行溶化性检查。

【装量差异】 单剂量包装的颗粒剂按下述方法检查,应符合规定。

检查法:取供试品 10 袋(瓶),除去包装,分别精密称定每袋(瓶)内容物的重量,求出每袋(瓶)内容物的装量与平均装量。每袋(瓶)装量与平均装量相比较[凡无含量测定的颗粒剂或有标示装量的颗粒剂,每袋(瓶)装量应与标示装量比较],超出装量差异限度的颗粒剂不得多于 2 袋(瓶),并不得有 1 袋(瓶)超出装量差异限度 1 倍(表 13-4)。

表 13-4 颗粒剂单剂量装量差异限度

平均装量或标示装量	装量差异限度 /%
≤ 1.0	±10
>1.0~1.5	±8
>1.5~6.0	±7
>6.0	±5

凡规定检查含量均匀度的颗粒剂,一般不再进行装量差异的检查。

【装量】 多剂量包装的颗粒剂,照最低装量检查法[《中国药典》(2020 年版)四部通则 "0942 最低装量检查法"]检查,应符合规定。

(李维凤)

实验十四 片剂的制备

一、实验目的

1. 掌握湿法制粒压片法与干法制粒压片法的制备工艺。
2. 掌握片剂的质量检测方法。
3. 了解片剂的处方设计中需要考虑的问题。
4. 熟悉片剂的常用辅料与用量;熟悉单冲压片机的结构及其使用方法。

二、实验原理

(一) 片剂的定义与分类

片剂(tablet)是指药物与辅料均匀混合后压制而成的片状制剂。片剂具有剂量准确、化学稳定性好、携带方便、制备的机械化程度高等特点,因此在现代药物制剂中应用最为广泛。

片剂的分类方法有多种,其中根据给药途径分为口服用片剂、口腔用片剂、外用片剂等。①口服用片剂有普通片、包衣片(糖衣片、薄膜衣片、肠溶衣片)、泡腾片、咀嚼片、分散片、缓释片、控释片、多层片、口腔速崩片等;②口腔用片剂有舌下片、含片、口腔贴片等;③外用片剂有溶液片(用于漱口、消毒、洗涤伤口等)、阴道片。

(二) 片剂的制备方法与工艺路线

片剂的制备方法按制备工艺分类为两大类和四小类:

制粒压片法 { 湿法制粒压片法 干法制粒压片法

直接压片法 { 直接粉末(结晶)压片法 半干式颗粒(空白颗粒)压片法

其制备工艺流程分别见图 14-1、图 14-2、图 14-3、图 14-4。

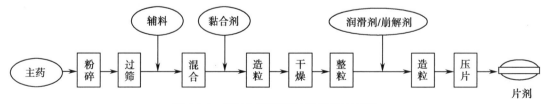

图 14-1 湿法制粒压片法的工艺流程图

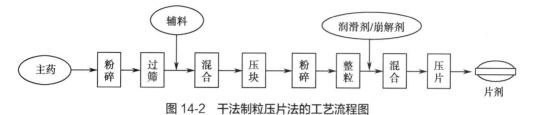

图 14-2 干法制粒压片法的工艺流程图

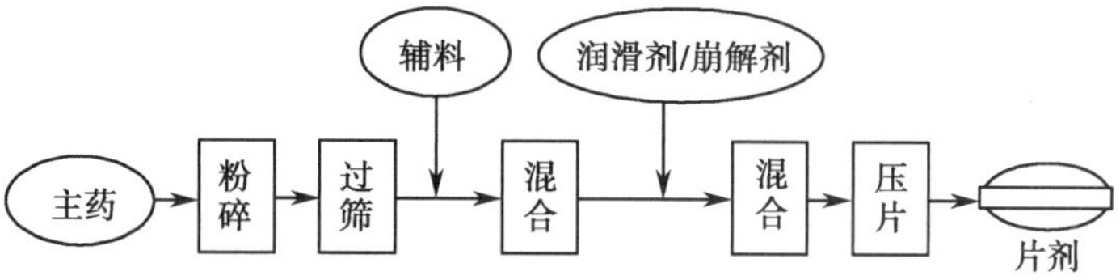

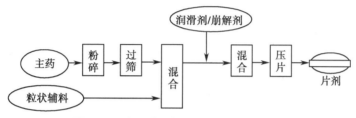

图 14-3 粉末直接压片法的工艺流程图

图 14-4 半干式颗粒压片法的工艺流程图

无论采用何种制备工艺制备片剂,首先都需将原料药物进行粉碎和过筛处理,以保证固体物料的混合均匀性和药物的溶出度。药物的粉末细度一般要求在 80~100 目。在压片过程中,需要施加的压片力随物料的性质不同而不同,而润滑剂、崩解剂的种类和用量都会影响片剂的质量(硬度或崩解时限等)。在片剂的处方设计中必须考虑物料的流动性(影响重量差异)、压缩成形性(防止裂片,提高硬度)和润滑性(防止黏冲)。

一般在压片前都对混合物料进行含量测定,然后根据每片标示量计算片重,即式(14-1)。

$$片重 = \frac{每片应含主药量(标示量)}{干颗粒中主药百分含量测得值} \qquad 式(14-1)$$

本实验进行湿法制粒压片和干法制粒压片。

湿法制粒时需加入适量的黏合剂或润湿剂制备软材,软材的干湿程度对片剂的质量影响较大。在实验中一般凭经验掌握,即以"握之成团,轻压即散"为度。将软材通过筛网制得的颗粒一般要求较完整,如果颗粒中含细粉过多,说明黏合剂用量过少;若呈线条状,则说明黏合剂用量过多。这两种情况制成的颗粒烘干后,往往出现颗粒太松或太硬的现象,都不符合压片对颗粒的要求。制好的湿颗粒应尽快干燥,干燥的温度由物料的性质而定,一般为 50~60℃,对湿热稳定者,干燥温度可适当提高。湿颗粒干燥后,需过筛整粒以便将粘连的颗粒散开,同时加入润滑剂和需外加法加入的崩解剂并与颗粒混匀。整粒用筛的孔径与制粒时所用筛孔相同或略小(见本实验附录)。

干法制粒压片法常用于湿热不稳定,而且直接压片有困难的药物。首先把药物粉碎、过筛后与辅料混合,得到所需粒径的粉末后按处方比例混合,压成大块或薄片状,粉碎过筛成所需颗粒大小,加入适当辅料(崩解剂、润滑剂等)混合,压片。在整个工艺过程中不接触水以及热,有利于不稳定物料的压片。

(三) 片剂的质量评价

1. 外观   无斑点、光洁美观。

2. 硬度和抗张强度   用硬度测定仪测硬度,然后计算抗张强度。参见本实验附录(三)。

3. 重量差异   用精密天平测定,参见本实验附录(三)。

4. 崩解时限   用崩解仪测定,参见本实验附录(三)。

5. 脆碎度   用脆碎度仪测定,参见本实验附录(三)。

三、实验内容

(一) 实验材料与设备

1. 实验材料   原料药:维生素 C、阿司匹林、对乙酰氨基酚、碳酸氢钠。辅料:淀粉、糊精、乳糖、微晶纤维素、酒石酸(或枸橼酸)、硬脂酸镁、滑石粉、微粉硅胶、干淀粉、Tween-80、羧甲基淀粉钠等。

2. 仪器与设备   单冲压片机、干燥器、崩解仪、硬度计、粉碎机(或乳钵)、制粒与整粒用筛网。

(二) 实验部分

1. 维生素 C 片剂的制备(湿法制粒压片法)   本实验要求:①掌握湿法制粒压片法的制备工艺;②熟悉片剂质量的常规测定方法;③了解稳定性差的药物需要考虑的问题。

【处方】

维生素 C	20.0g
淀粉	8.0g
糊精	12.0g
酒石酸	0.4g
乙醇(50%)	适量
硬脂酸镁	0.4g
制成	400 片

【制备】   湿法制粒压片法。

(1) 润湿剂:50% 乙醇为润湿剂,将酒石酸溶解于其中。

(2) 湿颗粒的制备:取处方量维生素 C 粉、淀粉、糊精混合均匀,将润湿剂加入于混合粉末中,制软材,通过 18 目尼龙筛制粒,60~70℃干燥(含水量控制在 1.5% 以下),将干燥颗粒过 18 目筛整粒,整粒的颗粒与硬脂酸镁混匀,测定含量,计算片重。

(3) 压片:片剂规格为直径 6mm,压片压力为 80~120MPa,或将片剂的硬度控制在 50N 以上。

【质量检查】   外观、片重差异、片剂硬度和抗张强度、崩解时间。

【注解】   维生素 C 的稳定性较差,在处方设计与制备过程中应注意以下问题。

(1) 在润湿状态下较易分解变色,尤其与金属(如铜、铁)接触时,更易变色。因此,在制粒过程中避免与金属接触,尽量缩短制粒时间,并宜在 60℃以下干燥。

(2) 在处方中加入酒石酸的目的是防止维生素 C 遇金属离子变色(酒石酸对金属离子有络合作用)。也可改用 2% 枸橼酸,同样具有稳定维生素 C 的作用。

(3) 由于酒石酸量小,为混合均匀,宜先溶入润湿剂(50% 乙醇)中。

2. 阿司匹林片剂的制备(湿法制粒压片法)   本实验要求:①掌握湿法制粒压片法的制备工艺;②熟悉压缩压力对硬度和崩解性能的影响;③熟悉稳定性差的药物需要考虑的问题。

【处方】

阿司匹林	20g
淀粉	2g
枸橼酸	适量
10% 淀粉浆	适量
滑石粉	适量
压制片剂	45 片

【制备】 湿法制粒压片法。

(1)黏合剂(含稳定剂的 10% 淀粉浆)的制备:将 0.2g 枸橼酸(或酒石酸)溶于约 20ml 蒸馏水中,再加入淀粉约 2g 分散均匀,加热糊化(80~85℃),即得。

(2)湿颗粒的制备:取处方量阿司匹林与淀粉混合均匀,加适量 10% 淀粉浆制软材,过 16 目筛制粒,将湿颗粒于 40~60℃干燥,过 16 目筛整粒,干颗粒称重,加入颗粒量 3% 滑石粉,混匀。

(3)压片:片剂规格为直径 9mm,分别在高、低两个不同压力下压片(控制片剂硬度为 40N 左右和 70N 左右)。

【质量检查】 测定高、低两个压力下制备片剂的硬度和崩解时限,并进行比较。

【注解】 阿司匹林的稳定性差,主要表现为水解,因此:

(1)处方中加入稳定剂:本处方中枸橼酸作为稳定剂,为了保证与药物的混合均匀,溶入于淀粉浆的制备过程中。

(2)尽量避免药物与金属的接触:金属对阿司匹林有加速降解作用,特别是在润湿状态下遇铁器易变为淡红色,因此尽量使用非金属容器,如制粒时宜用尼龙筛网;硬脂酸镁是较好的润滑剂,但镁离子会加速对该药物的降解,因此在本处方中加入滑石粉作为助流剂和润滑剂。

(3)加淀粉浆制粒时以温浆为宜:温度太高不利于药物的稳定,太低不易分散均匀。

(4)制粒后迅速干燥:干燥温度为 50℃左右,不宜过高,以避免药物加速水解。

3. 对乙酰氨基酚片剂的制备(湿法制粒压片法) 本实验要求:①掌握湿法制粒压片法的制备工艺;②熟悉崩解剂、表面活性剂对疏水性药物片剂崩解性能的影响。

【处方】

对乙酰氨基酚	20g
15% 淀粉浆	适量
崩解剂*	适量(6%)
硬脂酸镁	适量(1%)
制成	40 片

注:*本处方中崩解剂分别选择干淀粉、Tween-80 淀粉、羧甲基淀粉钠。

【制备】 湿法制粒压片法。

(1)Tween-80 淀粉的制备:称取 0.5g Tween-80,溶于 15ml 乙醇中,加 15g 淀粉,搅拌均匀,于 70℃干燥,过 100 目筛,备用。

(2)干淀粉的制备:将淀粉在 105℃干燥约 2 小时,使含水量为 8%~10%。

(3)黏合剂的制备:本实验使用 15% 淀粉浆。称取淀粉 6g 于 40ml 蒸馏水中均匀分散,70℃加热糊化,即得(或采用冲浆法制备淀粉浆)。

(4)湿颗粒的制备:取处方量对乙酰氨基酚,加入淀粉浆适量,制软材,过 16 目筛制粒,湿粒在 60℃干燥,干颗粒过 16 目筛整粒。

(5)加入崩解剂和润滑剂:先将(4)中的对乙酰氨基酚干颗粒平均分为 3 份,称重。在 3 份干颗粒中采用外加法分别加入 6% 干淀粉、6%Tween-80 淀粉、6% 羧甲基淀粉钠,混匀,然后每份中再分别加入颗粒重量的 1% 硬脂酸镁,混匀。

(6)压片:将 3 份上述物料分别在相同压力下压片。

【操作注意】　先把崩解剂混合均匀后,再加入硬脂酸镁混合均匀。

【质量检查】　分别测定 3 种片剂的崩解时间,并进行比较。

4. 碳酸氢钠片剂的制备(湿法制粒压片法)　本实验要求:①掌握湿法制粒压片法的制备工艺;②掌握疏水性润滑剂对片剂崩解的影响。

【处方】

碳酸氢钠	20g
淀粉	2g
10% 淀粉浆	适量
硬脂酸镁	适量(0.6%,3%)
制成	40 片

【制备】　湿法制粒压片法。

(1)黏合剂的制备:本实验采用 10% 淀粉浆。称取淀粉 2g,加入 20ml 蒸馏水中均匀分散,加热糊化,即得。

(2)湿颗粒的制备:取处方量碳酸氢钠细粉与淀粉,混匀,加 10% 淀粉浆适量,制软材,过 16 目筛制粒。湿颗粒在 50℃干燥,干颗粒过 16 目筛整粒。

(3)加润滑剂:将(2)中制备的干颗粒平均分为 2 份,称重,分别加入颗粒重量的 0.6% 硬脂酸镁和 3% 硬脂酸镁,混匀。

(4)压片:将上述物料在相同压力下压片。

【操作注意】　将润滑剂混合均匀。

【质量检查】　测定两种片剂的硬度和崩解时间,并进行比较。

5. 阿司匹林片剂的制备(干法制粒压片法)　本实验要求:①掌握干法制粒压片法的制备工艺;②比较不同润滑剂对片剂质量的影响。

【处方】

阿司匹林	10g
乳糖	20g
微晶纤维素	20g
润滑剂	0.5g
制成	50 片

【制备】　干法制粒压片法。

(1)制备大片:称取处方量阿司匹林、乳糖、微晶纤维素,混合均匀,在 20MPa 以上的压力下压制成直径为 2~2.5cm 的大片。

(2)粉碎制粒:用粉碎机或乳钵将上述大片压碎,过 18 目筛。

(3)加润滑剂:分别加入处方量硬脂酸镁、微粉硅胶、滑石粉,混合均匀。

(4)压片:分别测定颗粒药物含量,按标示量 200mg 计,计算片重,在相同压力下压片。

【操作注意】　将大块片剂压碎成颗粒时不宜细粉太多,以免发生较大重量差异、裂片等现象。

【质量检查】

(1)比较不同片剂的外观、片重差异、崩解时限、硬度。

(2)测定片剂中药物的含量,比较用不同润滑剂制备的片剂的稳定性,并与湿法制粒片剂(处方 2 的制备)比较其稳定性。

四、实验结果与讨论

根据上述具体处方的实验内容测定有关片剂质量。

1. 维生素 C 片剂的制备　片剂质量的考察结果见表 14-1、表 14-2、表 14-3。

表 14-1　外观、硬度、抗张强度以及崩解时间的测定结果

编号	外观	直径 × 厚度 /mm×mm	硬度 /N	抗张强度 /MPa	崩解时间 /min
1					
2					
3					
4					
5					
6					
平均					

表 14-2　片重差异的测定结果

编号	片重 /mg	编号	片重 /mg	
1		11		平均片重:
2		12		RSD=
3		13		
4		14		
5		15		评价及原因分析:
6		16		
7		17		
8		18		
9		19		
10		20		

表 14-3　片剂脆碎度的测定结果

批号	片数 / 片	实验前重量 /g	实验后重量 /g	脆碎度 /%
1				
2				
3				

2. 阿司匹林片剂的制备　压力对片剂硬度与崩解性能的影响见表 14-4。

表 14-4　压力对片剂硬度与崩解性能的影响（处方 2）

编号	压力	硬度 /N							崩解时间 /min						
		1	2	3	4	5	6	平均	1	2	3	4	5	6	平均
1	高														
2	低														

结论：

3. 对乙酰氨基酚片剂的制备　考察崩解剂对片剂硬度与崩解性能的影响，见表 14-5。

表 14-5　崩解剂对片剂硬度与崩解性能的影响（处方 3）

崩解剂	硬度 /N							崩解时间 /min						
	1	2	3	4	5	6	平均	1	2	3	4	5	6	平均
干淀粉														
CMS-Na														
Tween-80														
淀粉														

结论：

4. 碳酸氢钠片剂的制备　考察润滑剂对片剂硬度与崩解性能的影响，见表 14-6。

表 14-6　润滑剂对片剂硬度与崩解性能的影响（处方 4）

硬脂酸镁	硬度 /N							崩解时间 /min						
	1	2	3	4	5	6	平均	1	2	3	4	5	6	平均
0.6%														
3%														

结论：

5. 阿司匹林干法制粒片剂的制备　考察不同润滑剂对阿司匹林片剂硬度与崩解性能的影响，见表 14-7；阿司匹林片剂的其他项目检查结果见表 14-8。

表 14-7　不同润滑剂对阿司匹林片剂硬度与崩解性能的影响（处方 5）

润滑剂	硬度 /N							崩解时间 /min						
	1	2	3	4	5	6	平均	1	2	3	4	5	6	平均
硬脂酸镁														
滑石粉														
微粉硅胶														

结论：

表 14-8 阿司匹林片剂的其他项目检查结果(处方 5)

润滑剂	外观检查	片重差异(20 片) $\overline{X} \pm SD$	稳定性考察(含量)						
			1	2	3	4	5	6	平均
硬脂酸镁									
滑石粉									
微粉硅胶									

结论:

分析并讨论实验结果,总结出影响片剂质量的因素。

五、思考题

1. 制备阿司匹林(乙酰水杨酸)片剂时,如何避免阿司匹林的分解?从处方和工艺的方面加以说明。

2. 各种片剂的制备方法有什么特点?

3. 片剂的制备过程中,物料必须具备的三大要素是什么?为什么?

4. 片剂的崩解时限合格,其溶出度是否一定合格?为什么?

5. 片剂的强度不合格的主要原因和解决方法有哪些?

6. 片剂的崩解时限不合格的主要原因和解决方法有哪些?

7. 产生片剂的重量差异的主要原因是什么?

8. 干法制粒压片法的优缺点是什么?

六、附录

(一) 制粒与整粒筛以及压片冲模的选择

根据片重选择筛目与冲膜直径,之间的常用关系可参考表 14-9。根据药物密度不同,可进行适当调整。

表 14-9 根据片重可选的筛目与冲膜直径

片重 /mg	筛目数 / 目		冲膜直径 /mm
	干粒	湿粒	
50	16~20	18	5~5.5
100	14~20	16	6~6.5
150	14~20	16	7~8
200	12~16	14	8~8.5
300	10~16	12	9~10.5
500	10~12	10	12

（二）片剂的质量检查项目

根据《中国药典》（2020 年版）四部通则 "0101 片剂" 的规定，对片剂的质量要求主要有以下几个方面：①片剂外观应完整光洁、色泽均匀；②含量和重量差异符合要求；③硬度适中；④普通口服片应符合崩解时限或溶出度的要求；⑤小剂量的药物或作用比较剧烈的药物，应符合含量均匀度的要求；⑥符合有关卫生学的要求。

《中国药典》（2020 年版）还规定凡检查溶出度的片剂，不再检查崩解时限；凡检查含量均匀度的片剂，不再检查重量差异。

（三）片剂的硬度、脆碎度、崩解时限和重量差异的检查方法

1. 硬度检查法   硬度（hardness）是片剂的径向破碎力（N），是评价片剂质量的最简便的方法。但是片剂的直径或厚度不一样时，不能简单地用硬度来比较压缩成形性。抗张强度（tensile strength）反映单位面积的破碎力（MPa）。《中国药典》（2020 年版）没有规定统一的检查方法。

硬度可用片剂硬度仪（图 14-5）或片剂四用测定仪测定。将药片径向固定在两横杆之间，其中的活动柱杆借助弹簧沿水平方向对片剂径向加压，当片剂破碎时，活动柱杆的弹簧停止加压，仪器刻度盘所指示的压力即为片的硬度（kN）。测定 3~6 片，取平均值。

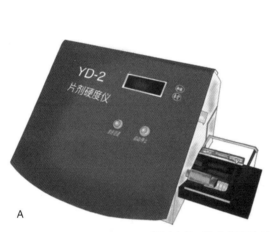
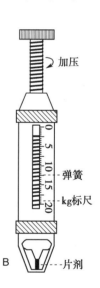

图 14-5   孟山都硬度计

A. 片剂硬度仪；B. 测定原理图示。

抗张强度的计算方法为式（14-2）：

$$T_s = 2F/\pi DL \qquad\qquad 式（14-2）$$

式（14-2）中，F 为片剂径向破碎力，单位为 N；D 为片剂的直径，单位为 m；L 为片剂的厚度，单位为 m。

2. 脆碎度检查法   按《中国药典》（2020 年版）四部通则 "0923 片剂脆碎度检查法"，使用脆碎度测定仪测定，如图 14-6。筒内有一自中心向外壁延伸的弧形隔片。圆筒固定于水平转轴上，转轴与电动机相连，当使圆筒转动时，每转动 1 圈，片剂滚动或滑动至筒壁或其他片剂上，转速为（25 ± 1）r/min。检查方法及规定如下：片重为 0.65g 或以下者取若干片，使其总重量约为 6.5g；片重大于 0.65g 者取 10 片。用吹风机吹去脱落的粉末，精密称重，置圆筒

中,转动 100 次。取出,同法除去粉末,精密称重,减失重量不得过 1%,且不得检出断裂、龟裂及粉碎的药片。

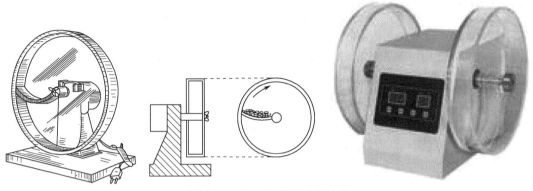

图 14-6　Roche 脆碎度测定仪

3. 崩解时限检查法　按《中国药典》(2020 年版)四部通则"0921 崩解时限检查法",使用升降式崩解仪测定,主要结构为一个能升降的金属支架和下端镶有筛网的吊篮,并附有挡板,常用崩解仪见图 14-7。测定方法如下:取药片 6 片,分别置于吊篮的玻璃管中,每管各加 1 片,开动仪器使吊篮浸入 37℃ ± 1.0℃的水中,按一定的频率(30~32 次 /min)和幅度(55mm ± 2mm)往复运动。从片剂置于玻璃管开始计时,至片剂破碎并且全部固体粒子都通过玻璃管底部的筛网(Φ=2mm)为止,该时间即为该片剂的崩解时间,应符合规定崩解时限(见表 14-10,一般压制片为 15 分钟)。如有 1 片不符合要求,应另取 6 片复试,均应符合规定。

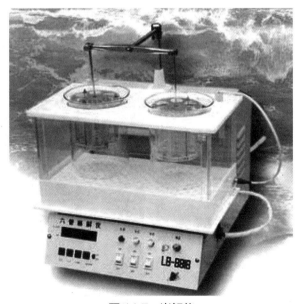

图 14-7　崩解仪

表 14-10   《中国药典》(2020 年版)规定的片剂崩解时限

片剂	普通片	浸膏片	糖衣片	薄膜包衣片	肠溶包衣片
崩解时限	15min	60min	60min	30min	人工胃液中 2 小时不得有裂缝、崩解或软化等,人工肠液中 60 分钟

4. 重量差异检查法　按《中国药典》(2020 年版)四部通则"0101 片剂"项下重量差异检查法,取药片 20 片,精密称定总重量,求得平均片重后,再分别精密称定各片的重量。每片重量与平均片重相比较(凡含含量测定的片剂,每片重量应与标示片重比较),超出重量差异限度(见表 14-11)的药片不得多于 2 片,并不得有 1 片超出限度 1 倍。

表 14-11   《中国药典》(2020 年版)规定的重量差异限度

平均片重 /g	重量差异限度 /%
<0.30	±7.5
≥0.30	±5

(四) 片剂的常用辅料

参见本书附录三。

(五) 单冲压片机的结构及其使用方法

单冲压片机的结构如图 14-8 所示,其主要组成如下。①加料器:加料斗、饲粉器。②压缩部件:一副上、下冲和模圈。③各种调节器:压力调节器、片重调节器、推片调节器。压力调节器连在上冲杆上,用以调节上冲下降的高度,下降高度大,上、下冲间的距离近,压力大,反之则小;片重调节器连在下冲杆上,用以调节下冲下降的深度,从而调节模孔的容积而控制片重;推片调节器连在下冲,用以调节下冲推片时抬起的高度,恰使片剂与模圈的上缘相平,由饲粉器推出。

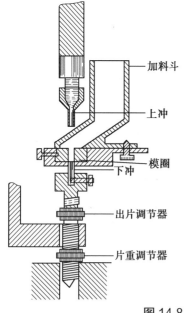
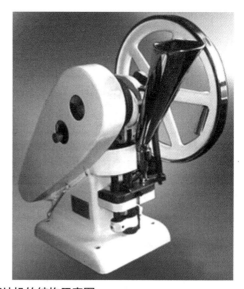

图 14-8　单冲压片机的结构示意图

单冲压片机的产量约为 80~100 片/min，最大压片直径为 12mm，最大填充深度为 11mm，最大压力为 15kN，多用于新产品的试制。重型单冲压片机的压片压力和片径都比较大，最大压力为 40kN，最大压片直径为 30mm，最大填充深度为 25mm，除压制圆形片外，还可以压制异形片和环形片剂。

（乔明曦）

实验十五　　粉末直接压片法

一、实验目的

1. 掌握粉末直接压片的处方设计步骤,并熟悉此种片剂的质量特点。
2. 掌握各种辅料的流动性、压缩成形性和容纳性的测定方法。
3. 了解压片过程中各种压力参数的测定方法及意义。

二、实验原理

粉末直接压片系指将药物粉末与适宜的辅料混合后,直接压片的方法。

粉末直接压片法具有以下突出优点:①大大简化片剂生产过程与周期,节约厂房与设备,减少能耗;②一般崩解迅速,加速片剂的溶出;③在压片过程中药物免受湿热作用,有利于药物的稳定性。

多数药物为低分子有机化合物,其粉末的流动性和压缩成形性都比较差,因此通常采用制粒的手段来改善物料的流动性和压缩成形性。随着《药品生产质量管理规范》的推广,直接压片的简单工艺得到了空前的关注,近20年来随着科学技术的迅猛发展,可用于粉末直接压片的优良药用辅料与高效旋转压片机的研制获得成功,促进了粉末直接压片的发展。目前,各国的直接压片品种不断上升,有些国家高达60%。可用于粉末直接压片的辅料有微晶纤维素、可压性淀粉、低取代羟丙纤维素、喷雾干燥乳糖、磷酸氢钙二水合物等。这些辅料的特点是流动性、压缩成形性好,以适当的比例与药物混合后可直接压片。常用崩解剂有低取代羟丙纤维素、交联聚维酮、交联羧甲纤维素钠等超级崩解剂。

粉末直接压片的处方筛选中需要考察的主要内容有流动性(减少重量差异)、压缩成形性(防止裂片,提高硬度)、润滑性(防止黏冲)。粉末的流动性常用休止角、流出速度、流动性指数等表示。在一般情况下休止角小于40°时可以满足生产中粉体操作的需求。物料的压缩成形性可用片剂的硬度、抗张强度、弹性复原率等加以评价。润滑性可使片剂不黏冲,顺利地从冲模中推出。另外要求辅料能容纳药物20%以上,而不影响压片过程的顺利进行。

休止角的测定方法参见实验五,抗张强度的计算方法参见实验十四附录,弹性复原率(elastic recovery,ER)的计算见式(15-1)。

$$ER(\%)=\frac{H_t-H_0}{H_0}\times100\% \qquad 式(15\text{-}1)$$

式(15-1)中,H_0为压片时最大压力下的片厚,mm;H_t为将片剂推出模子后测得片厚,mm。

三、实验内容

(一) 实验材料与设备

1. 实验材料　原料: 维生素 B_2。辅料: 可压性淀粉、结晶性乳糖、微晶纤维素球形颗粒、硬脂酸镁、滑石粉、微粉硅胶。本实验所用辅料均须过 80 目筛。

2. 设备与仪器　休止角测定仪(圆盘直径 9cm)、单冲压片机(安装有压力测定装置)、硬度测定仪。

(二) 实验部分

用粉末直接压片法制备维生素 B_2 片。

1. 处方筛选　处方筛选时考察内容有流动性(休止角)、压缩成形性(不同压力下模壁压力、片剂硬度、弹性复原率)、药物的容纳量。

(1) 辅料流动性考察: 测定休止角。分别取约 30g 微晶纤维素球形颗粒、可压性淀粉、结晶性乳糖,分别测定休止角。在直径为 9cm 的圆盘上中央部位,高约 5cm 的位置上,用漏斗慢慢注入,以粉末自动流出边缘,并形成较稳定的锥形状粉末堆为止。测定粉末高度,计算得休止角,或直接测得粉末斜面与圆盘水平面之间的夹角。图 15-1 表示休止角的测定方法。

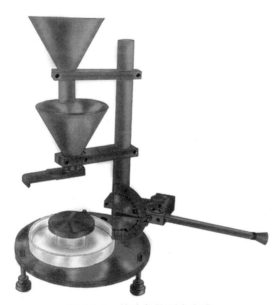

图 15-1　休止角的测定方法

(2) 辅料压缩成形性考察: 测定硬度、模壁力、弹性复原率。分别称取含 1% 硬脂酸镁的可压性淀粉和结晶性乳糖各 150g,分别在高、中、低 3 个压力下(约 120MPa、90MPa 和 60MPa,需准确测定)直接压片。①测量压片过程中上冲压力、模壁压力和片剂受最大压时片厚 H_0;②分类收集各压力下制成的片剂,测定各种片剂的硬度和片厚 H_t;③将各种片厚 H_t 和 H_0 代入式(15-1),计算弹性复原率。

考察①直接压片辅料的压缩成形性: 以上冲压力为横坐标,分别以硬度、模壁力为纵坐标作图,比较变化趋势;②片剂的裂片趋势: 以上冲压力为横坐标,以弹性复原率为纵坐标作图,比较变化趋势。

(3)辅料对药物粉末容纳量考察:称取含 1% 微粉硅胶的可压性淀粉 24g,分成 3 份,各为 9g、8g 和 7g,按顺序分别加入对乙酰氨基酚 1g、2g 和 3g,并在每份中加入 0.2g 硬脂酸镁 - 滑石粉(1∶1),混匀,每份混合粉末为 10.2g。

将上述 3 种粉末在同一压力下直接压片,观察压片过程中粉末流动性及药片的外观,并测定片剂的硬度。考察可压性淀粉容纳药物的能力。

(4)助流剂的筛选:可选择的助流剂有滑石粉、微粉硅胶、硬脂酸镁。

筛选方法:以可压性淀粉为主辅料,加入 1% 助流剂混合均匀后测定流动性。

称取可压性淀粉 3 份,每份 30g,分别加入滑石粉、微粉硅胶、硬脂酸镁各 0.3g,用等量稀释法混合均匀,分别测定休止角,并进行比较。

2. 维生素 B_2 片剂的制备(干法)

【处方】

维生素 B_2(80 目粉)	0.6g
可压性淀粉	9.1g
硬脂酸镁 - 滑石粉(1∶1)	0.2g
微粉硅胶	0.1g

【制备】 将维生素 B_2 研细,按等量递加稀释法与可压性淀粉混合,再加入硬脂酸镁 - 滑石粉(1∶1)细粉和微粉硅胶,混匀,直接压片。

【质量检查】 取干法和湿法制备的片剂各 6 片,测定崩解时间,并比较。

3. 维生素 B_2 片剂的制备(湿法)

【处方】

维生素 B_2(80 目粉)	0.5g
淀粉	2.0g
糊精	5.3g
2.5% 羟丙甲纤维素乙醇溶液	约 6ml

【制备】 ①将原料混合前分别过 80 目筛,用等量递加法混合,加入黏合剂约 6ml,制备软材,过 40 目筛制得湿颗粒,在 80℃下,干燥 30 分钟,过 40 目筛整粒;②将干燥颗粒称重后,加入 1% 硬脂酸镁,混匀,与粉末压片处方在同一压力下压片。

【质量检查】 取干法和湿法制备的片剂各 6 片,测定崩解时间,并比较。

四、实验结果与讨论

1. 辅料流动性的考察　不同辅料休止角的测定结果见表 15-1。

表 15-1　不同辅料休止角的测定结果

辅料	H_1/cm	H_2/cm	H_3/cm	H/cm	休止角 /°
微晶纤维素球形颗粒					
可压性淀粉					
结晶乳糖					

讨论:

2. 压缩成形性考察结果　　不同辅料在不同压力下测得的硬度与弹性复原率见表 15-2。

表 15-2　不同辅料在不同压力下测得的硬度与弹性复原率

辅料	上冲力 /kN	模壁压力 /kN	片剂硬度 /N				片剂厚度 /mm					弹性复原率 /%
							压片时记录值	压片后记录值				
			1	2	3	均值		1	2	3	均值	
可压性淀粉	低											
	中											
	高											
结晶乳糖	低											
	中											
	高											

讨论：

3. 辅料对药物的容纳量　　通过比较片剂的硬度，分析可压性淀粉容纳药物量。

4. 助流剂的筛选结果　　加入不同助流剂后休止角的测定结果见表 15-3。

表 15-3　加入不同助流剂后休止角的测定结果

助流剂	锥高 /cm				休止角 /°
	H_1	H_2	H_3	H	
滑石粉					
微粉硅胶					
硬脂酸镁					

讨论：

5. 作图　　分别用硬度、弹性复原率、模壁力对上冲压力作图，比较辅料压缩成形性。

五、思考题

1. 讨论休止角与粉末流动性的关系。

2. 在助流剂筛选实验中强调平行操作的目的是什么？

3. 探讨弹性复原率的物理意义和与片剂裂片趋势的关系。

（乔明曦）

实验十六　　片剂包衣技术

一、实验目的

1. 掌握包衣素片的质量要求。
2. 熟悉包衣材料的种类与特点。
3. 熟悉用锅包衣法制备薄膜衣片的技术。
4. 了解包衣材料的配制方法。

二、实验原理

在片剂表面上包一种适宜材料的片剂称包衣片。根据包衣材料的不同包衣片主要分为两大类：即糖衣片和薄膜衣片。其中薄膜衣片又可分为普通薄膜衣片、肠溶薄膜衣片及缓控释包衣片（胃肠不溶薄膜衣片）等。

片剂包衣的目的：①避光、防潮，提高药物的稳定性；②遮盖药物的不良气味；③隔离配伍禁忌成分；④不同颜色的包衣能增加药物的识别能力，增加用药的安全性；⑤包衣后表面光洁，提高流动性；⑥提高美观度；⑦改变药物的释放部位及速度，如胃溶、肠溶、缓释、控释等。

用于包衣的片剂称为素片或片芯。素片应表面光滑，形状适宜（尽量避免棱角，常用凸形片），具有足够的硬度和良好的崩解性能。以避免在包衣的滚动过程中，因摩擦、翻滚而引起磨损、掉渣、松片等问题，进而影响包衣片的光洁，或因包衣造成片剂崩解迟缓。

片剂包衣工艺主要有：①糖包衣；②薄膜包衣；③压制包衣。其中前两种较为常用，其工艺流程见图 16-1 和图 16-2。

薄膜包衣具有包衣材料用量少、增重小、易操作、自动化程度高、可控性强、生产周期短、可使包衣片具有胃溶或肠溶或胃肠均不溶等功能的特点，在制剂生产中得到广泛应用，其发展趋势可能将取代糖包衣。

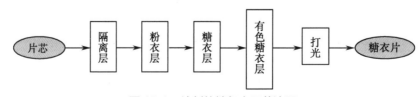

图 16-1　片剂的糖包衣工艺流程

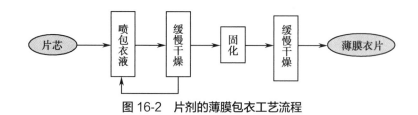

图 16-2　片剂的薄膜包衣工艺流程

薄膜包衣工艺分为有机溶剂包衣法和水分散体乳胶包衣法。采用有机溶剂包衣法时包衣材料的用量较少,包衣片表面光滑、均匀,但需严格控制有机溶剂残留量,且有机溶剂易燃易爆,污染环境。采用不溶性聚合物的水分散体薄膜包衣技术,因不使用有机溶剂而较为安全,已日趋普遍,有取代有机溶剂包衣的趋势。

薄膜包衣材料的主要组成包括成膜材料、增塑剂、溶剂、速度调节剂、色料、固体物料等。

包衣的方法有滚转包衣法、流化床包衣法及压制包衣法等。薄膜包衣常用的高效包衣机和糖衣锅属于滚转包衣法。薄膜包衣时应注意几个重要环节:①热风交换率应良好;②喷液输出量的调节;③喷枪的雾化效果和喷枪距片床的距离;④素片翻滚速度可调。

上述因素会因设备不同而需要改变调整,或因热风交换、雾化压力、输液速度等变化而变化,其总原则是:雾化液滴对素片的附着力要大于素片与锅壁、素片与素片之间的附着力,才能在素片的表面形成完整的膜衣层。

三、实验内容

(一) 实验材料与设备

1. 实验材料　吲哚美辛片(或实验十五中制备的维生素片或其他适宜片)、羟丙甲纤维素(hypromellose,HPMC)、蓖麻油、防潮性欧巴代(有色)、乙醇、滑石粉、钛白粉、聚乙二醇4000(PEG 4000)、聚丙烯酸树脂Ⅲ号、苯二甲酸二乙酯、硅油、吐温、水溶性色素。

2. 设备与仪器　糖衣锅(锅包衣机)、喷枪、崩解仪、硬度计、溶出仪。

(二) 实验部分

1. 包衣材料的塑性比较

(1)制备4%HPMC 的乙醇(80%)溶液:将4g HPMC 溶解在96g 80% 的乙醇中,即得。

(2)将上述溶液分两份:①不加增塑剂;②加增塑剂蓖麻油,使浓度为 0.5%。

(3)取①和②溶液分别在 A、B 玻璃板上滴 10 滴,将 A、B 两板平行震荡相同次数(5~10次),热风吹干,取下膜折叠,观察两者的韧性及脆性。

2. 制备薄膜包衣片　包衣材料为欧巴代(预混型)。

【包衣液的配制】　取 95g 80% 乙醇加热至 40℃,在搅拌状态下缓缓、连续撒入彩色包衣粉(欧巴代)5g。加入完毕后开始计时,继续搅拌 45 分钟。包衣液不应有结块,必要时过100 目筛 2 次,滤除块状物,待包衣液混合均匀后即可使用。

【包衣操作】　在倾斜式包衣锅内进行。

(1)取素片200g 置包衣锅内,锅内设置 3 块挡板,吹热风使素片温度达到 40~60℃。

(2)调节气压,使喷枪喷出雾状雾滴,再调节适宜输液速度,即可开启包衣锅(30~50r/min)。

(3)喷入包衣液直至达到片面色泽均匀一致,停止喷包衣液,根据片面粘连程度决定是否继续转动包衣锅。包衣完毕,取出片剂,60℃干燥。

【操作注意】

(1)要求素片较硬、耐磨,包衣前筛去细粉,以使片面光洁。

(2)配制包衣液时,使加入的包衣粉成细流缓慢加入,而且不间断,应一次性撒入。包衣液中不应有结块。

(3)包衣操作时,喷速与吹风速度的选择原则是使片面略带润湿,又要防止片面粘连。温度不宜过高或过低。温度过高则干燥太快,成膜不均匀;温度太低则干燥太慢,造成粘连。

【质量检查】 外观、包衣增重量、硬度、崩解时限、抗热试验、耐湿耐水性试验、溶出度等,并与素片进行比较。检查方法详见本实验附录。

3. 薄膜包衣(普通型)

【处方】

HPMC	2g
95% 乙醇	75ml
蒸馏水	40ml
蓖麻油	1ml
滑石粉	3g
PEG 4000	1g
钛白粉	2g
水溶性色素(选择性加入)	适量

【配制】

(1)称取 HPMC 置干净烧杯中,加入 95% 乙醇,搅拌(磁力搅拌)5~10 分钟,使分散均匀。

(2)将 PEG 4000 置蒸馏水中溶解,再缓缓加入上述溶液中,并不断搅拌,使溶胀充分。

(3)在搅拌状态下,分别加入其他各成分,继续搅拌 15~20 分钟,混合均匀,即可使用。

【包衣操作】 倾斜式包衣锅内进行。

(1)取素片 200g 置包衣锅内,锅内设置 3 块挡板,吹热风使素片温度达到 40℃左右。

(2)调节气压,使喷枪喷出雾状雾滴,再调节适宜喷浆的速度(控制气压大小及喷枪的流量),即可开启包衣锅,包衣锅的转数为 40r/min 左右。

(3)喷入包衣液直至达到片面色泽均匀一致,停止喷包衣液,根据片面粘连程度决定是否继续转动包衣锅。包衣完毕,取出片剂,60℃干燥。

【操作注意】

(1)素片在包衣前放在 20 目筛中,用吹风机吹去细粉,之后放在包衣锅中转 5 分钟(40r/min),用吹风机吹去细粉,称重,记录中准确重量。

(2)配制包衣液时,操作中防止产生大量气泡。如果有粒状物,可用 150~200 目筛过滤(或用匀浆机匀化);如果稠度大,可用 60%~70% 的乙醇稀释后再用(一般薄膜衣溶液中含固体量 3%~8% 不等),使用过程中,应保持搅拌,防止产生沉淀。

(3)包衣操作时,应注意片温的控制,喷浆的速度应适宜,使片面略带润湿,又要防止片面粘连。温度不宜过高或过低。温度过高则干燥太快,成膜不均匀;温度太低则干燥太慢,造成粘连。

(4)包衣后放在烘箱中干燥,60℃,干燥 30~60 分钟,取出,称量重量。

【质量检查】 同 “2.” 项下。

4. 薄膜包衣(肠溶型)

【处方】

聚丙烯酸树脂Ⅲ号	4g
95% 乙醇	100ml
* 邻苯二甲酸二乙酯	1ml
蓖麻油	3ml
* 硅油	1ml
滑石粉	3g
钛白粉	3g
*Tween-80	1ml
* 水溶色素	适量

注:标有 * 的成分可选择性加入。

【配制】

(1)称取聚丙烯酸树脂Ⅲ号 4g,置干净烧杯中,加入 95% 乙醇,浸泡,溶解充分。

(2)在搅拌(磁力搅拌)状态下,分别加入邻苯二甲酸二乙酯、蓖麻油和硅油,搅拌使溶解。

(3)在搅拌(磁力搅拌)状态下,分别加入其他各成分,继续搅拌 15~20 分钟,混合均匀,即可使用。

【包衣操作】　同 "3." 项下。

【操作注意】　同 "3." 项下。

【质量检查】　同 "2." 项下。

5. 水分散体包衣技术

【包衣材料】　Aquacoat 或 Eudragit NE 30D。

本实验参考包衣材料产品说明书自行设计。

四、实验结果与讨论

(一) 实验结果

1. 加入增塑剂的包衣材料有(韧性、弹性、脆性),(易、不易)折断。

2. 包衣前后片剂的质量检查结果见表 16-1。

表 16-1　包衣前后片剂的质量检查结果

编号	外观	片重 /mg	硬度 /kN	崩解时限 / min	溶出度 /50%	抗热试验	耐湿耐水性试验
包衣前							
包衣后							
比较结果							

(二) 讨论

1. 增塑剂在包衣材料中起什么作用? 对包衣片剂的质量有什么影响?

2. 素片质量对包衣过程与质量的影响。

3. 制备包衣材料时需要注意的问题及对衣膜质量的影响。

4. 包衣材料对包衣片剂质量的影响。

五、思考题

1. 有机溶剂包衣和水分散系包衣工艺的优缺点。

2. 薄膜包衣材料应具备哪些条件？在包衣过程中哪些因素对包衣质量的影响较大？如何控制和调整？

3. 什么情况下需要包衣？

六、附录

（一）倾斜锅包衣机结构与特点

倾斜锅包衣机为传统的包衣机，亦称糖衣机，其结构如图 16-3。其包衣锅的轴与水平面的夹角为 30°~50°，在适宜转速下，物料既能随锅的转动方向滚动，又能沿轴的方向运动，作均匀而有效的翻转，使物料混合均匀。倾斜锅包衣机设备费用低，操作灵活，广泛应用于片剂包衣中。但锅内空气交换效率低，干燥慢；气路不能密闭，存在有机溶剂污染环境等不利因素。倾斜锅包衣机适合用于片剂的糖包衣、薄膜包衣等。

（二）包衣片剂的质量评定方法

1. 外观性状　片剂表面应色泽均匀、光洁，无杂斑，无异物，并在规定的有效期内保持不变。

2. 重量差异　糖衣片应在包衣前检查片芯的重量差异，符合规定后方可包糖衣，包糖衣后不再检查片重差异。薄膜衣片（包括肠衣片）应在包薄膜衣后检查重量差异，并符合规定。另外，凡已规定检查含量均匀度的片剂，一般不再进行重量差异检查。详细检查方法见"实验十四附录"或《中国药典》(2020 年版) 四部通则"0101 片剂"项下检查法。

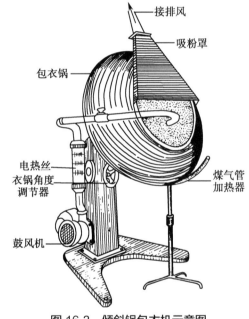

接排风

吸粉罩

包衣锅

电热丝
衣锅角度
调节器

煤气管
加热器

鼓风机

图 16-3　倾斜锅包衣机示意图

3. 崩解时限　普通口服包衣片剂需做崩解时限检查，糖衣片崩解时限为 60 分钟，薄膜衣片为 30 分钟。详细检查方法见"实验十四附录"或《中国药典》(2020 年版) 四部通则"0921 崩解时限检查法"。

4. 溶出度或释放度　崩解时限检查有时不能正确地反映主药的溶出程度，因此目前溶出度试验的品种和数量不断增加。溶出度系指药物从片剂、胶囊剂等普通固体制剂中在规定条件下溶出的速率和程度。对于缓释制剂、控释制剂、肠溶制剂和透皮贴剂等进行释放度检查，释放度表示在规定条件下药物的释放速率和程度。凡检查溶出度和释放度的制剂不再进行崩解时限的检查。溶出度和释放度的检查方法详见《中国药典》(2020 年版)四部通则"0931 溶出度与释放度测定法"。

5. 抗热试验　将包衣片 50 片置 250W 的红外灯下 15cm 处受热 4 小时,观察并记录片面变化情况。注:合格品片面应无变化。

6. 耐湿耐水性试验　将包衣片置于恒温、恒湿装置中经过一定时间,以片剂增重为指标,表示其耐湿耐水性。

（杨　丽）

实验十七　滴丸的制备

一、实验目的

1. 掌握溶剂 - 熔融法及熔融法制备滴丸的方法。
2. 熟悉影响滴丸质量的主要因素及其控制方法。

二、实验原理

滴丸是指固体或液体药物与适宜的基质加热熔融后溶解、乳化或混悬于基质中,再滴入不相混溶、互不作用的冷却液中,由于表面张力的收缩作用使液滴收缩成球状而制成的制剂,主要供口服用。将药物制成滴丸后,可增加药物的溶解度和溶出速率,提高药物的生物利用度,使液态药物固体化以便于应用,也可具有缓释作用等。

目前常用的基质分为水溶性与非水溶性两大类。水溶性基质有聚乙二醇(PEG)类、硬脂酸类、甘油明胶等,其中 PEG 6000 或 PEG 4000 常用,其熔点低(50~63℃),毒性小,易溶于水和多种有机溶剂,能显著提高药物的溶出速率。非水溶性基质有硬脂酸、单硬脂酸甘油酯、氢化植物油等,可使药物缓慢释放,也可与水溶性基质合用,以调节药物的释放速率,利于滴丸的成形。

滴丸的制备采用滴制法,分为溶剂 - 熔融法和熔融法。对热易敏感的药物不易制成滴丸。一些不稳定的药物在制备滴丸时,可添加适量抗氧剂和络合剂等以提高药物稳定性。

本实验以水溶性基质 PEG 6000 为基质,采用溶剂 - 熔融法将难溶性药物吲哚美辛制成滴丸,可显著提高药物的溶解度,降低药物的副作用。以 PEG 6000 为基质,采用熔融法制备水飞蓟素滴丸,可提高药物的溶出速率及生物利用度。

滴丸的主要质量评价指标有丸重差异、溶散时限等。

三、实验内容

(一) 实验材料与设备

1. 实验材料　吲哚美辛、聚乙二醇 6000(PEG 6000)、水飞蓟素、无水乙醇、液状石蜡。
2. 设备与仪器　恒温水浴、滴丸机、电子天平、崩解时限测定仪、紫外分光光度计。

(二) 实验部分

1. 吲哚美辛滴丸的制备

【处方】

吲哚美辛　　　1g

PEG 6000　　　9g

【制备】 溶剂 - 熔融法。

工艺流程见图 17-1。

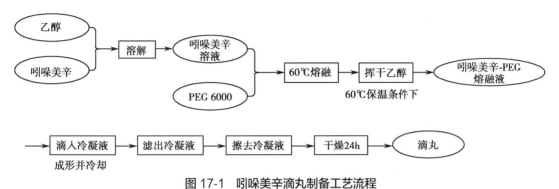

图 17-1　吲哚美辛滴丸制备工艺流程

(1) 吲哚美辛与 PEG 6000 熔融液的制备：按处方量称取吲哚美辛加入适量无水乙醇，微热溶解后，加入处方量的 PEG 6000（60℃水浴保温），搅拌混合均匀，直至乙醇挥尽为止，继续静置于 60℃水浴中保温 30 分钟，待气泡除尽，备用。

(2) 滴丸的制备：将上述除尽气泡的吲哚美辛 -PEG 熔融液在保温 70~80℃的条件下，控制滴速，逐滴滴入冷凝液中，待冷凝完全，倾去冷凝液，将形成的滴丸沥尽并用滤纸擦去冷凝剂，放置于硅胶干燥器中（或自然干燥），24 小时后，称重，计算得率。

【质量检查】

(1) 外观：应呈球状，应大小均匀、色泽一致。

(2) 重量差异：方法见本实验附录。

(3) 溶散时限：方法见本实验附录。

(4) 滴丸中药物含量的测定：精密称取滴丸适量（内含吲哚美辛约 4mg），置 25ml 容量瓶中，加少量无水乙醇溶解，加 pH 6.8 磷酸盐缓冲液稀释至刻度，摇匀，精密吸取 5ml，置 25ml 容量瓶中，用 pH 6.8 磷酸盐缓冲液稀释至刻度，摇匀。以 pH 6.8 磷酸盐缓冲液为空白，于 320nm 的波长处测定吸光度（A）。制备标准曲线，由标准曲线回归方程计算滴丸中吲哚美辛的含量。

标准曲线：$A_{320}=aC+b$

【操作注意】

(1) 熔融液内的乙醇与气泡必须除尽，才能使滴丸呈高度分散状态且外形光滑。

(2) 冷凝液的高度、滴口离冷凝液的距离以及冷凝液的温度均可影响滴丸的外形、粘连程度以及拖尾等，应控制条件以圆整为宜。

2. 水飞蓟素滴丸的制备

【处方】

水飞蓟素　　　1g

PEG 6000　　　4g

【制备】　熔融法。

工艺流程见图 17-2。

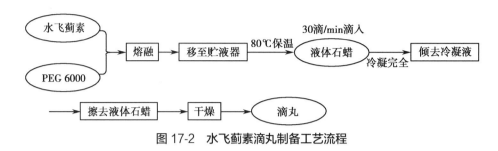

图 17-2　水飞蓟素滴丸制备工艺流程

(1)取处方量 PEG 6000 置蒸发皿中,水浴加热至熔融,加入水飞蓟素搅拌均匀至熔化。

(2)将上述熔融液移至贮液器中,保温 80℃,调节滴速为 30 滴 /min 并调节滴距,滴入液状石蜡中。待冷凝完全,倾去冷凝液,将形成的滴丸沥尽并用滤纸擦去液状石蜡,放置于硅胶干燥器中,称重,每粒滴丸重约 35mg。

【注意事项】　水飞蓟素在与基质混匀前应在研钵中研细。

【质量检查】

(1)外观。

(2)重量差异。

四、实验结果与讨论

1. 记录吲哚美辛滴丸的外观、重量差异、药物含量和溶散时限,讨论影响滴丸质量的因素。

2. 描述水飞蓟素滴丸的外形和重量差异。

五、思考题

1. 滴丸在应用上有何特点?

2. 滴丸在制备过程中的关键是什么? 如何才能使滴丸形成固体分散体?

3. 影响滴丸的成型、形状和重量的因素有哪些? 在实际操作中是如何控制的?

六、附录

1. 重量差异的测定　取滴丸 20 丸,精密称定总重量,求得平均丸重后,再分别精密称定各丸的重量。每丸重量与平均丸重相比较,超出重量差异限度的丸剂不得多于 2 丸,并不得有 1 丸超出限度 1 倍。

滴丸剂重量差异限度应符合《中国药典》(2020 年版)四部通则 “0108 丸剂” 项下规定,见表 17-1。

2. 溶散时限的测定　照《中国药典》(2020 年版)四部通则 “0921 崩解时限检查法”,采用升降式崩解仪检查,但不锈钢丝网的筛孔内径应为 0.42mm。取滴丸 6 粒,按上述方法检查,应在 30 分钟内全部溶散。如有 1 粒不能全部溶散,应另取 6 粒,按上述方法复试,均应符合规定。

表 17-1 滴丸重量差异限度要求

平均重量 /g	重量差异限度 /%
≤ 0.03	±15
>0.03~0.10	±12
>0.10~0.30	±10
>0.30	±7.5

3. 滴丸机装置示意图(图 17-3) 贮液器外壁接通超级恒温水浴,贮液器上部磨口瓶塞出口接一胶管及螺旋夹,用以控制滴速。将冷凝液(如液状石蜡)通入冷却柱中,外壁接通冰水浴保持液状石蜡低温。

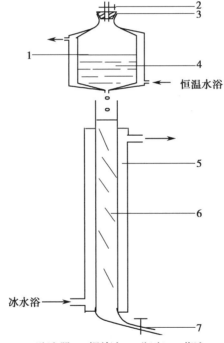

1. 贮液器;2. 螺旋夹;3. 瓶塞;4. 药液;
5. 冷却柱;6. 液状石蜡;7. 滴丸收集口。

图 17-3 滴丸机装置示意图

(沈 琦)

实验十八　　膜剂的制备

一、实验目的

1. 掌握少量制备膜剂的方法和操作要点。
2. 熟悉常用成膜材料的性质与特点。
3. 了解膜剂的质量评价方法。

二、实验原理

膜剂是指药物溶解或均匀分散于成膜材料中加工成的薄膜制剂,可供口服、口含、舌下给药或黏膜给药。一般膜剂的厚度为 0.1~0.2mm,面积依临床应用而有差别,如面积为 1cm^2 的可供口服,0.5cm^2 的供眼用。膜剂按结构分为单层膜、多层膜与夹心膜等。

膜剂的形成主要取决于成膜材料,常用的天然高分子材料有明胶、阿拉伯胶、琼脂、海藻酸及其盐、纤维素衍生物等。常用的合成高分子材料有丙烯酸树脂类、乙烯类高分子聚合物,如聚乙烯醇(polyvinyl alcohol,PVA)及聚乙烯醇缩乙醛、聚乙烯吡咯烷酮(polyvinyl pyrrolidone,PVP)、乙烯-醋酸乙烯共聚物(ethylene vinyl acetate copolymer,EVA)及丙烯酸类等。膜剂处方中除主药和成膜材料外,一般还需加入增塑剂、表面活性剂、填充剂、着色剂等附加剂,制备时需根据成膜材料性质加入适宜的脱膜剂,如以水溶性成膜材料 PVA 为膜材时,可采用液状石蜡作为脱膜剂。

膜剂的制备方法有多种,一般采用匀浆制膜法。其工艺过程为:将成膜材料溶解于水,过滤,将主药加入,充分搅拌溶解。不溶于水的主药可以预先制成微晶或粉碎成细粉,用搅拌或研磨等方法均匀分散于浆液中,脱去气泡。小量制备时倾于平板玻璃上涂成宽厚一致的涂层,大量生产可用涂膜机涂膜(图 18-1)。

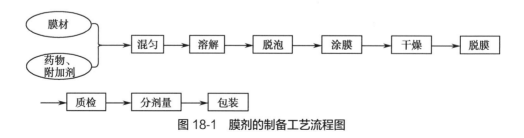

图 18-1　膜剂的制备工艺流程图

膜剂的外观应完整光洁,厚度一致,色泽均匀,无明显气泡。多剂量膜剂,分格压痕应均匀清晰,并能按压痕撕开。膜剂质量检查项目有外观、含量、重量差异等。

三、实验内容

(一) 实验材料与设备

1. 实验材料　原料药:氢溴酸东莨菪碱、替硝唑、盐酸利多卡因。辅料:PVA05-88、PVA17-88、甘油、蒸馏水、羧甲基纤维素钠(CMC-Na)、糖精钠、Tween-80。

2. 设备与仪器　水浴锅、玻璃板、天平、紫外分光光度计。

(二) 实验部分

1. 氢溴酸东莨菪碱膜剂

【处方】

氢溴酸东莨菪碱	1g
PVA05-88	5.6g
PVA17-88	5.6g
甘油	0.6g
蒸馏水	30ml

【制备】　制备工艺流程见图 18-2。

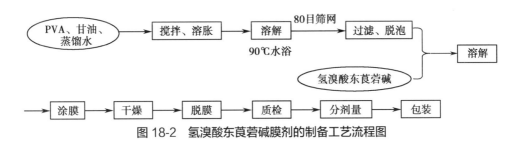

图 18-2　氢溴酸东莨菪碱膜剂的制备工艺流程图

(1) 取 PVA、甘油、蒸馏水置于容器中,搅拌、浸泡、溶胀后,于 90℃水浴上加热溶解,趁热用 80 目筛网过滤。

(2) 滤液放冷后,加入氢溴酸东莨菪碱,搅拌使溶解,静置一定时间除气泡。

(3) 倒在玻璃板上,用刮板法制膜,厚度约 0.3mm,于 80℃干燥。

(4) 抽样含量测定后,计算出单剂量分割面积(每格面积约为 0.5cm×1cm),热烫划痕或剪切。每格内含氢溴酸东莨菪碱 0.5mg。

【质量检查】

(1) 药物的含量:取药膜约 50cm²(约含氢溴酸东莨菪碱 50mg),精确测定其面积,置于 50ml 容量瓶中,加入 0.05mol/L 硫酸溶液约 30ml,溶解,并用此酸液稀释至刻度,摇匀。另制备不含主药的空白膜,取相同面积按上述相同方法的制备空白溶液。按照分光光度法,在 257nm 波长处测定吸光度。按氢溴酸东莨菪碱($C_{17}H_{23}NO_4 \cdot HBr$)的吸收系数为 14 计算含量。

本品含氢溴酸东莨菪碱($C_{17}H_{23}NO_4 \cdot HBr$)应为标示量的 90.0%~110%。

(2) 重量差异检查:取药膜 20 片,精密称定总重量,求得平均重量,再分别精密称定各片的重量,每片重量与平均重量相比较,按表 18-1 中的规定,超出重量差异限度的不得多于 2

片,并不得超过限度的 1 倍。《中国药典》(2020 年版)四部通则"0125 膜剂"规定,膜剂的重量差异限度见表 18-1。

表 18-1   膜剂的重量差异限度

平均重量 /g	重量差异限度 /%
≤0.02	±15
>0.02~0.20	±10
>0.20g	±7.5

2. 替硝唑口腔膜剂

【处方】

替硝唑	1.0g
盐酸利多卡因	0.5g
PVA17-88	6g
CMC-Na	4g
甘油	5ml
糖精钠	0.02g
蒸馏水	加至 100ml

【制备】   工艺流程见图 18-3。

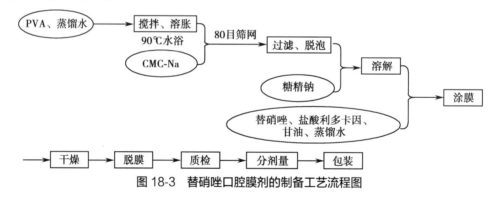

图 18-3   替硝唑口腔膜剂的制备工艺流程图

(1)胶浆的制备:取 PVA17-88 加蒸馏水适量浸泡,待充分溶胀后,置 80~90℃水浴上加热,再加入 CMC-Na,搅拌溶解,趁热用 80 目筛网过滤,加入糖精钠使溶解。

(2)另取替硝唑、盐酸利多卡因、甘油加适量蒸馏水研匀后加入上述胶浆中,搅匀,保温放置一定时间除气泡。

(3)倒在涂有适量液状石蜡的玻璃板上,用刮板法制膜,面积约 600cm^2。

(4)60℃干燥后,切成 2cm×1.5cm 的小片,每片含替硝唑约 5mg,药膜烫封在聚乙烯薄膜或铝箔中备用。

【质量检查】   外观、成膜性质和黏附性质。

四、实验结果与讨论

1. 将氢溴酸东莨菪碱膜剂质量检查结果填入表 18-2 中。

表 18-2　氢溴酸东莨菪碱膜剂的质量检查结果

检查项目	检查结果
含量 /%	
重量差异限度	

2. 记录替硝唑膜剂的成膜性质、外观和黏附性质。

五、思考题

1. 小量制备膜剂时,常用哪些成膜方法? 其操作要点及注意事项有哪些?

2. 处方中的甘油起什么作用? 此外,膜剂中还有哪些辅料? 它们各起什么作用?

3. 制备膜剂时,如何防止气泡的产生?

六、注解

1. 成膜材料 PVA 与 CMC-Na 在水中浸泡时间必须充分,且水温不宜超过 40℃,才能保证充分溶胀、溶解。

2. PVA 加热温度以 80~90℃为宜,温度过高可影响膜的溶解度和澄明度,并使膜的脆性增加。成膜材料 PVA 与 CMC-Na 配合使用,有利于提高膜剂的成膜性质和黏附性质。

3. 膜剂的制备过程中,保温静置时要使材料中的空气逸尽。制膜时不得搅拌,否则易成气泡膜。

4. 玻璃板上制备膜剂技术　将适宜大小、平整的玻璃板清洗干净,擦干,撒少许滑石粉或涂少许液状石蜡等脱膜剂,用清洁纱巾擦去,然后将浆液倾倒于上,用有一定距离的刮刀(或用固定厚度的推杆)将其涂铺均匀,将自然干燥或置一定温度的烘箱中干燥,脱膜,即得。

（沈　琦）

实验十九　软膏剂的制备

一、实验目的

1. 掌握不同类型软膏基质的制备方法。
2. 掌握软膏剂中药物释放的测定方法,比较不同基质对药物释放的影响。

二、实验原理

软膏剂系指药物与适宜基质均匀混合而制成的半固体外用制剂。软膏剂既可发挥局部作用,也可使药物经皮肤吸收进入体循环,产生全身治疗作用。

软膏剂中,基质占绝大部分。基质不仅是软膏的赋形剂,同时也是药物载体,对软膏剂的质量、药物的释放以及药物的吸收都有重要影响。常用的软膏基质根据其组成可分为 3 类:

1. 油脂性基质　此类基质包括烃类、类脂及动植物油脂。其中除植物油和蜂蜡加热熔合制成的单软膏和凡士林可单独用作软膏基质外,大多数应混合使用。如液状石蜡、羊毛脂等多用于调节软膏稠度,以得到适宜稠度的软膏基质。

2. 乳剂型基质　由半固体或固体油溶性成分、水溶性成分和乳化剂制备而成。常用的乳化剂有肥皂类、高级脂肪醇与脂肪醇硫酸酯类、多元醇酯类,如三乙醇胺皂、十二烷基硫酸钠、Tween-80 等。根据使用不同的乳化剂,可制得 O/W 型和 W/O 型软膏。用乳剂型基质制备的软膏剂也称乳膏剂。

3. 水溶性基质　由天然或合成的水溶性高分子物质所组成。常用的有甘油明胶、纤维素衍生物及聚乙二醇、聚丙烯酸等。

必要时软膏剂中可加入透皮吸收促进剂、保湿剂、防腐剂等附加剂。软膏剂可根据药物与基质的性质不同,采用研磨法、熔融法和乳化法制备。①研磨法:软膏基质由半固体和液体成分组成时常用研和法制备,即先取药物与部分基质或适宜液体研磨成细腻糊状,再递加其余基质研匀(取少许涂于手上无沙砾感)。②熔融法:若软膏基质由熔点不同的成分组成,在常温下不能均匀混合时,一般采用熔融法制备。在基质中可溶性的药物可加到熔融的基质中直接混合溶解,在基质中不溶性药物可粉筛入熔化或软化的基质中,搅匀至冷凝即得。③乳化法:乳剂型软膏基质采用乳化法制备,即将油溶性成分加热至 70~80℃使熔化(必要时可用筛网滤除杂质);另将水溶性成分溶于水中,加热至较油相成分相同或略高温度,将水相慢慢加入油相中,边加边搅至冷凝,即得。制备软膏剂用的固体药物,除在基质的某一组分中溶解或共熔者外,应预先用适当的方法制成细粉。

软膏剂的质量评价中,除应检查其熔点、酸碱度、黏度、稳定性和刺激性外,其释药性能也是重要检查项目。软膏剂中药物的释放及透皮吸收主要依赖于药物本身的性质,但基质在一定程度上影响药物的这些特性。一般情况下,水溶性基质和乳剂型基质中药物的释放较快,烃类基质中药物的释放性最差。因此,利用不同基质处方和制备工艺条件可得到药物不同释放特性的软膏剂。

软膏剂中药物释放的测定,可通过测定软膏剂中药物透过无屏障性半透膜到释放介质的速度来评定,也可采用凝胶扩散法来评定。

本实验制备油脂性、水溶性和乳剂型基质,并以双氯芬酸钾为模型药物,制成不同类型基质的软膏剂,评价其药物的释放,考察不同基质对药物释放的影响。

三、实验内容

(一) 实验材料与设备

1. 实验材料　蜂蜡、植物油、硬脂醇、白凡士林、固体石蜡、液状石蜡、十二烷基硫酸钠、羟苯乙酯、甘油、单硬脂酸甘油酯、Tween-80、Span-80、甲基纤维素、1% 苯甲酸钠水溶液、羧甲基纤维素钠、卡波姆 940、15% 三乙醇胺水溶液、双氯芬酸钾、黄芩素细粉。

2. 仪器与设备　蒸发皿、研钵、水浴锅、玻璃纸、容量瓶、移液管、UV-2000 可见 - 紫外分光光度计、智能透皮试验仪。

(二) 实验部分

1. 单软膏的制备

【处方】

蜂蜡	6.6g
植物油	6.7g

【制备】　取处方量蜂蜡于蒸发皿中,置水浴上加热,熔化后,缓缓加入植物油,搅拌均匀,自水浴上取下,不断搅拌至冷凝,即得。

【操作注意】　加入植物油后应不断搅拌混匀,再从水浴取下搅拌至冷凝,否则容易分层,混合不均。

2. 乳剂型软膏基质的制备

A. O/W 型乳剂型软膏基质

【处方】

硬脂醇	1.8g
白凡士林	2.0g
液状石蜡	1.3ml
十二烷基硫酸钠	0.2g
羟苯乙酯	0.02g
甘油	1.0g
蒸馏水	适量
制成	20.0g

【制备】

(1)取油相成分(硬脂醇、白凡士林和液状石蜡)于蒸发皿中,置水浴上加热至 70~80℃使其熔化。

（2）取水相成分（十二烷基硫酸钠、羟苯乙酯、甘油和蒸馏水）于蒸发皿（或小烧杯）中加热至 70~80℃。

（3）在搅拌下将水相成分以细流状加入油相成分中，在水浴上继续保持恒温并搅拌几分钟，然后在室温下继续搅拌至冷凝，即得 O/W 型乳剂型基质。

B. W/O 型乳剂型软膏基质

【处方】

单硬脂酸甘油酯	6g
白凡士林	2g
Tween-80	0.4g
蜂蜡	2g
液状石蜡	10g
羟苯乙酯	0.04g
固体石蜡	2.0g
Span-80	0.8g
蒸馏水	适量
制成	40.0g

【制备】　取油相成分（单硬脂酸甘油酯、白凡士林、蜂蜡、液状石蜡、固体石蜡、Span-80）于蒸发皿，水浴加热至 80℃，使其融化；取水相成分（Tween-80、羟苯乙酯、蒸馏水）于小烧杯，加热至 80℃，搅拌下将水相缓缓加入油相，恒温搅匀几分钟，在室温下搅拌至冷凝，即得。

【操作注意】　制备中温度控制非常重要。

3. 水溶性软膏基质的制备

A. 卡波姆凝胶基质的制备

【处方】

卡波姆 940	0.75g
甘油	25g
蒸馏水	19ml
1% 苯甲酸钠水溶液	1ml
15% 三乙醇胺水溶液	5ml

【制备】

（1）称取卡波姆 940，在搅拌下缓慢加入甘油中，充分搅拌至卡波姆 940 全部分散。

（2）加入处方量的蒸馏水，搅拌均匀后，加三乙醇胺溶液，搅拌均匀后，再加入苯甲酸钠水溶液，搅拌均匀，即得。

【操作注意】

（1）将卡波姆 940 分散在甘油中时，应注意分散均匀，不应成团或有白色颗粒。

（2）15% 三乙醇胺溶液的配制：称取三乙醇胺 15g，加蒸馏水稀释至 100ml，即得。

（3）1% 苯甲酸钠溶液的配制：称取苯甲酸钠 1g 至 100ml 容量瓶中，用蒸馏水溶解并稀释至刻度，摇匀，即得。

B. 甲基纤维素软膏基质

【处方】

甲基纤维素	2.0g
甘油	2.0g
1% 苯甲酸钠水溶液	2ml
蒸馏水	14ml

【制备】　取处方量甲基纤维素于研钵中,加处方量甘油研匀,边研边将苯甲酸钠水溶液及处方量蒸馏水缓缓加入,研匀即得。

C. 羧甲基纤维素钠软膏基质

【处方】

羧甲基纤维素钠	1.2g
甘油	3.0g
羟苯乙酯	0.04g
蒸馏水	适量
制成	20.0g

【制备】　取处方量羧甲基纤维素钠于研钵中,加处方量甘油研匀。将处方量羟苯乙酯溶于 12ml 蒸馏水中,再将羟苯乙酯水溶液缓缓加入研钵,研磨均匀,加蒸馏水至全量,研磨均匀,即得。

【操作注意】　羧甲基纤维素钠为水溶性高分子物质,如直接加入水中易成团,不易分散,溶胀时间较长,如先用甘油研磨分散后再加水,溶解速度加快。

4. 5% 双氯芬酸钾软膏剂的制备

【处方】

双氯芬酸钾粉末	0.5g
不同类型基质	9.5g
制成	10.0g

【制备】

(1)双氯芬酸钾单软膏剂的制备:称取双氯芬酸钾粉末 0.5g 置于研钵中,分次加入单软膏基质 9.5g,研匀,即得。

(2)双氯芬酸钾凡士林软膏剂的制备:称取凡士林 9.5g 于蒸发皿中,置水浴上加熔化,搅拌下加入双氯芬酸钾粉末 0.5g,搅匀,室温下搅拌冷却至凝固,即得。

(3)双氯芬酸钾 O/W 乳剂型软膏的制备:称取双氯芬酸钾粉末 0.5g 置于研钵中,分次加入 O/W 型乳剂基质 9.5g,研匀,即得。

(4)双氯芬酸钾 W/O 乳剂型软膏的制备:称取双氯芬酸钾粉末 0.5g 置于研钵中,分次加入 W/O 型乳剂基质 9.5g,研匀,即得。

(5)双氯芬酸钾水溶性软膏剂的制备:称取双氯芬酸钾粉末 0.5g 置于研钵中,分次加入水溶性基质 9.5g,研匀,即得。

【操作注意】　双氯芬酸钾需先粉碎成细粉[按《中国药典》(2020 年版)标准应过 100 目筛]。

【质量评价】　比较不同基质的软膏剂中药物的释放速度。

(1)取已制备的 5 种双氯芬酸钾软膏剂,分别填装于释放装置(图 19-1)的供给池中(装填量约为 1.5cm 高),擦净池口边缘多余的软膏剂,池口用玻璃纸包扎,使玻璃纸无皱褶且与软膏紧贴无气泡,以保持固有释放面积。

(2)将上述装有软膏剂的供给池置于接收池上(玻璃纸面朝向接收池,并放入搅拌子),用夹子紧固两池后,将37℃的释放介质蒸馏水装入接收池,排净气泡,并记录接收液的体积,置于37℃±1℃的恒温水浴中,转速适宜(如250r/min),分别于15分钟、30分钟、45分钟、60分钟、90分钟、120分钟和150分钟取样,每次取出全部接收液(或定量吸取5ml),并同时补加同体积的蒸馏水,按(3)中含量测定方法测定释放液中双氯芬酸钾的含量。

(3)含量测定

1)标准曲线的制备:精密称取经105℃干燥至恒重的双氯芬酸钾对照品适量,加水溶解并定量稀释成每1ml中含5μg、7.5μg、12μg、16μg、20μg的溶液,照分光光度法[《中国药典》(2020年版)四部通则"0401 紫外-可见分光光度法"],在275nm的波长处测定吸光度,以浓度为横坐标、吸光度为纵坐标进行线性回归,得标准曲线。

2)样品含量测定:将各时间样品液在275nm波长处法测定吸光度,将吸光度代入标准曲线中计算药物浓度,并求得各时间药物累积释放量(见附录)。

【操作注意】

(1)在测定释放样品药物含量时,如果吸光度超过0.8,则用水适当稀释后再测定,测定后要将稀释的倍数代入结果中。

(2)接收池中的释放液注意要加满,不应有气泡。

5. 4% 黄芩素软膏剂的制备

【处方】

黄芩素	0.4g
不同类型基质	9.6g
制成	10.0g

【制备】

(1)黄芩素单软膏剂的制备:称取黄芩素粉末0.4g置于研钵中,分次加入单软膏基质9.6g,研匀,即得。

(2)黄芩素凡士林软膏剂的制备:称取凡士林9.6g于蒸发皿中,置水浴上加热熔化,搅拌下加入黄芩素粉末0.4g,搅匀,冷却凝固,即得。

(3)黄芩素O/W乳剂型软膏的制备:称取黄芩素粉末0.4g置于研钵中,分次加入O/W型乳剂基质9.6g,研匀,即得。

(4)黄芩素水溶性软膏剂的制备:称取黄芩素粉末0.4g置于研钵中,分次加入水溶性基质9.6g,研匀,即得。

【操作注意】 黄芩素需先粉碎成细粉[按《中国药典》(2020年版)标准应过100目筛]。

【质量评价】 比较不同基质的软膏剂中药物的释放速度。

(1)取已制备的4种黄芩素软膏剂,分别填装于Franz扩散池的给药池中(管高约为2cm),装填量约为1.5cm高,管口用玻璃纸包扎,使管口的玻璃纸无皱褶且与软膏紧贴无气泡。

(2)将上述Franz扩散池安装好,放入搅拌子,置于37℃±1℃的恒温水浴中,保温,搅拌,分别于15分钟、30分钟、45分钟、60分钟、90分钟、120分钟取样,每次取出5ml(每次取前应搅拌均匀),并同时补加5ml蒸馏水,按(3)中含量测定方法测定释放液中黄芩素含量。

（3）含量测定：精密称取经 105℃ 干燥至恒重的黄芩素对照品适量，加水溶解并定量稀释成每 1ml 中含 5μg、7.5μg、10μg、12.5μg、15μg、17.5μg 的溶液，照分光光度法［《中国药典》（2020 年版）四部通则 "0401 紫外 - 可见分光光度法"］，在 275nm 的波长处测定吸光度，以浓度为横坐标、吸光度为纵坐标进行线性回归，得标准曲线。另取各时间样品液 5ml，置 50ml 容量瓶中，加水稀释至刻度，摇匀，同法测定吸光度，将吸光度代入标准曲线中计算，得出累积释放量。

（4）操作注意：在测定释放样品时，如果吸光度超 0.8，则用水适当稀释后，再行测定，测定后要将稀释的倍数代入结果中。

四、实验结果与讨论

1. 将制得的各种双氯芬酸钾（或黄芩素）软膏涂布在自己的皮肤上，评价是否细腻，比较不同种软膏的黏稠性与涂布性，讨论每种软膏中各组分的作用。

2. 记录不同时间不同软膏基质双氯芬酸钾（或黄芩素）的释放量，列于表 19-1 中。

表 19-1　不同软膏基质双氯芬酸钾（或黄芩素）的释放量

时间 /min	基质			
	凡士林	单软膏	乳剂型基质	水溶性基质
15				
30				
45				
60				
90				
120				

以释药量对时间作图，得不同基质的双氯芬酸钾（或黄芩素）软膏的释放曲线，讨论 4 种基质中药物释放速度的差异。

五、思考题

1. 油脂性、乳剂型和水溶性软膏基质的作用特点有哪些？
2. 试比较乳剂型软膏基质与乳剂在组成和作用等方面有何不同。
3. 在软膏剂的制备过程中药物如何加入？
4. 影响药物从软膏剂中释放的因素有哪些？
5. 药物释放实验中，半透膜的选择有何要求？

六、附录

（一）释放装置

释放装置如图 19-1 所示。

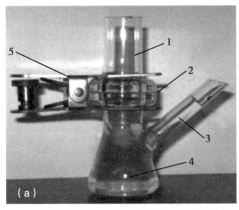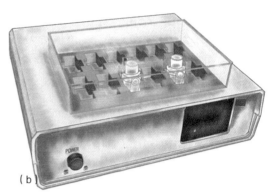

1. 供给池;2. 玻璃纸;3. 取样口;4. 接收池;5. 固定夹。

图 19-1 释放装置

(a)释放池;(b)释放仪。

(二)累计释放量的计算

由标准曲线计算得到药物浓度 C,用式(19-1)校正浓度后,应用式(19-2)计算累计释放量。

$$C'_n=C_n+\frac{V}{V_0}\sum_{i=1}^{n-1}C_i \qquad 式(19\text{-}1)$$

式(19-1)中,C'_n 为校正的浓度,C_n 为 n 时间点的测得浓度,V 为取样体积,V_0 为接收池中的接收液的总体积。

则累计释放量为:

$$M=C'_n\times V \qquad 式(19\text{-}2)$$

(三)软膏的质量要求

根据《中国药典》(2020 年版)四部通则"0109 软膏剂乳膏剂"的规定,对软膏剂应进行质量检查。

(杨 丽)

实验二十　栓剂的制备

一、实验目的

1. 掌握热熔法制备栓剂的工艺和操作要点。
2. 掌握置换价测定方法及应用。
3. 熟悉栓剂基质的分类和应用。
4. 了解栓剂的质量评价。

二、实验原理

1. 栓剂的定义和分类　栓剂(suppository)是指药物与适宜基质制成供腔道给药的固体制剂。栓剂根据施药腔道的不同,分为直肠栓、阴道栓和尿道栓;根据药物释放的不同,分为普通栓和持续释药的缓释栓。栓剂既可以发挥局部作用,也可以发挥全身作用。目前,常用的栓剂有肛门栓(直肠栓)和阴道栓。肛门栓一般做成鱼雷形或圆锥形,阴道栓有球形、卵形、鸭舌形等形状。

2. 栓剂的一般质量要求　栓剂中的药物与基质应混合均匀,外形完整光滑,常温下应为固体,但塞入腔道遇体温时,应能融化、软化或溶化,并与分泌液混合,逐渐释放出药物,发挥局部或全身作用;应无刺激性,有适宜的硬度,以便于使用、包装、贮藏。

3. 栓剂基质的种类　栓剂基质分为油脂性基质和水溶性基质。常见的油脂性基质有可可豆脂、半合成或全合成脂肪酸甘油酯,水溶性基质有甘油明胶、聚乙二醇、聚氧乙烯(40)硬脂酸脂(S-40)、泊洛沙姆188等。在栓剂的处方中,根据不同目的可加入相应的附加剂,如表面活性剂、稀释剂、吸收促进剂、抗氧剂、润滑剂及防腐剂等。

4. 栓剂的制备工艺　栓剂的制备方法有搓捏法、冷压法和热熔法3种。其中热熔法最为常用,其制备工艺流程见图20-1。

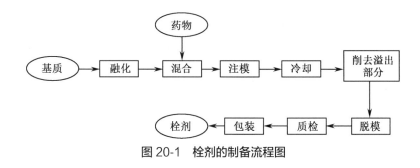

图 20-1　栓剂的制备流程图

125

为了使栓剂冷却成型后易从栓模中推出,模孔内侧应涂润滑剂,对水溶性基质涂油溶性润滑剂,如液状石蜡;油溶性基质涂水溶性润滑剂,如软皂、甘油及 90% 乙醇(1∶1∶5)的混合液。

5. 置换价　为了确定基质用量以保证栓剂剂量的准确,需预测药物的置换价(f)。置换价是主药的重量与同体积基质的重量比值。即 f = 药物密度 / 基质密度。当基质和药物的密度未知时,可用式(20-1)计算:

$$f = \frac{W}{G-(M-W)} \qquad \text{式(20-1)}$$

式(20-1)中, W 为每粒栓剂中主药的重量, G 为每粒纯基质栓剂的重量, M 为每粒含药栓剂的重量。

根据求得的置换价,计算出每粒栓剂中应加的基质质量(E)为:

$$E = G - \frac{W}{f} \qquad \text{式(20-2)}$$

6. 栓剂的质量评定　栓剂的质量评定包括如下内容:主药含量、外形、重量差异、融变时限、释放度及微生物限度等,其中缓释栓剂应进行释放度检查,不再进行融变时限检查。

三、实验内容

(一)实验材料和设备

1. 实验材料　阿司匹林、醋酸氯己定(100 目)、布洛芬微粉(100 目)、聚维酮碘、冰片、半合成脂肪酸酯、硬脂酸钠、甘油、Tween-80、乙醇、明胶、PEG 400、PEG 6000、聚氧乙烯(40)硬脂酸酯(S-40)、枸橼酸(干燥)、碳酸钠(干燥)。

2. 设备与仪器　蒸发皿、水浴锅、栓模、栓剂融变实验仪。

(二)实验部分

1. 置换价的测定　以阿司匹林为模型药物,用半合成脂肪酸甘油酯为基质,进行置换价测定。

A. 纯基质栓的制备

【处方】

半合成脂肪酸酯　　　　　　10g

【制备】

(1)称取半合成脂肪酸酯 10g 置蒸发皿中,于水浴上加热,待 2/3 基质熔化时停止加热,搅拌使全熔。

(2)待基质呈稍黏稠状态时,灌入已涂有润滑剂的栓剂模型内。

(3)冷却凝固后,削去模口上溢出部分,脱模,得到完整的纯基质栓数枚,称重,并计算每枚纯基质的平均重量为 G (g)。

B. 含药栓的制备

【处方】

阿司匹林　　　　　　　　　3g

半合成脂肪酸酯　　　　　　6g

【制备】

(1)称取半合成脂肪酸酯 6g 置蒸发皿中,于水浴上加热,待 2/3 基质熔化时停止加热,搅拌使全熔。

(2)另称取研细的阿司匹林粉末(100 目)3g,分次加至熔融的半合成脂肪酸酯,不断搅拌使药物均匀分散。

(3)待呈黏稠状态时,灌入已涂有润滑剂的模型内,冷却凝固后削去模口上溢出部分,脱模,得到完整的含药栓数枚,称重,并计算每枚平均重量 M(g/ 粒),含药量 $W=M \cdot X\%$,$X\%$ 为药物百分含量。

(4)置换价的计算:将上述得到的 G、M、W 代入式(20-1),可求得阿司匹林的半合成脂肪酸酯的置换价。

【操作注意】

(1)半合成脂肪酸酯为油溶性基质,随着温度升高,其体积增大,灌模时应注意混合物的温度,温度太高,冷却后栓剂易发生中空和顶端凹陷。另外,若药物混杂在基质中,灌模温度太高则药物易于沉降,影响含量均匀度。灌模温度太低,难以一次性完成灌模。故最好在熔融的含药基质具有一定黏稠度时灌模,灌至模口稍有溢出为度,且要一次完成浇膜。灌好的模型应置适宜的温度下冷却一定时间,冷却的温度不足或时间短,常发生黏模;相反,冷却温度过低或时间过长,则又可产生栓剂破碎。

(2)为了保证所测得置换价的准确性,制备纯基质栓和含药栓时应采用同一模具。

2. 阿司匹林(乙酰水杨酸)栓剂的制备

【处方】

阿司匹林(100 目)	6g
半合成脂肪酸酯	适量
制成栓剂	10 枚

【制备】

(1)按上述已求得的阿司匹林对半合成脂肪酸酯的置换价,计算每粒栓剂需加的基质重量及 10 枚栓剂需用的基质重量。

(2)称取计算量的半合成脂肪酸酯置蒸发皿中,于水浴上加热,待 2/3 基质熔化时停止加热,搅拌使全熔。

(3)另称取研细的阿司匹林粉末(100 目)6g,分次加至熔融的半合成脂肪酸酯中,不断搅拌使药物均匀分散。

(4)待此含药基质呈黏稠状态时,灌入已涂有润滑剂的模型内,冷却凝固后削去模口上溢出部分,脱模,即得。

【操作注意】 同上。

【质量检查】 栓剂的外观(包括外表和内部)、重量、重量差异、融变时限等。

【作用与治疗】 本品为直肠栓发挥全身作用,用于普通感冒或流行性感冒引起的发热。也用于缓解轻至中度疼痛,如头痛、牙痛、神经痛、肌肉痛、痛经及关节痛等。

3. 甘油栓的制备

【处方 1】

甘油	10g

硬脂酸	0.8g
氢氧化钠	0.12g
蒸馏水	1.4ml
制成圆锥形肛门栓	5枚

【制备】 取处方量的水中加入氢氧化钠搅拌溶解,加入甘油混合均匀,在水浴上加热至100℃,缓缓加入研细的硬脂酸,不断搅拌,在85~95℃温度下保温,直至溶液澄清,趁热灌入涂有润滑剂的模型内,冷却凝固后削去模口溢出部分,脱模,得甘油栓。

【处方2】

甘油	9.1g
硬脂酸钠	0.9g
制成栓剂	5枚

【制备】

(1)取处方量的甘油于蒸发皿中,置于水浴上加热,缓缓加入硬脂酸钠细粉,随加随搅拌,并在85~95℃温度下保温,直至溶液澄清。

(2)将此溶液趁热注入涂有润滑剂(液状石蜡)的栓模中,冷却凝固后削去模口溢出部分,脱模,即得。

【操作注意】

(1)制备时避免温度过高,搅拌不宜太快,否则引起气泡,使成品浑浊不澄明。

(2)有些处方中,通过硬脂酸与氢氧化钠的皂化反应而形成硬脂酸钠。

【质量检查】 栓剂的外观(包括外表和内部)、重量、重量差异、融变时限等。

【作用与治疗】 本品用于通便。

4. 醋酸氯己定栓的制备

【处方】

醋酸氯己定(100目)	0.2g
Tween-80	1.0g
冰片	0.04ml
乙醇	2ml
甘油	7.2g
明胶	9.0g
蒸馏水	5.6ml
制成栓剂	10枚

【制备】 制备鸭舌形阴道栓10枚。

(1)称取处方量的明胶,置称重的干燥蒸发器中(连同使用的玻璃棒一起称重),加入约20g的蒸馏水浸泡,使明胶溶胀,于水浴上加热得明胶溶液。

(2)再加入处方量的甘油,轻轻搅拌使之混匀,继续加热搅拌,使水分蒸发至处方量为止(称重)。

(3)另取醋酸氯己定与Tween-80混匀,将冰片溶于乙醇中,在搅拌下与醋酸氯己定混合均匀。

(4)将醋酸氯己定混合液加入于甘油明胶溶液中,混匀。

(5)趁热灌入已涂好润滑剂(液状石蜡)的栓模内,经冷却凝固后削去模口溢出部分,脱模,即得。

【操作注意】

(1)甘油、明胶、水三者按一定的比例组成,其比例不同,可得到不同硬度的透明基质。实验过程中需要按处方量控制水分,以保证栓剂的硬度适中。

(2)甘油明胶具有弹性,在体温时不熔融,但能缓缓溶于体液中释放药物,溶解速度与甘油、明胶、水的比例有关。

【作用与治疗】　本品用于治疗宫颈糜烂及阴道炎。

5. 布洛芬栓的制备

【处方】

布洛芬微粉	0.5g
聚乙二醇 400	5g
聚乙二醇 6000	15g
制成栓剂	10 枚

【制备】

(1)称取处方量的 PEG 400 与 PEG 6000 置蒸发皿中,在水浴加热熔融混匀。

(2)加入研细的布洛芬微粉,溶解,混匀。

(3)趁热倾入栓模中,经冷却凝固后削去模口溢出部分,脱模即得。

【操作注意】　布洛芬应研至微粉,再与基质在保温条件下混匀。

【质量检查】　栓剂的外观(包括外表和内部)、重量差异、融变时限等。

【注解】　聚乙二醇为水溶性基质,在体液中不熔化,但能缓缓溶解于体液中释放药物。

【作用与治疗】　本栓剂用于普通感冒或流行性感冒引起的发热。也用于缓解轻至中度疼痛,如头痛、关节痛、偏头痛、牙痛、肌肉痛、神经痛。

6. 聚维酮碘泡腾栓的制备

【处方】

聚维酮碘	2.0g
S-40	35.0g
枸橼酸(干燥)	2.0g
碳酸氢钠(干燥)	2.5g
制成栓剂	10 枚

【制备】

(1)将已干燥的枸橼酸和碳酸氢钠分别研细,过 100 目筛备用。

(2)将 S-40 加热熔融,用无水 $CaCl_2$ 脱水后,滤除 $CaCl_2$ 后用电热套保温(约 50℃)使 S-40 处于熔融状态。

(3)在搅拌下加入药物细粉和泡腾剂,混合均匀。

(4)趁热倾入鸭嘴形栓模中,经冷却凝固后削去模口溢出部分,脱模,即得。

【操作注意】

(1)处方中枸橼酸和碳酸氢钠为泡腾剂,使用时一定为干燥状态,临用前可将枸橼酸在 105℃干燥 1 小时,碳酸氢钠干燥 2 小时。

(2)泡腾栓剂的基质熔融时用电热套加热,以防水浴时水蒸气的带入。

(3)泡腾栓的优点是用药后可产生大量泡沫,从而增加了药物与阴道和宫颈黏膜的接触,并使药物能渗入到黏膜皱褶深部,充分发挥治疗作用。

(4)融变时限检查过程中需要加挡板。

【质量检查】 按常规栓剂质量检查外观、重量、重量差异、融变时限,并按泡腾栓发泡实验检查起泡时间、最大发泡量及持续时间。

【作用与治疗】 本栓剂用于阴道炎的治疗。

四、实验结果与讨论

1. 实验结果记录于表 20-1 和表 20-2 中,并评价其质量。

表 20-1　各种栓剂的质量检查结果

品名	评价指标			
	外观(外表、内部)	重量 /g	重量差异限度(合格否)	融变时限 /min
阿司匹林栓				
甘油栓				
醋酸氯己定栓				
布洛芬栓				
聚维酮碘栓				

表 20-2　聚维酮碘泡腾栓的发泡结果

检查内容	起泡时间 /s	最大发泡量 /ml	泡沫持续时间 /min
聚维酮碘泡腾栓			

2. 比较 5 种栓剂中所用的基质类型,讨论栓剂基质选择时应考虑的因素。

五、思考题

1. 热溶法制备阿司匹林栓剂应注意什么问题?
2. 什么情况下需计算置换价? 置换价的计算还有哪些方法?
3. 为什么栓剂要测定融变时限?

六、附录

1. 栓剂重量差异检查　参照《中国药典》(2020 年版)四部通则"0107 栓剂"进行:取供试品 10 粒,精密称定总重量,求得平均粒重后,再分别精密称定各粒的重量,每粒重量与平均粒重相比较,按表 20-3 的规定,超出重量差异限度的药粒不得多于 1 粒,并不得超出限度 1 倍。

表 20-3 栓剂重量差异限度表

平均粒重 /g	重量差异限度 /%
≤ 1.0	±10
>1.0~3.0	±7.5
>3.0	±5

2. 栓剂的融变时限 参照《中国药典》(2020 年版)四部通则"0922 融变时限检查法"栓剂项进行。

装置:栓剂融变实验仪。

检查法:取供试品 3 粒,在室温放置 1 小时后,分别放在 3 个金属架的下层圆板上,装入各自的套筒内,并用挂钩固定。除另有规定外,将上述装置分别垂直浸入盛有不少于 4L 的 37.0℃ ±0.5℃水的容器中,其上端位置应在水面下 90mm 处。容器中装一转动器,每隔 10 分钟在溶液中翻转该装置 1 次。

判断结果:除另有规定外,脂肪性基质的栓剂 3 粒均应在 30 分钟内全部融化、软化或触压时无硬心;水溶性基质的栓剂 3 粒均应在 60 分钟内全部溶解。如有 1 粒不符合规定,应另取 3 粒复试,均应符合规定。

3. 泡腾栓发泡实验 取 25ml 具塞刻度试管(内径 1.5cm)10 支,各精密加水 2ml,置 37℃ ±1℃水浴中 5 分钟后,各管中分别投入栓剂 1 枚,密塞,观察起泡时间、最大发泡量、起泡持续时间。

(徐月红)

实验二十一　中药制剂的制备

中药制剂之一（酊剂、流浸膏的制备）

一、实验目的

1. 掌握浸渍法、渗漉法制备酊剂、流浸膏剂的方法。
2. 掌握酊剂、流浸膏剂对药物含量的一般规定。
3. 熟悉物料平衡的含义及其在浸出制剂质量控制中的应用。
4. 了解超声波强化浸出方法在浸出过程中的应用。

二、实验原理

　　浸出制剂系指用适当的溶剂和方法,从药材(动物、植物)中浸出有效成分所制得的供内服或外用的药物制剂。主要有汤剂、酒剂、酊剂、流浸膏剂、浸膏剂等。

　　酊剂系指药品用规定浓度的乙醇浸出或溶解而制成的澄清液体制剂,也可用流浸膏稀释制成。供口服或外用。一般酊剂每100ml相当于原药材20g,含毒剧药酊剂的有效成分应根据其半成品的含量加以调整,也可按100ml相当于原药材10g。酊剂的制备方法有浸渍法、渗漉法和稀释法(化学药物用溶解法),其中渗漉法使用较多。为了提高浸出效率,减少无效物质的浸出,生产上亦采用恒温循环浸渍的浸出工艺。

　　流浸膏系指药材用适宜的溶剂提取,蒸去部分溶剂,调整至规定浓度而成的液体制剂。流浸膏除特别规定外,每1ml流浸膏与原药材1g相当。

　　为了改善酊剂等浸出制剂的澄清度及卫生标准,除结合药材成分、性质进行适宜的净化处理外,亦可选用超滤法处理。

三、实验内容

(一) 实验材料和设备

1. 实验材料　橙皮(粗粉)、干姜(粗粉)、桔梗(粗粉)、药用乙醇。
2. 设备与仪器　渗漉筒、脱脂棉、纱布、广口磨口瓶、木槌、超声清洁机、乙醇回流装置。

（二）实验部分

1. 橙皮酊的制备

【处方】

橙皮（粗粉）　　　50g

乙醇（70%）　　　500ml

【制备】　可用3种提取方法。

（1）渗漉法：取处方量橙皮粗粉，置于有盖容器中，加乙醇30~40ml，均匀润湿，密闭，放置30分钟。另取脱脂棉团用溶剂润湿后平铺渗漉筒底部，然后分次将已润湿的橙皮粗粉投入渗漉筒内，每次投入后用木槌均匀压平，然后在橙皮粉表面用滤纸覆盖后加少许碎瓷石以防溶剂加入时粉末泛起，然后将橡皮管的螺旋止水夹放松，将管口向上，缓缓不断地倒入适量70%乙醇并始终保持液面高出药粉数厘米，待溶剂自出口流出时，夹紧螺旋夹，流出液可倒回筒内（量多时可另器保存），加盖浸渍24小时后，缓缓渗漉（1~2ml/min）至流出液达酊剂的需要量，停止渗漉。静置，取上清液即得。

（2）浸渍法：称取干燥橙皮粗粉20g，放入广口磨口瓶中，加入70%乙醇200ml，置30℃处，定时振摇，浸渍3天，倾取上层浸渍液，用纱布过滤，残渣用力压榨，使残液完全压出，与滤液合并，放置24小时，过滤即得。

（3）超声强化浸出法：称取干燥橙皮粗粉20g，放入广口磨口瓶中，加乙醇30~40ml，加盖瓶塞，置超声清洁机（输出功率不小于250W）槽内水液中，开机调节频率，使面板电流值指示为最小值，调节功率在250W，超声浸出1小时，停机，倾取上层清液，用纱布过滤，残渣用力压榨出残液，与滤液合并，静置1小时，过滤澄清即得。

【操作注意】

（1）浸出用乙醇浓度应适宜，使有效成分提取完全，同时在浸渍和渗漉过程中要防止乙醇挥发。

（2）浸渍法在浸渍期间，应注意适宜的温度并不时振摇，以利活性成分的浸出。

（3）超声强化浸出时应注意调节频率与功率，并使清洗槽内水液的液面略高于容器内药材及浸出溶剂的液面，以利强化浸出。

（4）渗漉法注意事项详见姜流浸膏项下。

【质量检查】

（1）外观。

（2）含乙醇量应为48%~58%，分析方法见附录。

（3）有效成分的定性分析（采用薄层色谱法，详见附录）。

2. 姜流浸膏的制备

【处方】

干姜粗粉　　　100g

乙醇（90%）　　适量

【制备】　按渗漉法制备。

（1）取干姜粗粉，用乙醇（90%）作溶剂，浸渍24小时润湿后，以1~3ml/min速度渗漉，收集初渗滤液850ml另器保存，继续渗漉至漉液接近无色，且无姜的香辣味时，停止渗漉，作为续漉液。

（2）将所得的续漉液蒸馏回收乙醇后，在60℃以下加热搅拌浓缩至稠膏状。与初漉液混合均匀,过滤。

(3)分取 20ml,依法测定含量。

(4)加乙醇稀释,使含量和含醇量符合规定标准,静置,过滤即得。

【操作注意】

(1)药材粉碎程度应适中,依据用量不同,药材质地不同,粉碎的粒度也不同。

(2)药材润湿与浸渍时间常因药材质地与溶剂的种类不同而异,以能使药材充分润湿膨胀为度。可根据药材的吸水率选择润湿溶剂的用量。

(3)制备流浸膏时,初滤液应另器保存,续滤液宜充分浸出有效成分,可按溶剂用量,渗滤液的色、香、味及其化学检查方法决定。

(4)渗漉速度应适中,过快时,将影响有效成分的充分浸出,同时也增加了溶剂的消耗。

【质量检查】

(1)外观。

(2)含乙醇量应为 72%~80%。具体操作详见附录。

(3)醚溶性物质的含量不得少于 4.5%。检查方法见附录。

3. 桔梗流浸膏的制备

【处方】

桔梗(粗粉)	60g
乙醇(70%)	适量
共制成	60ml

【制备】

(1)称取桔梗粗粉,按渗漉法制备,浸渍 48 小时,缓缓渗漉,流速 1~3ml/min,先收集药材总量的 85%,另器保存,继续渗漉,待可溶性成分完全漉出。

(2)将第 2 次渗滤液在 60℃以下减压蒸馏,回收乙醇浓缩至糖浆状。

(3)加入初滤液混合后,添加适量溶剂使成 60ml,静置数日,过滤,即得。

【操作注意】 同姜流浸膏项下。

【质量检查】

(1)外观。

(2)含乙醇量应为 40%~50%。具体操作详见附录。

(3)编制乙醇的物料平衡,详见附录。

四、实验结果与讨论

1. 橙皮酊

(1)橙皮酊成品为_____色澄明液体。

(2)含醇量测定(方法见附录)结果:含醇量为_____%。采用超声强化浸出应注意调节频率和功率,并使清洗槽内水液的液面略高于广口瓶内药材及浸出溶剂的液面,以利强化浸出。浸渍法中若采用热浸法,应注意适宜的温度并不断振摇,以利活性成分的浸出。

(3)根据薄层色谱法试验(方法见附录)结果绘制 TLC 图谱并讨论。

2. 姜流浸膏

(1)描述外观性状。

(2)含醇量测定(方法见附录)结果:含醇量为_____%。

(3)醚溶性物质(测定方法见附录)的重量为_____%(g/ml),并讨论。

　3. 桔梗流浸膏

(1)描述外观性状。

(2)含醇量测定(方法见附录)结果:含醇量为_____%,并讨论。

(3)将制备过程中的醇用量及含醇量数据填入表 21-1。根据制备桔梗流浸膏实际消耗乙醇量、回收乙醇量等最后求出损耗百分率。

表 21-1　制备桔梗流浸膏的醇用量及含醇量

消耗记录	用量 /ml	折合成 95% 醇量 /ml	获得记录	含醇量 /%	折合成 95% 醇量 /ml
70% 醇润湿药材			成品流浸膏		
初漉液醇用量			回收乙醇		
渗漉过程醇用量			损耗		
稀释膏体醇用量					
总计醇用量			总计		

五、思考题

1. 橙皮酊还有哪些制备方法? 能否用橙皮挥发油溶于乙醇中制得? 试比较其优缺点及适用性。

2. 除超声强化浸出外,还有哪些强化浸出工艺?

3. 橙皮酊和姜流浸膏(或桔梗流浸膏)均用渗漉法制备,其差异在哪里?

4. 本实验中 3 个制剂都有含乙醇量的规定,其意义何在?

5. 影响桔梗流浸膏稳定性的主要因素有哪些? 简述其稳定化措施。

6. 编制物料平衡表有何意义?

六、附录

1. 沸点法测定含醇量　量取样品 50ml,加至容器内,同时加入少量止爆剂,在石棉网上加热,当样品温度升达 60~70℃时继续缓缓加热至沸腾状态,从样品开始沸腾经 5~10 分钟准确测量沸点(精确到 0.1℃),并按表 21-2 查出样品的含醇量。

沸点的校正:大气压每差 360Pa 时相差 0.1℃。当气压高于 131 025Pa 时,将表上查得的沸点值减去校正值。反之,低于 131 025Pa 时,则加上校正值。

2. 乙醇的物料平衡　物料平衡是检查生产的一种手段,它不仅指明原料与产品的平衡现象,更重要的是反映生产上存在的问题,可作为改进和提高生产处方和工艺的参考。

流浸膏制剂生产中,可以通过醇的投入量和制成流浸膏剂后回收醇的量以及生产过程的醇损耗量求算醇的物料平衡。醇的总用量可用物料平衡式(21-1)表示。

$$g = g_1 + g_2 + g_3$$　　　　　　　式(21-1)

式(21-1)中,g 为醇的总用量,g_1 为制成产品的含醇量,g_2 为回收醇的量,g_3 为生产过程中醇的损耗量。

$$醇的消耗百分率 = \frac{g_3}{g_1+g_2+g_3} \qquad 式(21-2)$$

表 21-2 醇含量(v/v)与沸点对照表

沸点 /℃	醇含量 /%	沸点 /℃	醇含量 /%	沸点 /℃	醇含量 /%	沸点 /℃	醇含量 /%
99.3	1	87.1	25	82.9	49	80.5	73
98.3	2	86.8	26	82.8	50	80.4	74
97.4	3	86.6	27	82.7	51	80.3	75
96.6	4	86.4	28	82.6	52	80.2	76
96.0	5	86.1	29	82.5	53	80.1	77
95.1	6	85.9	30	82.4	54	80.0	78
94.3	7	85.6	31	82.3	55	79.9	79
93.7	8	85.4	32	82.2	56	79.8	80
93.0	9	85.2	33	82.1	57	79.7	81
92.5	10	85.0	34	82.0	58	79.6	82
92.0	11	84.9	35	81.9	59	79.5	83
91.5	12	84.6	36	81.8	60	79.45	84
91.1	13	84.4	37	81.7	61	79.4	85
90.7	14	84.3	38	81.6	62	79.3	86
90.5	15	84.2	39	81.5	63	79.2	87
90.0	16	84.1	40	81.4	64	79.1	88
89.6	17	83.9	41	81.3	65	79.0	89
89.1	18	83.8	42	81.2	66	78.85	90
88.8	19	83.7	43	81.1	67	78.8	91
88.5	20	83.5	44	81.0	68	78.7	92
88.1	21	83.3	45	80.9	69	78.6	93
87.8	22	83.2	46	80.8	70	78.5	94
87.5	23	83.1	47	80.7	71	78.3	95
87.2	24	83.0	48	80.6	72		

3. 醚溶性物质的含量测定 精密吸取样品 20ml,水浴蒸去乙醇,放冷,加乙醚 50ml,用玻璃棒搅拌使醚溶性物质溶解,倾取乙醚液,过滤,残液继续用乙醚提取 2~3 次,每次 50ml,过滤,合并乙醚液,低温回收乙醚,残渣置硫酸干燥器中干燥 24 小时,精密称定,即得供试物中含有醚溶性物质的重量(不得少于 4.5%)。

4. 薄层色谱法试验 取酊剂 2ml,水浴蒸干,加甲醇 5ml 溶解,浓缩至 1ml,作为供试品溶液。另取橙皮苷对照品加甲醇制成饱和溶液,作为对照溶液。照《中国药典》(2020 年版)四部通则"0502 薄层色谱法"试验,吸取上述两种溶液各 2μl,分别点于同一用 0.5% 氢氧化钠制备的硅胶 G 薄层板上,以乙酸乙酯 - 甲醇 - 水(100∶17∶1)为展开剂,展开至约 3cm,取出,晾干,再以甲苯 - 乙酸乙酯 - 甲酸 - 水(20∶10∶1∶1)的上层溶液为展开剂,展开至 8cm,取出,晾干,喷以三氯化铝试液,置紫外灯(365nm)下检视,供试品与对照品色谱相应位置上显相同颜色的荧光斑点。

中药制剂之二(中药颗粒剂的制备)

一、实验目的

1. 通过本实验掌握中药颗粒剂的制备方法。
2. 熟悉颗粒剂的质量检查内容。

二、实验原理

中药颗粒剂是将中草药的浓缩稠膏加入部分药粉或赋形剂中混合均匀后制成的具有一定粒度的干燥颗粒状制剂,是中药的主要剂型之一。它的主要用法是用热水冲服,因此习惯上叫冲剂。《中国药典》(2000 年版)开始已取消"冲剂"名称,叫"颗粒剂"。但商品名中还保留"冲剂"。颗粒剂可分为可溶性颗粒、混悬颗粒、泡腾颗粒、肠溶颗粒、缓释颗粒和控释颗粒等。

三、实验内容

(一) 实验材料与设备

1. 实验材料　大青叶、板蓝根、连翘、草河车、药用乙醇、糊精、淀粉。
2. 设备与仪器　煎煮锅、水浴锅、16 目筛网、烘箱。

(二) 实验部分

感冒退热颗粒剂的制备:

【处方】

大青叶	62.5g
板蓝根	62.5g
连翘	31.3g
草河车	31.3g

【制备】　中药颗粒剂的制法一般分为煎煮、浓缩、制粒、干燥和包装几个步骤。

(1)煎煮:将处方中的四味药适当粉碎后,按处方量称取,置煎煮锅中,加水煎汁。第一煎加水量为生药的 8~10 倍,待沸后,以小火保持微沸状态 0.5~1 小时;第二煎加水量为生药的 4~6 倍,煮沸 10~30 分钟。合并两次煎液,用双层纱布或白布过滤。

(2)浓缩:将合并的滤液进行浓缩,先直火加热,浓缩到一定稠度时,再改用低温水浴浓缩,收膏的浓度为 1:1,即 1g 稠膏相当于 1g 生药标准的稠厚浸膏。

(3)稠膏的处理:当中草药的有效成分溶于稀乙醇时,为了除去杂质并减少服用量,可在稠膏中加入 95% 的乙醇,边加醇边搅拌,使乙醇浓度达 60% 左右,静置 12~24 小时,滤除沉淀,滤液回收乙醇,蒸发至稠膏状。

(4)制粒:称定稠膏的量,加入其 4 倍量的蔗糖粉和两倍量的糊精或淀粉作吸收剂,混合均匀,用 66% 乙醇调节干湿度,过 16 目筛制粒。

(5)干燥:将制得的颗粒在 60~80℃进行干燥或减压干燥,必要时用 16 目筛整粒使颗粒均匀一致。

(6)包装:把干燥好的颗粒分装于药用塑料袋中,在阴凉干燥处保存。

【质量检查】

(1)粒度检查:取单剂量包装的颗粒剂 5 袋或多剂量包装的 1 袋,称定重量,置相应的药筛中,保持水平状态过筛,水平震荡,边筛动边拍打 3 分钟,不能通过一号筛与能通过五号筛的颗粒和粉末总和不得超过供试量的 15%。

(2)溶解性检查:取供试品 10g,加热水 200ml,搅拌 5 分钟,可溶性颗粒应全部溶解或轻微浑浊,但不得有异物。

(3)装量差异限度检查:取颗粒剂 10 袋,除去包装分别精密称定每袋内容物的重量,求出每袋内容物重量与平均装量。每袋装量与平均装量相比较,按重量差异限度为 ±5%,超出装量差异限度的颗粒剂不得多于 2 袋,并不得有 1 袋超出装量差异限度的 1 倍。

(4)干燥失重检查:取供试品 1g 精密称定,除另有规定外,在 105℃干燥至恒重,含糖颗粒应在 80℃减压干燥,减失重量不得超过 2%。

【注解】

(1)该方法为制备中草药颗粒剂的传统方法,根据处方中有效成分的性质,可选用不同的提取、浓缩方法,如用乙醇或其他有机溶剂提取,采用薄膜浓缩干燥、喷雾干燥等可提高有效成分的含量,而且可减少活性成分的损失。

(2)制粒过程中稠膏与蔗糖粉的比例,应视膏中所含药物成分的性质及稠膏的含水量决定,一般约为 1:(2.5~4),为了减少糖粉用量,也可酌情加部分糊精、淀粉或利用处方中部分药物粉末为赋形剂制粒。

(3)若制得的颗粒大小悬殊,整粒时先在制粒后用筛筛过,再用较细的药筛筛除过细颗粒,保证成品均匀一致,筛除的细粉可重新制粒使用。

(4)若处方中含有挥发性成分或香料,可将这些成分溶于适量 95% 乙醇中,雾化喷洒在干燥的颗粒上,或用环糊精包合后制粒。

四、实验结果与讨论

1. 粒度检查 5 袋颗粒剂的重量为_____g,大于一号筛的颗粒重量为_____g,小于五号筛的颗粒重量为_____g,这两部分颗粒重占总重量的_____%。说明是否合格。

2. 溶解性检查 取 1 袋颗粒剂,加 20 份热水,搅拌 5 分钟。观察结果:澄清、混悬、焦屑等杂质。

3. 将装量差异检查结果填入表 21-3 中,检查是否合格,并讨论。

表 21-3　装量差异检查结果(平均每袋重量：___g)

编号	重量/g	差异/g	差异/%	编号	重量/g	差异/g	差异/%
1				6			
2				7			
3				8			
4				9			
5				10			

4. 干燥失重检查　颗粒干燥恒重前精密称重为_____g,颗粒干燥恒重后精密称重为_____g,减失重量_____%。

五、思考题

1. 在生药材的提取和浓缩过程中为何进行醇沉处理?
2. 本实验中制得的颗粒剂属哪一类型的颗粒剂?

中药制剂之三(中药片剂的制备)

一、实验目的

1. 掌握复方中药片剂的制备方法。
2. 熟悉中药片剂的质量检查项目与要求。

二、实验原理

根据处方中不同中药材的不同部位、质地和所含的有效成分,采用不同的粉碎和提取方法处理后用湿法制粒压片法压片。

三、实验内容

(一) 实验材料与设备

1. 实验材料　连翘、桔梗、薄荷、荆芥穗、金银花、牛蒡子、淡豆豉、甘草、淡竹叶、蔗糖粉、硬脂酸镁、药用乙醇。
2. 设备与仪器　80 目药筛、16 目与 18 目制粒筛、挥发油提取器、渗漉筒、烘箱、压片机。

(二) 实验部分

清凉润喉片的制备:

【处方】

连翘	3 000g	桔梗	1 800g	薄荷	1 800g
荆芥穗	1 200g	金银花	3 000g	牛蒡子	1 600g
淡豆豉	1 500g	甘草	1 500g	淡竹叶	1 200g
共制成				10 000 片	

【制备】

(1)取金银花 1 800g、甘草 480g,粉碎成 80~100 目细粉,备用。

(2)取薄荷、连翘、荆芥穗分别置挥发油提取器内,加水 10~12 倍,提取挥发油,备用。

(3)将药渣与所剩的甘草、淡豆豉一起加水煎煮 2 次。第 1 次加 8 倍量水煎煮 2 小时,第 2 次加 6 倍量水煎煮 1 小时,滤取两次药液,合并,静置。

(4)另取剩下的金银花和淡竹叶用热浸法提取 3 次。第 1 次加 10 倍量水浸渍 2 小时,第 2 次加 8 倍量水浸渍 1 小时,第 3 次加 8 倍量水浸渍 1 小时。合并 3 次滤液,与薄荷、甘草等煎液合并,浓缩成稠膏。

(5)取牛蒡子粗粉,用 7 倍量 70% 乙醇按渗漉法提取,收集漉液,回收乙醇并浓缩成稠膏。

(6)将金银花等细粉与甘草、金银花、牛蒡子等稠膏混合均匀,低温减压干燥或喷雾干燥,再粉碎成 80~100 目的细粉。

(7)用 50% 乙醇为润湿剂制软材,过 16~18 目筛制粒,干燥。

(8)整粒时将薄荷油等挥发油喷洒于颗粒内,搅拌密闭放置 2 小时。

(9)加 0.5% 的硬脂酸镁,混匀,压片,片重约为 0.6g。

【质量检查】

(1)薄荷、连翘、荆芥穗以及金银花、淡竹叶和牛蒡子的总出膏率 /1 000g。

(2)薄荷、连翘、荆芥穗的提油量。

(3)中药片剂的常规质量检查:外观、片重差异、崩解时限。

【注解】

(1)处方中薄荷、连翘、荆芥穗均含有挥发油,故先加水,水蒸气蒸馏法提取挥发油,该药渣和药液与其他药共煎。

(2)部分金银花、甘草干燥后粉碎成细粉作为稠膏的吸收剂。

(3)金银花与淡竹叶质地疏松,有效成分容易浸出,故采用热浸法。

(4)牛蒡子含苷类、生物碱等,较易溶于 70% 乙醇,故用醇渗漉法提取。

【作用与治疗】　本品为口含片,口腔咽喉治疗药,适用于咽喉炎、扁桃体炎及口臭等,口含每次 1~2 片,每日数次。

四、实验结果与讨论

1. 薄荷、连翘、荆芥穗以及金银花、淡竹叶和牛蒡子的总出膏率为_____/1 000g。

2. 薄荷、连翘、荆芥穗的提油量分别为_____%、_____% 和_____%。

3. 片剂的质量评定　外观、片重差异、崩解时限(按药典规定的检查方法)。

五、思考题

1. 制备复方中药片剂时,处理原料的一般原则有哪些?
2. 中药浸膏片在制备过程中有哪些工艺特点?
3. 口含片的辅料有哪些特点?

六、附录

片重的计算方法:根据每批颗粒总重量相当于若干单服重量,再根据单服重量的颗粒加辅料的重量来决定每次服用的片数,然后求出片重。

中药制剂之四(中药栓剂的制备)

一、实验目的

1. 掌握蛇床子复方阴道栓的制备方法。
2. 熟悉热熔法制备中药栓剂时药物的加入方法。

二、实验原理

将生药材细粉或药物浸膏均匀分散到加热熔融的栓剂基质中,注入栓模内冷却制得栓剂。

三、实验内容

(一) 实验材料与设备

1. 实验材料　蛇床子(最细粉)、黄连(最细粉)、葡萄糖、硼酸、甘油、甘油明胶。
2. 设备与仪器　研钵、水浴锅、栓剂模具。

(二) 实验部分

蛇床子复方阴道栓的制备:

【处方】

蛇床子(最细粉)	1.0g
黄连(最细粉)	0.5g
葡萄糖	0.5g
硼酸	0.5g
甘油	适量
甘油明胶	适量
共制阴道栓	10 枚

【制备】

(1)取蛇床子、黄连、葡萄糖、硼酸加适量甘油研成糊状物。

(2)再将甘油明胶置水浴上加热,待熔化后,将上述蛇床子糊状物加入,不断搅拌均匀。

(3)注入已涂过润滑剂的阴道栓模内,冷却,削去多余的溢出部分,脱模,即得。

【质量检查】 栓剂的常规质量检查:重量差异检查和融变时限检查。

【注解】

(1)甘油明胶为水溶性栓剂基质,水溶性基质制成的栓剂因腔道中的液体量有限,其溶解速度受限,释放药物缓慢,较脂肪性基质更有利于发挥局部药效,因此,甘油明胶基质常用于起局部杀虫、抗菌的阴道栓基质。

(2)栓剂中的药物与基质应混合均匀,栓剂外形应完整光滑,应无刺激性。

(3)栓剂塞入腔道后,应能融化、软化或溶化,并能与分泌液混合,逐渐释放药物,产生局部或全身作用。

(4)应有适宜的硬度,以免在包装或贮藏时变形。

(5)中药栓剂常用基质基本与西药相同,为半合成脂肪酸酯、可可豆脂、聚氧乙烯硬脂酸酯、氢化植物油、甘油明胶、聚乙二醇类或其他适宜基质。某些基质中可加入表面活性剂使药物易于释放和被机体吸收。

(6)对于脂溶性基质,应该选择水溶性润滑剂;对于水溶性基质,应该选择脂溶性润滑剂。

四、实验结果与讨论

1. 将重量差异检查结果填入表 21-4 中,检查是否合格,请讨论。

表 21-4　重量差异检查结果(平均栓重:＿＿＿＿g)

编号	重量 /g	差异 /g	差异 /%	编号	重量 /g	差异 /g	差异 /%
1				6			
2				7			
3				8			
4				9			
5				10			

2. 融变时限检查结果(表 21-5)是否合格,请讨论。

表 21-5　融变时限检查结果

编号	药典规定的水溶性基质溶解时间 /min	实测溶解时间 /min
1	60	
2	60	
3	60	

五、思考题

1. 制备栓剂时药物与基质混合的方法有哪些?

2. 使用哪类栓剂基质制备栓剂时可不需润滑剂?

3. 按上述栓剂处方制备栓剂,若发生重量差异或融变时限不合格,可能的原因有哪些? 应如何调整?

4. 本实验处方中的栓剂基质属哪一类? 有何特点?

（高亚男）

第三篇

制剂新技术与新剂型

一、实验目的

1. 掌握共沉淀法及熔融法制备固体分散体的制备工艺。
2. 熟悉固体分散体的鉴定方法。

二、实验原理

固体分散体(solid dispersion)系指药物以分子、胶态、微晶等状态均匀分散在某一固态载体物质中所形成的分散体系。将药物制成固体分散体所采用的制剂技术称为固体分散技术。将药物制成固体分散体具有如下作用:增加难溶性药物的溶解度和溶出速率;控制药物释放;利用载体的包蔽作用,掩盖药物的臭味和降低药物的刺激性;使液体药物固体化等。

固体分散体所用载体材料可分为水溶性载体材料、难溶性载体材料、肠溶性载体材料三大类。水溶性载体材料有聚乙二醇类(PEG)、聚维酮类(PVP)、表面活性剂类、有机酸类、糖类与醇类、纤维素衍生物类;难溶性载体材料有纤维素衍生物类、聚丙烯酸树脂类、脂质类;肠溶性载体材料有纤维素衍生物类、聚丙烯酸树脂类。

固体分散体的类型有固体溶液、简单低共熔混合物、共沉淀物(也称共蒸发物)等。

常用固体分散技术有熔融法、溶剂法、溶剂 - 熔融法、研磨法、液相中溶剂扩散法、双螺旋挤压法等。

固体分散体的物相鉴定方法有溶解度及溶出速率测定法、热分析法、粉末 X 射线衍射法、红外光谱法、核磁共振波谱法等。

三、实验内容

(一) 实验材料与设备

1. 实验材料　黄芩苷、尼莫地平、水飞蓟宾、PVP_{K30}、PEG 6000、无水乙醇、浓盐酸、蒸馏水、十二烷基硫酸钠、可压性淀粉等。

2. 设备与仪器　蒸发皿、紫外分光光度计、溶出仪、恒温水浴、真空干燥器、微孔滤膜、玻璃注射器、容量瓶、量筒、烧杯、移液管、研钵、药筛、不锈钢板(或小盆)等。

(二) 实验部分

1. 尼莫地平 -PVP 固体分散体(共沉淀物)的制备

【处方】

尼莫地平	0.2g
PVP$_{K30}$	1.0g

【制备】

(1)尼莫地平-PVP共沉淀物的制备:取尼莫地平0.2g,置蒸发皿内,加入无水乙醇7ml,在80~90℃水浴上加热溶解,加入PVP$_{K30}$1.0g,搅匀使溶解,在搅拌下充分蒸去溶剂,取出并粉碎,过80目筛,即得。

(2)尼莫地平-PVP物理混合物的制备:取PVP$_{K30}$1.0g、尼莫地平0.2g,置蒸发皿内混匀,即得。

【操作注意】

(1)尼莫地平-PVP共沉淀物的制备时,溶剂蒸发速度是影响共沉淀物均匀性及防止药物结晶析出的重要因素,常在搅拌下快速蒸发,均匀性好,结晶不易析出,否则共沉淀物均匀性差,如果有药物结晶析出,将影响所制备固体分散体中药物的溶出度。

(2)共沉淀物蒸去溶剂后,倾在不锈钢板上(或小盆中)(下面放冰块)迅速冷凝固化,有利于提高共沉淀物的溶出速度。本实验若不具备条件,可在水浴上,将溶剂充分挥发,保证干燥,才能粉碎。

【质量检查】　共沉淀物物相鉴别——溶出度测定。

(1)试验样品:尼莫地平30mg、相当于尼莫地平30mg的尼莫地平-PVP共沉淀物(1:5)及其药物与载体的物理混合物(1:5)。

(2)标准曲线的制作:精密称取干燥恒重的尼莫地平约10mg,置100ml容量瓶中,加无水乙醇溶解、定容,摇匀;精密量取溶液0.3ml、0.5ml、0.7ml、0.9ml、1.0ml、1.2ml分别置10ml容量瓶中,分别加入无水乙醇3.7ml、3.5ml、3.3ml、3.1ml、3.0ml、2.8ml,再加溶出介质蒸馏水定容;以40%乙醇水为空白,在237nm的波长处测定吸光度,以吸光度对浓度回归,得标准曲线方程。

(3)溶出度的测定:按《中国药典》(2020年版)四部通则"0931溶出度与释放度测定法"第二法,设定转速为100r/min,溶出介质为900ml蒸馏水,温度为37℃±0.5℃。

量取溶出介质900ml至溶出杯中,当介质温度恒定为37℃±0.5℃,加入精密称取的样品,分别在2分钟、5分钟、10分钟、15分钟、20分钟和30分钟取样,每次取样10ml(同时补入溶出介质10ml),过滤,弃去初滤液,取续滤液6ml,置10ml容量瓶中,加入4ml无水乙醇,加溶出介质定容,摇匀,在237nm的波长处测定吸光度,按标准曲线方程计算不同时间累积溶出百分量。比较各样品的溶出度。

2. 尼莫地平-PEG固体分散体(共熔融物)的制备

【处方】

尼莫地平	2.0g
PEG 6000	8.0g

【制备】　熔融法。

(1)尼莫地平-PEG 6000固体分散体的制备:称取尼莫地平2.0g、PEG 6000(必要时粉碎过60目筛或80目筛)8.0g,置于蒸发皿内,加热熔融至尼莫地平溶解,混合均匀。搅拌下,立即倾倒在不锈钢板面上(下面放冰块),使之成为薄片,并迅速固化,继续冷却10分钟。将产品置于真空干燥器中干燥2~3小时(或者室温干燥数天),研钵中粉碎(必要时过60目筛或 80 目筛),保存于干燥器内。

（2）尼莫地平 -PEG 6000 物理混合物的制备：称取尼莫地平 0.2g、PEG 6000（粉碎过 60 目筛或 80 目筛）0.8g，置于研钵中混匀，即得。

【操作注意】 药物在载体中的分散情况是影响固体分散体质量的一个重要因素，因此在制备过程中要注意以下事项。

（1）加热方式、加热温度、搅拌速度、搅拌时间等内容同以下"黄芩苷固体分散体的操作注意事项"。

（2）如果需要短时间内完成实验，可以在处方中加入可压性淀粉，具体处方工艺如下。

【处方】

尼莫地平	0.2g
PEG 6000	0.8g
可压性淀粉	4.0g

【制备】 称取处方量的尼莫地平与 PEG 6000，置于蒸发皿内，加热熔融至尼莫地平完全溶解后，加入处方量的可压性淀粉，混合均匀。取下蒸发皿，置于冰水浴中，使 PEG 迅速固化，继续冷却 10 分钟。取出彻底固化的产物，乳钵中粉碎（必要时过 20 目筛或 40 目筛），进行下步实验，余下部分保存于干燥器内。

也可以将 PEG 换成 PVP，同法制备固体分散体。

【质量检查】 物相鉴别——溶出度的测定。

（1）试验样品：尼莫地平 30mg、相当于尼莫地平 30mg 的尼莫地平 -PEG 共沉淀物（1:4）及其物理混合物。

（2）标准曲线的绘制：同"1."项下尼莫地平标准曲线的绘制。在尼莫地平的最大吸收波长 237nm 处，PVP_{K30} 和 PEG 6000 均无干扰。

（3）测定：按《中国药典》（2020 年版）四部通则"0931 溶出度与释放度测定法"第二法，设定转速为 100r/min，溶出介质为 900ml 蒸馏水（含 0.1% 十二烷基硫酸钠），温度为 37℃ ±0.5℃。

量取溶出介质 900ml 至溶出杯中，当介质温度恒定为 37℃±0.5℃，加入精密称取的样品，分别在 2 分钟、5 分钟、10 分钟、15 分钟、20 分钟和 30 分钟取样，每次取样 10ml（根据情况，可以取 5ml）（同时补入溶出介质 10ml），过滤，弃去初滤液，取续滤液 2.0ml，置 10ml 容量瓶中，加入无水乙醇稀释至刻度，摇匀，在 237nm 的波长处测定吸光度，按标准曲线方程计算不同时间累积溶出百分量。

3. 黄芩苷固体分散体（共沉淀物）的制备

【处方】

黄芩苷	0.5g
PVP_{K30}	4.0g

【制备】 共沉淀法。

（1）黄芩苷 -PVP 固体分散体的制备：称取黄芩苷 0.5g，置于蒸发皿中，加入无水乙醇 10ml，在 60~70℃水浴上加热溶解与分散约 2 分钟，加入处方量的 PVP_{K30}，待 PVP_{K30} 全部溶解后将水浴温度提高至 80~90℃，搅拌下快速蒸去溶剂（听到啪啪声，药物和辅料呈均一的黏稠状态），取下蒸发皿，冷却（冷水浴或者冰浴）至室温，置于真空干燥器中干燥 2~3 小时，乳钵中粉碎，即得。

（2）黄芩苷 -PVP 物理混合物的制备：称取黄芩苷 0.5g、PVP_{K30} 4.0g，置于乳钵或者蒸发皿中，搅拌混匀，即得。

【操作注意】

（1）在共沉淀物的制备过程中，溶剂的蒸发过程尽量快速进行。因为溶剂的蒸发速度是影响药物析晶与共沉淀均匀性的重要因素。加快溶剂的蒸发，则药物的结晶不易析出，可获得均匀性好的共沉淀物。否则，易析出药物结晶，共沉淀物均匀性差，影响药物的溶出。

（2）在制备共沉淀物时，应该尽量避免湿气的引入，否则不易干燥，难以粉碎，导致实验失败。

（3）如果具备旋转蒸发仪，建议溶解与蒸发操作均用该仪器来完成。

【质量检查】　物相鉴别——溶出度的测定。

（1）人工胃液（0.1mol/L 的盐酸）的配制：精密量取浓盐酸溶液（约 10mol/L）10.0ml 置于 1 000ml 容量瓶中，蒸馏水稀释至刻度，混匀，即得。

（2）人工胃液 50% 乙醇溶液的配制：用量筒量取 50ml 人工胃液置于 100ml 容量瓶中，无水乙醇稀释至刻度，混匀，即得。

（3）标准曲线的绘制：取干燥至恒重的黄芩苷标准品约 10mg，精密称定并置于 100ml 容量瓶中，加入人工胃液 50% 乙醇约 60~70ml，超声处理约 20 秒至药物完全溶解，冷却至室温后，用人工胃液 50% 乙醇稀释至刻度，混匀，即得约为 100μg/ml 的标准品储备液。精密吸取储备液 0.2ml、0.4ml、0.6ml、0.8ml 和 1.0ml，分别置于 10ml 容量瓶中，用人工胃液 50% 乙醇稀释至刻度，混匀，于 278nm 处测定吸光度，绘制标准曲线。

（4）试验样品：黄芩苷原料药 100mg、相当于黄芩苷 100mg 的黄芩苷 -PVP 共沉淀物（1∶8）及其物理混合物。

（5）溶出度的测定：量取人工胃液 900ml 置于溶出杯中，预热并保持 37℃ ±0.5℃。精密称取各待测样品［黄芩苷原料药约 100mg、黄芩苷 -PVP 共沉淀物或黄芩苷 -PEG 共熔融物约 900mg（相当于黄芩苷 100mg）］置于溶出杯内，搅拌浆转速约为 100r/min，于 5 分钟、10 分钟、15 分钟、20 分钟、30 分钟、40 分钟、50 分钟和 60 分钟取样，每次取约 10ml（随时补加同温介质约 10ml），0.8μm 的微孔滤膜过滤，弃去初滤液，精密量取续滤液 5.0ml，置于 10ml 容量瓶中，冷却至室温，无水乙醇稀释至刻度，混匀，从中精密移取 2ml 置于 10ml 容量瓶中，人工胃液 50% 乙醇溶液稀释至刻度，混匀后于 278nm 处测定其吸光度，计算累积溶出百分率，并对时间作图，绘制溶出曲线。

4. 黄芩苷固体分散体（共熔融物）的制备

【处方】

黄芩苷	0.5g
PEG 6000	4.0g

【制备】　熔融法。

（1）黄芩苷 -PEG 6000 固体分散体的制备：称取黄芩苷 0.5g、PEG 6000（必要时粉碎过 60 目筛或 80 目筛）4.0g，置于蒸发皿中，加热熔融，混合均匀。搅拌下，立即倾倒在玻璃板面（或不锈钢板）上（下面放冰块），使之成为薄片，并迅速固化，继续冷却 10 分钟。将产品置于真空干燥器中，室温干燥数天后，进行粉碎过筛（60 目筛或 80 目筛），保存于干燥器内。

（2）黄芩苷 -PEG 6000 物理混合物的制备：称取黄芩苷 0.5g、PEG 6000（粉碎过 60 目筛或 80 目筛）4.0g，置于乳钵中搅拌混匀，即得。

【操作注意】 药物在载体中的分散情况是影响固体分散体质量的一个重要因素,因此在制备过程中要注意以下事项。

(1)加热方式:为了避免湿气的引入,建议采用酒精灯或者天然气火源,在石棉网上加热,或者用电炉或电热套进行加热;如果采用水浴加热,建议将水浴锅的温度调到80~90℃,以蒸汽浴进行加热,如此操作可以避免操作者烫伤。

(2)加热温度:熔融法通常选择熔点不高的辅料,温度应控制在辅料的熔点之上。为了获得可重现的实验数据,一定要控制温度一致。请思考为什么。

(3)搅拌速度:控制搅拌速度不宜过快,防止引入空气。请思考为什么。

(4)搅拌时间:药物在载体中的分散时间将影响药物的分散状态与分散程度,进而将影响药物的溶出。搅拌时间过短可能导致药物分散不均匀,但搅拌时间也并非越长越好。

(5)固体分散体粉碎过筛的目数(60目或80目):应该与物理混合物中所用PEG 6000粉体的目数一致,并且物理混合均匀后再过同样目数的筛。请思考为什么。

(6)各操作步骤:均应尽量避免湿气的引入,否则不易干燥,难以粉碎。

(7)另外一种制备方式:称取处方量的PEG 6000置于蒸发皿中,80~90℃水浴加热至全部熔融,玻璃棒搅拌下,加入处方量的黄芩苷,搅拌约5分钟至溶解/分散且混合均匀。取下蒸发皿,用钢铲将内容物铺开成为薄膜状,自然冷却固化,之后用钢铲将其转移至乳钵中,用杵棒(杵头)研磨粉碎成均一的细粉状,即得。

【质量检查】 物相鉴别——溶出度的测定:方法同“3.”项下所述。

四、实验结果与讨论

1. 绘制溶出曲线。
2. 比较不同方法制备的固体分散体与原料、物理混合物的溶出度差异。

五、思考题

1. 制备固体分散体的意义。
2. 固体分散体的制备工艺有哪些?各种方法在什么情况下适合选用?
3. 固体分散物的类型有哪些?
4. 熔融法制备固体分散体时,PEG 6000是否一定要进行粉碎?
5. 本实验还有哪些方面需要改进?你是否可以设计其他的相关实验?
6. 本实验中,共沉淀物的溶出速率为什么明显高于共熔融物的溶出速率?

六、注解

1. 在有条件的情况下,可采用热分析法、粉末X射线衍射法、红外光谱法、磁共振谱法等进行物相鉴别。

2. 表观溶解度的测定 取一定量的试验样品,置于50ml碘量瓶中,加蒸馏水适量,在磁力搅拌器上搅拌一定时间后,制成饱和溶液,滤过。精密吸取续滤液适量,置于100ml容量瓶中,按绘制标准曲线项下(自加入50%乙醇至刻度)操作,测定其吸光度,代入回归方程,计算每种样品的表观溶解度。

3. 溶出介质的配制　按《中国药典》(2020 年版)四部通则"0921 崩解时限检查法"人工胃液配制方法配制(不加胃蛋白酶)。

4. 溶出度的测定　按《中国药典》(2020 年版)四部通则"0931 溶出度与释放度测定法"第二法,设定转速为 100r/min,溶出介质为人工胃液 900ml,温度为 37℃ ±0.5℃。

（孟胜男）

一、实验目的

1. 掌握饱和水溶液法制备包合物的工艺。
2. 掌握计算包合物收率及挥发油包合物的含油率方法。
3. 熟悉包合物形成的验证方法。

二、实验原理

(一) 包合物的定义、特点与包合材料

包合物(inclusion complex)系指一种分子被包嵌于另一种分子的空穴结构内形成的结合物。包合材料(主分子,host molecule)具有较大的空穴结构,足以将药物(客分子,guest molecule)容纳在内,通常按 1∶1 比例形成分子囊(molecular capsule)。

药物作为客分子经包合后,溶解度增大、稳定性提高、液态药物粉末化,可防止挥发性成分的挥发,掩盖药物的气味或味道,调节药物释放速率,提高生物利用度,降低药物的毒副作用。

目前药物制剂中常用的包合材料为环糊精(cyclodextrin,CYD),常见的有 α、β、γ 三种,它们的空穴内径与物理性质都有较大差别。其中 β- 环糊精(β-CYD)的空穴内径为 0.7~0.8nm,20℃水中溶解度为 18.5g/L,随着温度升高溶解度增大,在 40℃、60℃、80℃ 和 100℃时的溶解度分别为 37g/L、80g/L、183g/L 和 256g/L。采用饱和水溶液法可方便地制得包合物,即用主分子的饱和溶液与客分子相混,再降低温度,客分子进入主分子的空穴中,包合物从水中析出,便于分离。

(二) 环糊精包合物形成的原理

包合物能否形成,而且是否稳定,主要取决于环糊精和药物的立体结构以及两者的极性。药物分子必须同环糊精空穴的形状、大小相适应。通常能形成包合物的都是有机药物。

包合是物理过程而不是化学反应,包合物的稳定性主要取决于两组分间的范德瓦耳斯力。包合物中主分子和客分子的比例一般为非化学计量,因为主分子的空穴可以仅部分被客分子占据,空穴数仅决定客分子的最大填入量,只要客分子不超过最大填入量,主、客分子数之比可以变化。

(三) 本实验药物的特点

本实验选用陈皮油、薄荷油、莪术油、盐酸小檗碱(即黄连素)为模型药物,分别制备 β-

环糊精包合物并对其进行验证。以上油的基本性质如下：

陈皮油：从陈皮（芸香科植物橘及其栽培变种的干燥成熟果皮）中提取的近无色挥发性精油，相对密度为 0.835~0.856，主含柠檬烯（limonene，分子量 136.24），具有良好的镇咳、祛痰、抑菌作用。

薄荷油：从唇形科植物薄荷中提取的淡绿色挥发性精油，相对密度为 0.970~0.990，主含薄荷醇（menthol，分子量 156.27），具有良好的清凉、消炎、止痛、止痒、解痉作用。

莪术油：由姜科植物莪术中提取得到的棕色挥发性精油，相对密度为 0.970~0.990，主含莪术醇（curcumol，分子量 236.35），具有抗癌、抗感染、抗菌等作用，但稳定性较差，对光敏感，强光下易分解。

盐酸小檗碱（berberine chloride）：从小檗科等植物中提取得到的黄色固体，分子量 371.82，熔点 200℃，水溶性好，味极苦，对痢疾杆菌、霍乱弧菌、金黄色葡萄球菌、沙门菌、变形杆菌等有抗菌作用。主要用于治疗胃肠炎、细菌性痢疾等肠道感染，将其制成包合物后，可掩盖苦味，改善口感，并具有缓释作用。

4 种药物或其主要成分的结构式如下：

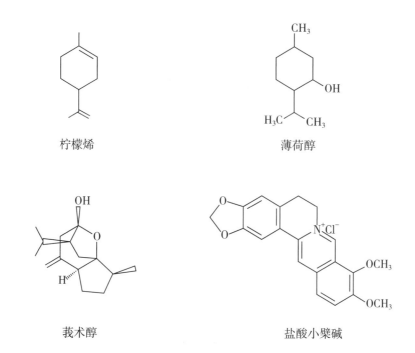

柠檬烯　　　　　　　　　　　薄荷醇

莪术醇　　　　　　　　　　　盐酸小檗碱

（四）包合物的质量检查及其验证

1. 包合物的质量检查　　包合物的收率、含油率、油的收率。计算公式如下：

$$包合物收率 = \frac{包合物实际量(g)}{投入的环糊精量(g) + 投药(油)量(g)} \times 100\% \qquad 式(23\text{-}1)$$

$$含油率 = \frac{包合物中实际含油量(g)}{包合物量(g)} \times 100\% \qquad 式(23\text{-}2)$$

$$油的收率 = \frac{包合物中实际含油量(ml)}{投油量(ml)} \times 100\% \qquad 式(23\text{-}3)$$

2. 包合物的验证　　采用薄层色谱法（thin layer chromatography，TLC）和差示扫描量热法(differential scanning calorimentry,DSC)。

三、实验内容

(一) 实验材料与设备

1. 实验材料 原料药:陈皮油、薄荷油、莪术油、盐酸小檗碱。包合材料:β- 环糊精。

2. 设备与仪器 差示热分析仪、紫外分光光度仪、挥发油提取器、电加热套。

(二) 实验部分

1. 陈皮油 -β- 环糊精包合物的制备

【处方】

陈皮油	0.5ml(约 0.43g)
β- 环糊精	4g
无水乙醇	2.5ml
蒸馏水	50ml

【制备】

(1)陈皮油乙醇溶液:精密称取陈皮油 0.43g 于西林瓶中,迅速加无水乙醇 2.5ml 混匀溶解,加塞,备用。

(2)β- 环糊精水溶液:称取 β- 环糊精 4g 置于 50ml 具塞锥形瓶中,加水 50ml,60℃ ±1℃溶解后,得澄清溶液,保温,备用。

(3)陈皮油 -β- 环糊精包合物:在 60℃ ±1℃恒温磁力搅拌下,将陈皮油乙醇溶液缓慢滴入 β- 环糊精水溶液中,出现浑浊并逐渐有白色沉淀析出,继续保温搅拌 1 小时后,在室温下继续搅拌至溶液冷却至室温,最后用冰浴冷却,待沉淀析出完全,抽滤,用无水乙醇 5ml 分 3 次洗涤,抽滤,置真空干燥器中干燥,即得。称重。

【质量检查】

(1)包合物的性状考察:观察其色泽、形态等外观。

(2)验证包合物的形成。

(3)测定含油量,计算包合物的收率、含油率、油的收率。

【注解】 质量检查方法。

(1)验证包合物的形成

A. TLC 法

1)硅胶 G 板:称取硅胶 G,与 0.3% 羧甲基纤维素钠水溶液按 1g:3ml 的比例研磨混合调匀,铺板,室温晾干后,110℃活化 1 小时,备用。也可购买硅胶 G 预制板。

2)样品的制备

样品 a:将陈皮油 1 滴加入 1ml 无水乙醇中,摇匀即得。

样品 b:取陈皮油 -β- 环糊精包合物 0.3g 加无水乙醇 2ml 振摇后过滤,取滤液即得。

样品 c:包合物按下述"操作注意"项中(1)法提取、经无水硫酸钠脱水后的淡黄色澄清液体(此油重量用于计算包合物中的含油率和油的收率),用无水乙醇配成与样品 a 同样的溶液,即得。

3)TLC 条件:用 TLC 点样管取样品 a、b、c 各 10μl 左右,分别点于同一硅胶 G 板上,展开剂为正己烷 - 三氯甲烷(40:1),展开前将板置于层析槽中饱和 10 分钟,上行展开,展距约

12cm,显色剂用 5% 香草醛硫酸溶液,喷雾后烘干显色。也可用 30% 硫酸乙醇溶液为显色剂喷雾后,烘烤 15 分钟,即可显色。

B. DSC 法

1)样品的制备

样品 a:陈皮油 -β- 环糊精包合物。

样品 b:陈皮油与 β- 环糊精的物理混合物(同包合物中比例)。

样品 c:β- 环糊精。

2)DSC 条件:用 α-Al_2O_3 为参比物,升温速率为 10℃ /min,升温范围:室温 ~350℃。样品与参比物的称量大致相等,约为 4mg。

(2)包合物中含油量的测定

1)精密量取陈皮油 0.4ml,置圆底烧瓶中,加蒸馏水 40ml,按下述 "操作注意" 项中(1)法提取陈皮油,并计量。

2)称取相当于 0.4ml 陈皮油的包合物置圆底烧瓶中,加蒸馏水 40ml,按下述 "操作注意" 项中(1)法提取陈皮油,并计量。

根据所测数值,分别计算包合物的收率、含油率、油的收率。

【操作注意】

(1)陈皮油的提取:将陈皮粉碎成中等粉末,称取 120g 或含有相当于 0.4ml 陈皮油的包合物,加入 10 倍量的水,经挥发油提取器提取 2.5 小时,得淡黄色浑浊油状液体。再用无水硫酸钠脱水得淡黄色油状澄清液体,即为陈皮油,称重,备用。

(2)β- 环糊精饱和物的制备与保温温度为 60℃ ±1℃,包合物制备过程中搅拌时间要充分,应盖上瓶塞,防止陈皮油挥发。最后用无水乙醇洗涤是为了去除未包封的陈皮油,洗涤液不要过量,否则会影响含油率及包合物收率。

(3)用 TLC 法验证包合物时,要求点样的量适当并应放置待乙醇挥发完全后再展开,上样过多或点样后立即展开均会造成拖尾。上样太少则不出现斑点。展开剂为混合溶液,应减少容器开启时间,以保持其比例。显色时,烘烤温度不宜过高,时间不宜过长,否则薄层板易糊化变黑。

2. 薄荷油 -β- 环糊精包合物的制备

【处方】

薄荷油	1ml(约 0.908g)
β- 环糊精	4g
蒸馏水	50ml

【制备】

(1)β- 环糊精饱和水溶液:称取 β- 环糊精 4g,置 50ml 具塞锥形瓶中,加水 50ml,加热溶解,保温于 50℃ ±1℃,即得,备用。

(2)薄荷油 -β- 环糊精包合物:精密称取薄荷油 0.908g,在磁力搅拌下缓慢滴入于 50℃ ±1℃的 β- 环糊精饱和水溶液中,出现浑浊逐渐有白色沉淀析出,继续保温搅拌 2.5 小时,待沉淀析出完全,抽滤,用无水乙醇 5ml 洗涤 3 次,抽滤,置真空干燥器中干燥,即得。称重。

【质量检查】

(1)包合物的性状考察:观察其色泽、形态等外观。

(2)验证包合物形成。

(3)测定含油量,计算包合物的收率、含油率、油的收率。

【注解】　质量检查方法。

(1)TLC 法验证包合物的形成

1)硅胶 G 板:同陈皮油 -β- 环糊精包合物实验。

2)样品的制备

样品 a:将薄荷油 1 滴加入于 1ml 95% 乙醇中摇匀,即得。

样品 b:称取薄荷油 -β- 环糊精包合物 0.3g,加 95% 乙醇 2ml 振摇后过滤,取滤液即得。

3)TLC 条件:展开剂为油醚 - 乙酸乙酯(17:3),其余操作同陈皮油 -β- 环糊精包合物。

(2)包合物中薄荷油含油量的测定:操作及计算均同陈皮油 -β- 环糊精包合物中的含油量测定。

【操作注意】　同 "陈皮油 -β- 环糊精包合物的制备" 项下。

3. 莪术油 -β- 环糊精包合物的制备

【处方】

莪术油	2ml
β- 环糊精	16g
无水乙醇	10ml
蒸馏水	200ml

【制备】

(1)莪术油乙醇溶液:精密吸取莪术油 2ml 置 10ml 容量瓶中,加无水乙醇溶解并定容至 10ml 即得,备用。

(2)β- 环糊精饱和水溶液:称取 β- 环糊精 16g 置烧杯中,加蒸馏水 200ml,在 60℃ ±1℃条件下制成饱和水溶液,保温,备用。

(3)莪术油 -β- 环糊精包合物:将 β- 环糊精饱和水溶液 200ml 置烧杯中于 60℃恒温磁力搅拌,另精密吸取莪术油乙醇液 10ml,缓慢滴入 60℃的 β- 环糊精饱和水溶液中,不断搅拌,并用 10ml 无水乙醇洗涤移液管,将洗涤液滴入 β- 环糊精饱和溶液中。待出现浑浊,逐渐有白色沉淀析出,继续搅拌 4 小时(为节省时间,本实验暂定搅拌 1 小时),停止加热,继续搅拌自然降温至室温,最后置冰浴中冷却半小时,待沉淀析出完全后,抽滤,用无水乙醇 5ml 洗涤 3 次,抽滤,50℃以下干燥,称重,计算收率。

【质量检查】

(1)包合物的性状考察:观察其色泽、形态等外观。

(2)验证包合物形成。

(3)测定包合物的收率、含油率、油的收率。

【注释】　质量检查方法。

(1)验证包合物的形成

A. TLC 法

1)样品液的制备

a. 莪术油样品液:精密吸取莪术油 0.5ml 置 10ml 容量瓶中,加无水乙醇溶解并定容至 10ml,即得,备用。(0.05μl 油 /μl 乙醇)。

b. 莪术油 -β- 环糊精包合物样品液:精密称取包合物适量(相当于含有 0.25ml 莪术油的

量,约 1g)置 5ml 容量瓶中,加无水乙醇溶解并定容至 5ml,振荡,取上清液,备用。

2)TLC 条件:用毛细管分别吸取样品液 A、B,点于同一硅胶 G 板上,以石油醚 - 乙酸乙酯(9:1)为展开剂,展开前将板置展开槽中饱和 10 分钟,上行展开,展距 15cm,1% 香草醛硫酸溶液为显色剂,喷雾烘干显色。

B. DSC 法

1)样品液的制备

样品 a:莪术油。

样品 b:β- 环糊精。

样品 c:莪术油 -β- 环糊精包合物。

样品 d:莪术油与 β- 环糊精的物理混合物(同包合物比例)。

2)DSC 条件:用 α-Al_2O_3 为参比物,升温速率为 10℃ /min,升温范围:室温 ~350℃。样品与参比物的称量大致相等,约为 4mg。

(2)包合物中含油量的测定

1)精密量取莪术油 1ml,置圆底烧瓶中,加蒸馏水 100ml,用挥发油测定法提取莪术油并计量。

2)称取相当于 1ml 莪术油的包合物置圆底烧瓶中,加水 100ml,按上述方法提取莪术挥发油并计量。

根据所测数值,计算包合物的收率、含油率、油的收率。

4. 盐酸小檗碱 -β- 环糊精包合物的制备

【处方】

盐酸小檗碱	0.8g
盐酸小檗碱	0.8g
β- 环糊精	4g
无水乙醇	5ml
蒸馏水	50ml

【制备】

(1)β- 环糊精饱和水溶液:称取 β- 环糊精 4g 于具塞锥形瓶中,加蒸馏水 50ml,在 60℃ ±1℃条件下制成溶液,保温,备用。

(2)盐酸小檗碱 -β- 环糊精包合物:将盐酸小檗碱 0.8g 加入 60℃ ±1℃的 β- 环糊精饱和水溶液中,搅拌溶解后,加入 5ml 无水乙醇,继续保温搅拌至出现浑浊继而有黄色沉淀析出,在室温下继续搅拌 1 小时,冰水浴冷却 1 小时,待沉淀析出完全后,抽滤,用 5ml 无水乙醇分 3 次洗涤,抽滤,置干燥器中 50℃ 干燥,即得,称重。

【质量检查】

(1)包合物的性状考察:观察其色泽、形态等外观。

(2)验证包合物的形成。

(3)包合物的收率及含量测定。

【注解】 质量检查方法。

(1)验证包合物形成

A. TLC 法

1)硅胶 G 板:同陈皮油 -β- 环糊精包合物实验。

2)样品的制备

样品 a：取盐酸小檗碱 25mg，加 95% 乙醇 2ml 溶解，即得。

样品 b：取盐酸小檗碱 -β- 环糊精包合物 100mg，加入 95% 乙醇 2ml 水浴加热溶解，稍冷后过滤，取滤液即得。

3）TLC 条件：除展开剂用三氯甲烷 - 氨水 - 甲醇（30∶1∶8），无须显色，在自然光下或紫外光下直接观察鲜黄色斑点外，其余条件同陈皮油 -β- 环糊精包合物实验。

B. DSC 法

1）样品的制备

样品 a：盐酸小檗碱。

样品 b：β- 环糊精。

样品 c：盐酸小檗碱 -β- 环糊精包合物。

样品 d：盐酸小檗碱与 β- 环糊精的物理混合物（同包合物比例）。

2）DSC 条件：用 α-Al$_2$O$_3$ 作为参比物，升温速率为 10℃ /min，升温范围：室温 ~350℃。样品与参比物的称量大致相等，约为 4mg。

（2）包合物的收率及含量测定

1）包合物的收率：按式（23-1）计算。

2）含量测定

a. 标准曲线的制备：精密称取盐酸小檗碱对照品 10mg 置 100ml 容量瓶中，加蒸馏水溶解并稀释至刻度，摇匀，得浓度为 10μg/ml 的溶液，分别精密量取该溶液 0.1ml、0.2ml、0.4ml、0.6ml、0.8ml 和 1.0ml 置 10ml 容量瓶中，加蒸馏水稀释至刻度，摇匀，得浓度分别为 1.0μg/ml、2.0μg/ml、4.0μg/ml、6.0μg/ml、8.0μg/ml 和 10.0μg/ml 的系列标准溶液。在 263nm 处测定吸光度，以吸光度 A 对浓度 C 作线性回归，得标准曲线方程。

b. 样品含量及包合率测定：精密称取包合物 0.5g 于 50ml 容量瓶中，加蒸馏水适量，超声溶解后，加蒸馏水稀释至刻度，精密量取 1ml 置 10ml 容量瓶中，加水稀释至刻度，摇匀，在 263nm 波长处测定吸光度，用标准曲线计算含量，按式（23-4）计算包合率：

$$\text{包合率} = \frac{\text{包合物中盐酸小檗碱含量} \times \text{包合物重量}}{\text{盐酸小檗碱处方量}} \times 100\% \qquad \text{式（23-4）}$$

四、实验结果与讨论

（一）描述各包合物的性状

请描述所制备药物包合物的外观、颜色、粉末性状等。

（二）挥发油包合物的含油率、油的收率和包合物的收率

将挥发油包合物的含油率、油的收率和包合物的收率填入表 23-1 中。

表 23-1   包合物的含油率、油的收率及包合物的收率

样品	含油率 /%	油的收率 /%	包合物的收率 /%
陈皮油包合物			
薄荷油包合物			
莪术油包合物			

（三）盐酸小檗碱包合物的测定结果

包括含量、包合率和包合物的收率。

（四）包合物形成的验证

1. 绘制 TLC 图，叙述包合前后特征斑点与 R_f 值的情况，说明包合物的形成。

2. 分别绘制陈皮油包合物、莪术油包合物和盐酸小檗碱包合物的 DSC 图，比较包合前后与混合物的结果，说明包合物的形成。

五、思考题

1. 制备包合物的关键是什么？应如何进行控制？

2. 本实验为什么选用 β- 环糊精为主分子？它有何特点？

3. 除 TLC 与 DSC 以外，还有哪些方法可以用于包合物形成的验证？

（魏　刚）

实验二十四　微囊的制备

一、实验目的

1. 掌握单凝聚法和复凝聚法制备微囊的工艺及原理。
2. 熟悉光学显微镜法测定微囊粒径的方法。
3. 了解利用计算机软件测定微囊粒径及其分布的方法。

二、实验原理

(一) 微囊的定义、特点与囊材

微囊(microcapsule)系指天然的或合成的高分子材料(囊材)作为囊膜(membrane wall)，将固态或液态药物(囊心物)包裹而成的药库型微型胶囊，其粒径通常在 1~250μm 范围内。

药物制成微囊后有如下特点：①掩盖药物的不良气味或口味；②提高药物(如活细胞、基因、酶等)的稳定性；③防止药物在胃内失活或减少对胃的刺激；④改善药物的流动性和可压性，使液态药物固态化，便于应用与贮存；⑤减少复方药物的配伍变化；⑥可制备缓释、控释和迟释制剂；⑦使药物浓集于靶区，提高疗效，降低毒副作用等。

常用的囊材可分为三大类：

1. 天然高分子材料　明胶、阿拉伯胶、海藻酸盐、壳聚糖等。

2. 半合成高分子材料　羧甲基纤维素盐、邻苯二甲酸醋酸纤维素、乙基纤维素、甲基纤维素、羟丙甲纤维素等。

3. 合成高分子材料　聚乳酸、聚乳酸 - 羟基乙酸共聚物、聚乳酸 - 聚乙二醇嵌段共聚物、ε- 己内酯 - 丙交酯嵌段共聚物等。

其中，明胶是最常用的囊材，按水解方法不同分为 A 型和 B 型。A 型明胶由酸法水解制得，其等电点为 7.0~9.0。B 型明胶由碱法水解制得，其等电点为 4.7~5.0。当 pH 高于等电点时，明胶带负电荷；pH 低于等电点时，明胶带正电荷。A 型和 B 型两种明胶在成膜性能上无明显差别，可根据药物对酸碱的要求选用 A 型或 B 型。

(二) 单凝聚法制备微囊的原理和工艺

以明胶作囊材为例。将药物分散在明胶溶液中，然后加入凝聚剂，可以是强亲水性电解质，如硫酸钠水溶液，或强亲水性的非电解质，如乙醇。在电解质中阴离子的促凝作用较强(硫酸根离子的作用最强，氯离子次之)。由于明胶分子水合膜的水分子与凝聚剂结合，使明胶的溶解度降低，分子间形成氢键，最后从溶液中析出而凝聚形成凝聚囊。这种凝聚是可逆的,一旦解除凝聚的条件(如加水稀释),就可发生解凝聚,使凝聚囊很快消失。这种可逆性在制备过程中可加以利用,经过几次凝聚与解凝聚,直到凝聚囊形成满意的形状为止(可用显微镜观察)。最后加入交联剂甲醛或戊二醛,甲醛与明胶发生醛胺缩合反应,使明胶分子互相交联,其交联程度随甲醛的浓度、作用时间、介质 pH、温度等因素的不同而不同。戊二醛则与明胶发生希夫反应(Schiff reaction),使明胶分子交联形成网状结构而固化,得到不凝结、不粘连、不可逆的球形或类球形微囊。其过程中加入 20%NaOH 溶液调节介质 pH 8~9,有利于醛胺缩合反应进行完全,其反应表示如下:

$$R\text{-}NH_2 + H_2N\text{-}R + HCHO \xrightarrow[5\sim10℃]{pH\ 8\sim9} R\text{-}NH\text{-}CH_2\text{-}HN\text{-}R + H_2O$$

(三) 复凝聚法制备微囊的原理和工艺

以明胶与阿拉伯胶为囊材制备微囊:将明胶溶液的 pH 调至明胶的等电点以下使之带正电(pH 4.0 左右),而阿拉伯胶则带负电,由于正负电荷的相互吸引交联形成络合物,溶解度降低而凝聚成囊,加水稀释,甲醛交联固化,洗去甲醛,即得球形或类球形微囊。

本实验以液状石蜡、鱼肝油、吲哚美辛或磺胺二甲嘧啶作为模型药物,分别采用单凝聚法或复凝聚法制备微囊。

鱼肝油(fish liver oil)是从鲨、鳕、鲭等鱼类肝脏中提取的脂肪,为黄色至橙红色的澄清液体,常用于治疗夜盲症、软骨症、干燥性眼炎、佝偻病,以及其他缺乏维生素 A、维生素 D 的疾病。液状石蜡是从石油中制得的多种液状烃的混合物,为无色透明油状液体,相对密度为 0.860~0.905(25℃)。它在肠内不被消化,吸收极少,对肠壁和粪便起润滑作用,且能阻止肠内水分吸收,软化大便,使之易于排出。在本实验中它们作为脂性液体药物的模型,将其制成微囊后可进一步制成固体制剂和掩味。

吲哚美辛即消炎痛(indomethacin,confortid),水中微溶,具有解热、镇痛、消炎的作用,常用于治疗急、慢性风湿性关节炎、痛风性关节炎及癌性疼痛等。磺胺二甲嘧啶(sulfadimidine)是磺胺类药物,为广谱抑菌剂,水中微溶。以它们作为固体药物的模型制成微囊后既可发挥缓释作用,又能降低毒副作用。

三、实验内容

(一) 实验材料与设备

1. 实验材料　原料药:鱼肝油、薄荷油、液状石蜡、吲哚美辛、磺胺二甲嘧啶。囊材:明胶、阿拉伯胶。试剂:甲醛、Schiff 试剂、醋酸、氢氧化钠、无水硫酸钠。

2. 设备与仪器　恒温水浴、电动搅拌器、烧杯、冰浴。

(二) 实验部分

1. 液状石蜡(或鱼肝油)微囊的制备(单凝聚法)

【处方】

液状石蜡(或鱼肝油)	2g
明胶	2g
10% 醋酸溶液	适量
40% 硫酸钠溶液	适量
37% 甲醛溶液	2.4ml

| 蒸馏水 | 适量 |

【制备】

(1)明胶水溶液的配制

1)用于方法1：称取明胶2g,加蒸馏水10ml,浸泡膨胀后,50℃±1℃水浴加热溶解,即得。保温备用。

2)用于方法2：称取明胶2g,加蒸馏水10ml,浸泡膨胀后,50℃±1℃水浴加热溶解,并稀释至60ml,保温备用。

(2)40%硫酸钠溶液的配制：称取无水硫酸钠36g,加蒸馏水90ml混匀,于50℃±1℃溶解并保温即得,备用。

(3)硫酸钠稀释液的浓度计算及配制：根据成囊后系统中所含的硫酸钠浓度(如为a%),再增加1.5%,以(a+1.5)%算得稀释液浓度,再计算3倍于系统体积所需硫酸钠的重量。重新称量硫酸钠,配成该浓度后,置50℃±1℃放置即得,备用。

(4)液状石蜡乳状液的制备

1)方法1：称取液状石蜡2g于150ml烧杯中,加入10ml明胶水溶液,加水稀释至60ml,组织捣碎机或电动搅拌器搅拌乳化1~2分钟,得初乳。

2)方法2：将液状石蜡2g置于研钵中,加入少部分明胶溶液(总量60ml),研磨至两相液体(淡黄色及无色)逐渐变成近白色均相半固体(约需10分钟以上),再用余下部分明胶溶液转移半固体于烧杯中,搅拌均匀得初乳。将初乳转移于250ml烧杯中,用10%醋酸调节pH至3~4(酸消耗量约7ml),即得。取少许于载玻片上用显微镜观察,并记录结果。

(5)微囊的制备：将液状石蜡乳状液置于50℃±1℃水浴中,搅拌下缓慢将40%硫酸钠溶液滴入的乳状液中,至显微镜观察已凝聚成囊为度(需要硫酸钠溶液10~12ml),记录硫酸钠溶液用量。计算系统中的硫酸钠浓度,以及所需硫酸钠稀释液浓度,并配制稀释液。搅拌下将成囊系统体积3倍的硫酸钠稀释液倒入成囊系统中,使凝聚囊分散,冰水浴降温至5~10℃,加37%甲醛60ml,搅拌15分钟,加20%氢氧化钠溶液调节pH至8~9,继续搅拌1小时,充分静置后,抽滤,用蒸馏水抽洗至洗出液无甲醛(用Schiff试剂检查不显色)为止,抽干,即得。

【质量检查】 在光学显微镜下观察制得的微囊形状,测定其粒径及分布。

【操作注意】

(1)为避免离子干扰凝聚,制备及涮洗容器均应用蒸馏水。

(2)明胶为高分子化合物,其溶液配制不可过早加热,需先自然溶胀,再加热溶解。

(3)液状石蜡乳状液中的明胶既是囊材又是乳化剂,因此,用电动搅拌器搅拌(约650r/min)或用组织捣碎机乳化1~2分钟,可保证乳化效果。研钵的乳化力较差,需延长乳化时间。

(4)40%硫酸钠溶液在温度低时会析出晶状体,配好后应加盖于50℃保温备用。

(5)硫酸钠稀释液的浓度至关重要,在凝聚成囊并不断搅拌下,立即计算出稀释液的浓度。例如,成囊已经用去40%硫酸钠溶液21ml,而原液状石蜡乳状液体积为60ml,则凝聚系统中体积为81ml,其硫酸钠浓度为(40%×21ml)/81ml=10.4%,增加1.5%,即(10.4+1.5)%=11.9%就是稀释液的浓度。浓度过高或过低时会导致凝聚囊粘连成团或溶解。

(6)在5~10℃加入甲醛固化,可以提高固化效率。固化完成后应将甲醛洗净,避免其毒性。

（7）Schiff 试剂的配制及保存方法：将 100ml 蒸馏水于锥形瓶中加热至沸，去火，加入 0.5g 碱性品红，时时摇荡，并保持微沸 5 分钟后，室温冷却至 50℃时过滤，滤液中加入 10ml 1mol/L 盐酸，冷却至 25℃时再加 0.5g 偏重硫酸钠，充分振荡后塞紧瓶塞，将溶液于暗处静置 12~24 小时。待其颜色由红色褪至淡黄色后，再加入 0.5g 活性炭，搅拌 5 分钟，过滤，滤液为无色澄清液，置棕色瓶中密闭，外包黑纸，贮于 4℃冰箱中备用。贮存中若出现白色沉淀，则不可再用；若颜色变红，则可加入少许亚硫酸氢钠使之转变为无色后，仍可再用。Schiff 试剂应临用新配。

2. 吲哚美辛微囊的制备（单凝聚法）

【处方】

吲哚美辛	2g
明胶	2g
10% 醋酸溶液	适量
40% 硫酸钠溶液	适量
37% 甲醛溶液	2.4ml
蒸馏水	适量

【制备】

（1）明胶水溶液的配制：称取明胶 2g，加适量蒸馏水浸泡溶胀后于 50℃ ±1℃水浴加热溶解，用水稀释至 60ml，即得。

（2）40% 硫酸钠溶液的配制：称取无水硫酸钠 36g，加蒸馏水 90ml 混匀，于 50℃ ±1℃溶解并保温即得，备用。

（3）硫酸钠稀释液的浓度计算及配制：同液状石蜡微囊制备。

（4）微囊的制备：称取吲哚美辛 2g 于烧杯中，加入 60ml 明胶溶液，搅拌后用 10% 醋酸调节 pH 至 3~4（酸消耗量约 7ml），取少许于载玻片上用显微镜观察，并记录结果。

将以上混悬液置于 50℃ ±1℃水浴中，搅拌下缓慢滴加 40% 硫酸钠溶液，至显微镜观察已凝聚成囊（需要硫酸钠溶液 10~12ml），记录硫酸钠溶液用量。计算系统中的硫酸钠浓度，以及所需硫酸钠稀释液浓度，并配制稀释液。搅拌下将成囊系统体积 3 倍的硫酸钠稀释液倒入成囊系统中，使凝聚囊分散，冰水浴降温至 5~10℃，加 37% 甲醛 60ml，搅拌 15 分钟，加 20% 氢氧化钠溶液调节 pH 至 8~9，继续搅拌 1 小时，充分静置后，抽滤，用蒸馏水抽洗至洗出液无甲醛（用 Schiff 试剂检查不显色）为止，抽干，即得。

【质量检查】 同液状石蜡微囊制备。

【注意事项】 同液状石蜡微囊制备。

3. 液状石蜡微囊的制备（复凝聚法）

【处方】

液状石蜡	6ml（约 5.46g）
阿拉伯胶	5g
明胶	5g
37% 甲醛溶液	2.5ml
10% 醋酸溶液	适量
20% 氢氧化钠溶液	适量
蒸馏水	适量

【制备】

(1) 5% 明胶溶液的配制：称取明胶 5g，用蒸馏水适量浸泡溶胀后，加热溶解，加蒸馏水至 100ml，搅匀，即得。50℃保温备用。

(2) 5% 阿拉伯胶溶液的配制：取蒸馏水 80ml 置小烧杯中，加阿拉伯胶粉末 5g，加热至 60℃左右，轻轻搅拌使溶解，加蒸馏水至 100ml，即得。

(3) 液状石蜡乳剂的制备：取液状石蜡 6ml（或称取 5.46g）与 5% 阿拉伯胶溶液 100ml 置组织捣碎机中，乳化 10 秒，即得乳剂。取液状石蜡乳剂 1 滴，置载玻片上，显微镜下观察，绘制乳剂形态图。

(4) 微囊的制备：将液状石蜡乳转入 1 000ml 烧杯中，置 50~55℃水浴上，加 5% 明胶溶液 100ml，轻轻搅拌使混合均匀。在不断搅拌下，滴加 10% 醋酸溶液于混合液中，调节 pH 至 3.8~4.0（广泛试纸）。

(5) 微囊的固化：在不断搅拌下，将温度约为 40℃的蒸馏水 400ml 加至上述微囊液中，将含微囊液的烧杯自 50~55℃水浴中取出，在不停搅拌下，自然冷却至温度为 32~35℃时，向其中加入冰块适量，继续搅拌急速降温至 5~10℃，加入 37% 甲醛溶液 2.5ml（用蒸馏水稀释 1 倍），搅拌 15 分钟，再用 20%NaOH 溶液调节 pH 至 8~9，继续搅拌 45 分钟，观察至析出微囊为止，取样镜检，静置待微囊沉降。

(6) 分离：倾去上清液，将沉淀物过滤（或离心分离），微囊用蒸馏水洗至无甲醛味，并用 Schiff 试剂检查滤液不显色，抽滤，50℃干燥，即得。

【质量检查】　显微镜下观察微囊的形态并绘制微囊形态图，测定微囊的大小（最大和最多粒径）。比较乳剂和微囊的形态区别。

【操作注意】

(1) 复凝聚法制备微囊，用 10% 醋酸溶液调节 pH 是操作关键。因此，调节 pH 时一定要把溶液搅拌均匀，使整个溶液的 pH 为 3.8~4.0。

(2) 制备微囊的过程中，始终伴随搅拌，但搅拌速度以产生泡沫最少为度，必要时加入几滴戊醇或辛醇消泡，可提高收率。

(3) 固化前勿停止搅拌，以免微囊粘连成团。

4. 鱼肝油微囊的制备（复凝聚法）

【处方】

鱼肝油	3g
阿拉伯胶	3g
明胶	3g
37% 甲醛溶液	2.5ml
10% 醋酸溶液	适量
20% 氢氧化钠溶液	适量
蒸馏水	适量

【制备】

(1) 明胶溶液的配制：将处方量明胶用适量蒸馏水浸泡溶胀至溶解（必要时加热），加水至 60ml，搅匀，50℃保温备用。

(2) 阿拉伯胶溶液的配制：于小烧杯中放适量蒸馏水，将处方量阿拉伯胶粉末撒于液面，待粉末润湿下沉后，搅拌溶解，加水至 60ml，搅匀，50℃保温备用。

（3）鱼肝油乳状液的制备：称鱼肝油 3g，加入 5% 阿拉伯胶溶液 60ml，用电动搅拌器快速搅拌 1 分钟，使其乳化后，加入 5% 明胶溶液 60ml，混匀，于载玻片上用显微镜检查乳滴形成，即得。备用。

（4）微囊的制备：将上述乳状液置于大烧杯内，50℃水浴恒温，在不断搅拌下，向其中滴加 10% 醋酸溶液，至 pH 4.0 为止（用 pH 试纸），于显微镜下观察成囊情况，并记录。

（5）微囊的固化：在不断搅拌下，将 30℃左右约为成囊系统体积两倍的水（约 240ml）倾入上述微囊液中，在搅拌下将烧杯转至冰水浴，继续搅拌至 10℃以下，加 36% 甲醛溶液 2.5ml，继续搅拌 15 分钟，用 20% 氢氧化钠调节 pH 至 8~9，继续搅拌 1 小时，静置至微囊沉降完全，倾去上清液，过滤（或甩干），微囊用水洗至无甲醛味，并用 Schiff 试剂检查滤液不显色，抽干，50℃干燥，即得。

【质量检查】　在光学显微镜下观察制得微囊的形状，测定其粒径及其分布。

【操作注意】

（1）注意避免无机离子干扰复凝聚成囊。

（2）选取适宜的搅拌速度，以避免微囊的粘连或变形。但要避免搅拌过快产生泡沫，导致破囊。必要时可加入几滴戊醇或辛醇消泡，可提高收率；交联固化前切勿停止搅拌，以免微囊粘连成团。调节 pH 时也应注意有效搅拌。

（3）加 30℃水 240ml 的目的是稀释凝聚囊，以改善微囊形态，应搅拌至 5~10℃加入甲醛，保证交联固化效果。

5. 吲哚美辛（或磺胺二甲嘧啶）微囊的制备

【处方】

吲哚美辛（或磺胺二甲嘧啶）	1g
明胶	1g
阿拉伯胶	1g
5% 醋酸溶液	适量
25% 戊二醛溶液	3ml

【制备】

（1）明胶溶液的配制：处方量明胶用适量水浸泡溶胀，加热溶解，加水至 30ml，搅匀，备用。

（2）阿拉伯胶溶液的配制：于 100ml 烧杯中放适量水，将处方量阿拉伯胶粉末撒于液面，待粉末润湿下沉后，搅拌溶解，加水至 30ml，搅匀，备用。

（3）吲哚美辛（或磺胺二甲嘧啶）微囊的制备：称取处方量的吲哚美辛（或磺胺二甲嘧啶）置研钵中，尽量研细后加入少量（1）和（2）的混合液至润湿，进行加液研磨（约 1 小时），直至在显微镜下观察无大的晶状体后，加入剩余的混合液混匀，倒入烧杯内于 50℃水浴恒温搅拌，滴加 5% 醋酸溶液至 pH 约为 4，于显微镜下观察成囊后，加 30℃水 120ml 稀释凝聚囊后，转至冰水浴搅拌至 10℃以下，加入戊二醛继续保温搅拌 2 小时，静置待微囊沉降完全，倾去上清液，滤取微囊，用水洗至无醛味并用 Schiff 试剂检查不显色为止，抽干，50℃烘干，即得。

【质量检查】　在光学显微镜下观察制得微囊的性状，测定其粒径及其分布。

【操作注意】

（1）明胶、阿拉伯胶溶液的配制需先溶胀，再溶解。

(2)在研磨操作中,加液前应尽量研细晶状体,增加表面积;加液量不可过量,否则因液体流动性难以达到研磨晶状体的效果;加液研磨一段时间后会发现液体转化为凝胶状,在镜下观察,直至无大晶状体为止。

(3)加戊二醛固化前,需将体系温度降至10℃以下。

6. 薄荷油微囊的制备

【处方】

薄荷油	2g
阿拉伯胶	5g
明胶	5g
37%甲醛溶液	2.5ml
10%醋酸溶液	适量
20%氢氧化钠溶液	适量
蒸馏水	适量

【制备】

(1)明胶溶液的配制:称取明胶5g,用蒸馏水适量浸泡溶胀后,加热溶解,加蒸馏水至100ml,搅匀,50℃保温备用。

(2)阿拉伯胶溶液的配制:取蒸馏水80ml置小烧杯中,加阿拉伯胶粉末5g,加热至80℃左右,轻轻搅拌使溶解,加蒸馏水至100ml。

(3)薄荷油乳剂的制备:取薄荷油2g与5%阿拉伯胶溶液100ml置组织捣碎机中,乳化10秒,即得乳剂。

(4)乳剂镜检:取薄荷油乳剂1滴,置载玻片上镜检,绘制乳剂形态图。

(5)混合:将薄荷油乳转入1 000ml烧杯中,置50~55℃水浴上加5%明胶溶液100ml,轻轻搅拌使混合均匀。

(6)微囊的制备:在不断搅拌下,滴加10%醋酸溶液于混合液中,调节pH至3.8~4.0(pH试纸)。

(7)微囊的固化:在不断搅拌下,将约30℃蒸馏水400ml加至微囊液中,将含微囊液的烧杯自50~55℃水浴中取下,不停搅拌,自然冷却,待温度为32~35℃时,加入冰块,继续搅拌至温度为10℃以下,加入37%甲醛溶液2.5ml(用蒸馏水稀释一倍),搅拌15分钟,再用20%氢氧化钠溶液调节pH至8~9,继续搅拌20分钟,观察至析出为止,静置待微囊沉降。

(8)过滤(或甩干):待微囊沉降完全,倾去上清液,过滤(或甩干),微囊用蒸馏水洗至无甲醛味,抽干,即得。

【质量检查】 显微镜下观察微囊的形态并绘制微囊形态图,测定微囊的大小(最大和最多粒径)。比较乳剂和微囊的形态区别。

【操作注意】

(1)复凝聚法制备微囊,用10%醋酸溶液调节pH是操作关键。因此,调节pH时一定要把溶液搅拌均匀,使整个溶液的pH为3.8~4.0。

(2)制备微囊的过程中,始终伴随搅拌,但搅拌速度以产生泡沫最少为度,必要时加入几滴戊醇或辛醇消泡,可提高收率。

(3)固化前勿停止搅拌,以免微囊粘连成团。

四、实验结果与讨论

1. 微囊的性状　记录所制备的各微囊的外观、颜色、形状,并绘制微囊和乳剂在光学显微镜下的形态图,并说明两者之间的差别。

2. 测定微囊的大小　记录最大和最多粒径。

3. 测定平均粒径及其分布　记录所制备微囊的平均粒径及其粒度分布,应提供粒径的平均值及其分布的数据和图形(见附录)。

4. 讨论难溶性固态药物与液态药物在制备微囊过程中各有的特点。

五、思考题

1. 用单凝聚与复凝聚工艺制备微囊时,药物必须具备什么条件? 为什么?

2. 单凝聚工艺与复凝聚工艺有什么异同?

3. 使用交联剂的目的和条件是什么? 用 Schiff 试剂检查时显色的反应是什么?

4. 在制备微囊时,应如何使微囊的形状好、收率高?

5. 将药物微囊化后有什么特点? 如何判断所制备的微囊是否缓释?

六、附录

1. 测定粒径有多种方法,如光学显微镜法、电子显微镜法、电感应法、光感应法或激光衍射法等。测定不少于 200 个的粒径[《中国药典》(2020 年版)要求 500 个,因实验时间所限仅测 200 个],由计算机软件或下式求出算术平均径 d_{av}。

$$d_{av} = \Sigma (nd)/\Sigma n = (n_1 d_1 + n_2 d_2 + \cdots + n_i d_i)/(n_1 + n_2 + \cdots + n_i) \qquad 式(24\text{-}1)$$

式(24-1)中,n_1、$n_2 \cdots n_i$ 为具有粒径 d_1、$d_2 \cdots d_i$ 的粒子数。

2. 粒度分布

(1)用跨距表示粒度分布:见式(24-2)。

$$跨距 = (D_{90} - D_{10})/D_{50} \qquad 式(24\text{-}2)$$

式(24-2)中,D_{10}、D_{50} 和 D_{90} 分别为粒径累计分布图中 10%、50% 和 90% 处所对应的粒径。

(2)用各粒径范围内的粒子数或百分率表示粒径分布数据:以粒径为横坐标、频率(粒子个数除以粒子总数所得的百分率)为纵坐标,画出粒径分布曲线,以各粒径范围的频率对各粒径范围的平均值作图,画出粒径分布直方图,如图 24-1 所示。

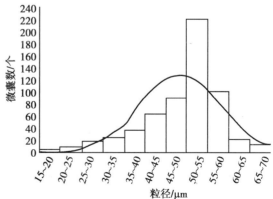

图 24-1　粒径分布曲线与粒径分布直方图

(魏　刚)

实验二十五　微球的制备

一、实验目的

1. 掌握微球的制备方法。
2. 熟悉微球的质量检查方法。
3. 熟悉微球的常用辅料。

二、实验原理

(一) 微球的定义、特点与材料

微球(microspheres)系指药物溶解或分散在辅料中形成的微小球状实体。其粒径通常在 1~250μm 范围内。

药物制成微球后具有以下特点：缓释性、提高稳定性、物理栓塞性、淋巴导向性和靶向性。

微球常用的辅料主要为高分子材料，如明胶、白蛋白、淀粉衍生物、纤维素衍生物、聚酯类等。

(二) 明胶微球的制备原理

空白明胶微球的制备：将明胶溶液加入于液状石蜡(含乳化剂)中制成 W/O 型乳状液，用化学交联剂交联固化、分离、脱水、干燥，即得空白明胶微球。

含药明胶微球的制备：以氟尿嘧啶(fluorouracil, 5-FU)药物为例，氟尿嘧啶略溶于水，微溶于乙醇。将药物粉末混悬在明胶溶液中，作为分散相，以液状石蜡作连续相，Span-80 为乳化剂，制成 W/O 型乳剂，用戊二醛作化学交联剂交联固化、异丙醇脱水后，经抽滤、洗涤、干燥，即得含药明胶微球。

(三) 白蛋白微球的制备原理

空白白蛋白微球的制备：将白蛋白溶液加入于液状石蜡(含乳化剂)中制成 W/O 型乳状液，120℃交联固化 30 分钟，分离除去液状石蜡，用乙醚洗净、挥干，即得空白的白蛋白微球。

含药物白蛋白微球的制备：将药物粉末(如氟尿嘧啶)混悬在白蛋白溶液中，作为分散相，以液状石蜡为连续相，Span-80 为乳化剂，制成 W/O 型乳剂，120℃加热交联固化 30 分钟，分离除去液状石蜡，用乙醚洗净、挥干，即得含药白蛋白微球。

(四) 本实验药物的特点

本实验用药物为氟尿嘧啶，简称 5-FU，分子量为 130.08，略溶于水，微溶于乙醇，能抑制胸腺嘧啶核苷酸合成酶,阻断脱氧嘧啶核苷酸转换成胸腺嘧啶核苷核,干扰 DNA 合成,对 RNA 的合成也有一定的抑制作用,是临床上应用最广的抗代谢抗肿瘤药,用于消化道癌及其他实体瘤的治疗。将其制成微球后可发挥缓释作用,既能维持有效浓度,又能降低毒副作用。

三、实验内容

(一) 实验材料与设备

1. **实验材料**　原料药:氟尿嘧啶。辅料:明胶、牛血清白蛋白(bovine serum albumin,BSA)、液状石蜡、脂肪酸山梨坦 -80(Span-80)、37% 甲醛、25% 戊二醛、异丙醇、乙醚、20% 氢氧化钠溶液、蒸馏水。

2. **设备与仪器**　恒温水浴、电动搅拌器、高速离心机、长针头注射器。

(二) 实验部分

1. 空白明胶微球的制备(乳化 - 化学交联法)

【处方】

明胶	1.5g
Span-80(乳化剂)	0.5ml
液状石蜡	40ml
37% 甲醛(交联剂)	15ml
异丙醇(交联剂)	25ml
20% 氢氧化钠溶液(pH 调节剂)	适量
异丙醇(洗涤用)	适量

【制备】

(1)明胶溶液的配制:称取 1.5g 明胶,加水适量浸泡溶胀后,60℃ ±1℃加热溶解,加水至 10ml,得浓度为 15% 的溶液,保温备用。

(2)量取 40ml 液状石蜡和 0.5ml Span-80,置烧杯中在 50℃恒温下搅拌均匀,在搅拌下滴加 15% 明胶水溶液 3ml,继续搅拌,在显微镜下观察到大小均匀的 W/O 型乳状液后,将其冷却至 0~4℃,加入化学交联剂约 40ml(37% 甲醛 15ml 与异丙醇 25ml 混合),用 20% 氢氧化钠溶液调节 pH 至 8~9,维持搅拌 3 小时,高速离心,倾去上层液。微球用少量异丙醇离心洗涤两次,镜检微球形态良好,抽滤。用异丙醇洗涤至无甲醛气味(使用 Schiff 试剂不显色),抽干去除残余异丙醇,50℃干燥,即得。

【操作注意】

(1)配制明胶溶液时,应先加适量水浸泡明胶过夜,充分溶胀后,再加热溶解。

(2)将微球抽滤后,在每次的洗涤过程中,应将抽滤系统通大气,用吸管将少量有机溶剂均匀滴入布氏漏斗内的微球中,稍后,再抽干(下同)。

2. 氟尿嘧啶明胶微球的制备(乳化 - 化学交联法)

【处方】

氟尿嘧啶	0.6g
明胶	0.5g
Span-80	0.5ml

25% 戊二醛	0.1ml
液状石蜡	20ml
异丙醇	适量
乙醚	适量
蒸馏水	适量

【制备】

(1)明胶溶液的配制:称取 0.5g 明胶,加适量水浸泡溶胀后,60℃ ±1℃加热溶解,加水至 5ml,得浓度为 10% 的溶液,保温备用。

(2)氟尿嘧啶明胶微球的制备:称取 0.6g 氟尿嘧啶置烧杯中,加入 5ml 明胶溶液,在 50℃搅拌得均匀混悬液。将 20ml 液状石蜡与 0.5ml 乳化剂 Span-80 混合均匀,在 50℃快速搅拌下将含药物的明胶混悬液滴入,乳化 10 分钟后形成 W/O 型乳剂,镜检。立即在 0~4℃冰水浴中冷却,并低速搅拌 10 分钟后加入 25% 戊二醛 0.1ml,继续搅拌交联 1 小时。再以 40ml 异丙醇脱水 2 小时,镜检,抽滤微球,用异丙醇、乙醚分别洗涤 3 次,50℃干燥,即得。

3. 空白白蛋白微球的制备(乳化 - 热交联法)

【处方】

牛血清白蛋白	0.5g
蒸馏水	2ml
液状石蜡	33ml
Span-80	1ml
乙醚	适量

【制备】

(1)牛血清白蛋白溶液的配制:称取 0.5g 牛血清白蛋白,加蒸馏水 2ml 在 50℃ ±1℃配成 25% 的溶液,保温备用。

(2)将含有 0.5g 牛血清白蛋白的 2ml 溶液全部吸入附有长针头注射器内,滴入 33ml 液状石蜡和 1ml Span-80 的液层下部,并同时搅拌,乳化 15 分钟,继续搅拌下逐渐升温至 120℃,加热交联固化 30 分钟。然后在搅拌下温度降至室温。2 000r/min 离心,微球下沉,倾去上清液,微球用适量乙醚洗涤,挥尽乙醚,即得。

【操作注意】

(1)在成乳阶段不能停止搅拌。且搅拌速度应较快,得到的微球粒径较小。

(2)在 50ml 圆底烧瓶中安装有直径为 42mm 的双叶搅拌棒(近烧瓶杯底处)的搅拌器,瓶内盛液状石蜡,在 40℃恒温下以 380r/min 速率搅拌,用注射器长针头插入液面下滴入白蛋白溶液。

(3)加热交联固化在 120℃、30 分钟即可。温度高低和时间长短均将影响释药的快慢。固化温度过高,会使微球的载药量下降。加热时还需注意防止温度过高而导致液体喷瓶。

4. 氟尿嘧啶白蛋白微球的制备(乳化 - 热交联法)

【处方】

氟尿嘧啶	0.6g
牛血清白蛋白	0.5g
Span-80	1ml
液状石蜡	33ml

乙醚	适量
蒸馏水	适量

【制备】

(1)牛血清白蛋白溶液的配制:称取 0.5g 牛血清白蛋白,加蒸馏水 5ml 在 50℃±1℃配成 10% 的溶液,保温备用。

(2)氟尿嘧啶白蛋白微球的制备:称取 0.6g 氟尿嘧啶置西林瓶中,加入 50℃±1℃的牛血清白蛋白溶液,搅拌得均匀混悬液。将此混悬液用吸管加入事先混匀的33ml 液状石蜡与 1ml Span-80 的液层下,并同时搅拌,形成 W/O 型乳剂,镜检。继续搅拌下用油浴加热逐渐升温至 120℃,并维持加热交联固化 30 分钟。然后边搅拌边降至室温,镜检。2 000r/min 离心,微球下沉,倾去上清液,微球用适量乙醚洗涤,挥尽乙醚,50℃干燥,即得。

【操作注意】 牛血清白蛋白溶液配制时先加冷蒸馏水搅拌均匀,约 20 分钟后再加热(加热必须是在有限溶胀过程之后)。

(三) 微球的质量检查

1. 测定微球的粒径大小　取微球少许于载玻片上,加水少许(或含 0.1% Tween-80 的生理盐水)分散均匀,用光学显微镜测定 200 个微球的粒径(详见实验二十四)。

2. 测定微球的流动性　微球的流动性以其休止角的大小来衡量。将微量漏斗固定于圆形平面皿(半径 r 约为 1cm)上面,粉末状微球放于漏斗中流出,直至微球堆积从平面皿边缘溢出为止。测出微球所形成的圆锥陡堆的顶点到平面皿的高 h,休止角 φ 的数值由 $\tan\varphi = h/r$ 求得。一般 $\varphi < 30°$ 表明流动性好,$\varphi > 40°$ 表明流动性差。

四、实验结果与讨论

1. 描述微球的性状,并计算微球的收率。
2. 绘制微球在光学显微镜下的形态。
3. 统计 200 个微球的平均粒径,绘制微球粒径分布直方图。
4. 测定休止角。
5. 比较各种微球的粒度分布的均匀性、流动性差异,并说明其原因。

五、思考题

1. 甲醛与戊二醛作交联剂有何异同?
2. 化学交联剂甲醛为什么要用异丙醇配制成溶液?
3. 叙述加热交联固化的机制,并讨论温度与时间两者在交联过程中哪一个更重要。

(魏　刚)

实验二十六　小丸的制备

一、实验目的

1. 掌握小丸的制备方法。
2. 熟悉小丸质量的评价方法。
3. 熟悉小丸的常用辅料及其作用。

二、实验原理

(一) 小丸的定义、特点与类型

小丸(pellet)系指将药物与适宜的辅料均匀混合,选用适宜的黏合剂或润湿剂以适当方法制成的球状或类球状固体颗粒。小丸粒径一般为 0.5~3.5mm。可根据不同需要制成快速、慢速或控制释放药物的小丸,一般填充于硬胶囊中,袋装或压制成片剂后服用。

小丸的释药特点由药物与辅料的性质和制备工艺决定。通过调节处方组成,制得不同释放速率的小丸,一般有速释、缓释与控释 3 种。速释小丸在 3 分钟内释药一般不低于70%,缓释和控释小丸在服用后缓慢释放和控速释放,避免胃内局部浓度过高,可减少药物对胃肠道的刺激性。对于缓控释制剂采用小丸很有意义。小丸根据其处方组成、结构与释药机制,可分为包衣小丸与骨架型小丸两大类。此外,小丸包衣也是控制释放的有效手段,将几种不同释放速率的小丸按需要装入胶囊,达到要求的药效。它是多单元给药系统,通过包衣层厚度或分组包衣来达到缓控释制剂的要求,尤其是它以每个小丸为 1 个释放单元,个别单元不规则的释药对 1 个剂量的释药行为影响不大,控制释药重现性好,减少药物突释。

(二) 小丸的辅料

分骨架型辅料和衣膜型辅料。

亲水性骨架材料有蔗糖、乳糖、淀粉、微晶纤维素、甲基纤维素、聚乙烯醇、聚维酮、羟丙纤维素、羟丙甲纤维素等。

疏水性骨架材料有单硬脂酸酯、硬脂酸、硬脂醇、蜂蜡、巴西棕榈蜡及脂肪酸甘油酯等。

常用的衣膜材料有醋酸纤维素、乙基纤维素、聚丙烯酸树脂、虫胶、邻苯二甲酸醋酸纤维素、羟丙甲纤维素酞酸酯。包衣材料常用的增塑剂有甘油、丙二醇、聚乙二醇、枸橼酸三乙酯、邻苯二甲酸二甲酯、癸二酸二丁酯、甘油三醋酸酯、蓖麻油等。有时根据释放度的需要加入一定量的致孔剂、润滑剂和表面活性剂等。制备小丸或包衣时常用的抗黏剂有滑石粉、微粉硅胶、硬脂酸镁等。

（三）小丸的制备方法

目前小丸的常用制备法主要有以下两种，根据需要选择适宜制丸方法。

1. 挤出 - 滚圆法　该工艺包括 3 个单元操作，首先将药物和辅料制成湿软材，再将软材移入挤压机械中挤压成高密度的条状物，最后在离心球形化机械中将条状物打碎成颗粒并滚圆成丸。常用以制备空白小丸或含药小丸。

挤出 - 滚圆法的成丸机制有两种：①如图 26-1（a）所示，从挤压机出来的条状物料被整齐地切断成圆柱形，其高度与圆柱直径大体相等或略长一些。在滚圆过程中圆柱体的棱角被墩圆，再被墩成哑铃形，然后墩成椭球形，在滚制过程中被墩成圆球。②如图 26-1（b）所示，条状物被切断后形成圆柱形，被墩弯，并在扭力和剪切力的作用下，中部变细、破断，再被墩圆成圆球。影响因素包括挤出速度、筛板孔径、滚圆速度、滚圆时间和处方因素。

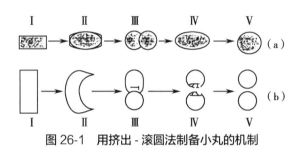

图 26-1　用挤出 - 滚圆法制备小丸的机制

2. 粉末层积法　将丸核加入旋转容器（离心造粒机）中旋转，并把黏合剂溶液喷在丸核上，随后加入药物和赋形剂的混合粉末，使粉末黏附在丸核表面，随着黏合液和粉末的不断喷入，更多的粉末黏附在丸核上，直至制得适宜大小的小丸。由于旋转容器的离心作用和从器壁上的抛射作用，使丸核逐步被粉末层积的同时被麻花样轨迹滚圆成小丸。这里供粉及供浆之比例以及速度关系到最终产品微丸的质量。这种方法常用于空白小丸、含药小丸及包衣小丸的制备。

三、实验内容

（一）实验材料与设备

1. 实验材料　原料药：盐酸小檗碱。辅料：微晶纤维素、乳糖等微晶纤维素丸核（26~32 目）。

2. 设备与仪器　挤出滚圆机、离心包衣造粒机。

（二）实验部分

1. 挤出 - 滚圆法制备空白小丸

【处方】

微晶纤维素　　　　60.0g

蒸馏水　　　　　　60ml

【制备】

（1）按处方量称取微晶纤维素 60g，分次加入蒸馏水约 60ml，混匀。

（2）仪器调节：从控制面板上设置挤出速度 100r/min（50 档位）和滚圆速度约 300r/min（25 档位）。

(3)将混合物料投入加样漏斗,启动挤出机制成圆柱形物料。

(4)将所制得的圆柱形物料加入滚圆机的转盘中,打开进气开关,启动滚圆机,制得球形微丸,放料。

(5)关闭机器,及时进行清洗。

【质量检查】 小丸性状的检查:脆碎度、休止角、粒径分布、圆整度与有无缺陷。

【注意事项】

(1)水作为黏合剂,用量多少直接关系微丸质量的好坏。若加入太多,则滚圆时易黏合形成大球,影响粒径均一度;若加入太少,则所得微丸呈哑铃形,影响所制微丸的圆整度。

(2)注意操作安全。应穿戴工作衣帽操作,避免将手接触旋转的滚圆机转盘,以免划伤。

2. 盐酸小檗碱骨架型小丸的制备(挤出-滚圆法)

【处方】

盐酸小檗碱	3g
微晶纤维素	15g
乳糖	12g
蒸馏水	适量

【制备】

(1)按处方量称取盐酸小檗碱、微晶纤维素和乳糖,混匀后加入蒸馏水适量,混匀,备用。

(2)调节挤出机和滚圆机的控制面板,设置挤出速率(45r/min)和滚圆速率(850r/min)。

(3)将混合物料投入加样漏斗,启动挤出机,制成圆柱形物料,备用。

(4)将制得的圆柱形物料加入滚筒中,启动滚圆机,滚圆10分钟即得球形小丸。

【质量检查】 小丸性状的检查:脆碎度、休止角、粒径分布、圆整度与有无缺陷。

【操作注意】

(1)用蒸馏水制备软材,便于准确记录所用润湿剂用量。选用量筒装蒸馏水,用滴管适当滴入蒸馏水,用力揉捏软材,增加其塑性,以"团而不黏,裂而不散"为度。

(2)以挤出机挤出的速度应适当,挤出速率过快会导致条状湿料直径不相等;挤出速率过慢,耗时长,前后含水量有差异,会影响小丸的滚圆结果。

(3)软材质量好,直接滚圆效果好。否则滚圆阶段可有较多粉粒出现。这时可用蒸馏水增加润湿性,注意用量,过多则易黏合成大球,影响小丸的圆整度与均一性。

(4)操作完毕要及时清洁设备与仪器。

3. 粉末层积法制备空白微丸

【处方】

微晶纤维素丸核(26~32目)	200g
微晶纤维素	500g
蒸馏水(浆液)	适量

【制备】 将离心包衣造粒机的空气压缩机及其他电源接通,调整压力至0.8MPa以上,调整主机转速150~200r/min,喷气压力0.5MPa,喷气流量10L/min,鼓风流量(20×20)L/min,鼓风温度为室温,喷浆泵转速15~25r/min,供粉速度15~25r/min。调整如上各参数后,关闭各控制开关(风机开关要一直打开),调整搅拌刀至合适位置,取蒸馏水适量置浆液输入缸内,微晶纤维素细粉500g置加料斗内,称取空白丸核(26~32目的微晶纤维素丸核)200g置主机料室内,开动开关开始层积制丸,待微晶纤维素细粉加完后,停止喷浆和供粉,主机继续

转动 1 分钟,打开出料口,取出成品微丸,烘干,筛分。

【质量检查】

(1)小丸与丸核的性状对比:光泽度、圆整度与有无缺陷。

(2)小丸性状的检查:脆碎度、休止角、粒径分布。

【注意事项】　以上是常规操作过程,喷气压力通常调节到 0.05MPa 或更小,以不吹散粒子为标准。主机转速大概显示为 260r/min,喷浆和供粉的速度根据粒子的干湿程度及粉尘的多少来调节,即干了多喷,湿了少喷。机器的开关机顺序:最好按照"风机—主机"的顺序开机,关机顺序相反,在清洗仪器时风机务必打开,否则水会漏入机器内部。在开机试验前,可先调试喷枪的雾化效果,使其喷雾的扇面较大即可。

四、实验结果与讨论

1. 记录所制备的三种小丸的性状、外观、脆碎度、休止角、圆整度、粒径及粒径分布。

2. 描述盐酸小檗碱骨架型小丸的性状,并讨论影响其释放性能的主要因素。

3. 讨论挤出-滚圆法和粉末层积法制备小丸的性状异同。

五、思考题

1.小丸有哪些制备方法? 小丸在应用上有何特点?

2.制备盐酸小檗碱骨架型小丸的关键有哪些? 不同的挤出速率与滚圆速率对盐酸小檗碱骨架型小丸的性状有何影响?

(魏　刚)

实验二十七　脂质体的制备及包封率的测定

一、实验目的

1. 掌握薄膜分散法制备脂质体的工艺。
2. 掌握用阳离子交换树脂法测定脂质体包封率的方法。
3. 熟悉脂质体形成原理、作用特点。
4. 了解"主动载药"与"被动载药"制备脂质体的概念。

二、实验原理

脂质体是由磷脂与(或不与)附加剂为骨架膜材制成的具有双分子层结构的封闭囊状体。常见的磷脂分子结构中有两条较长的疏水烃链和一个亲水基团。将适量的磷脂加至水或缓冲溶液中,磷脂分子自组装定向排列,其亲水基团面向两侧的水相,疏水的烃链彼此相对缔和为双分子层,构成脂质体。用于制备脂质体的磷脂有天然磷脂,如大豆卵磷脂、蛋黄卵磷脂等;合成磷脂,如二棕榈酰磷脂酰胆碱、二硬脂酰磷脂酰胆碱等。常用的附加剂为胆固醇。胆固醇也是两亲性物质,与磷脂混合使用,可制得稳定的脂质体,其作用是调节双分子层的流动性,降低脂质体膜的通透性。其他附加剂有"十八胺""磷脂酸"等,这两种附加剂能改变脂质体表面的电荷性质,从而改变脂质体的包封率、体内外稳定性、体内分布等其他相关参数。

脂质体可分为 3 类:①小单室(层)脂质体(small unilamellar vesicle,SUV),粒径为 20~80nm,经超声波处理的脂质体绝大部分为小单室脂质体;②大单室(层)脂质体(large unilamellar vesicle,LUV),粒径为 0.1~1μm,用乙醚注入法制备的脂质体多为这一类;③多室(层)脂质体(multilamellar vesicle,MLV),粒径为 1~5μm,显微镜下可观察到犹如洋葱断面或人手指纹的多层结构。

脂质体的制备方法有多种,根据药物的性质或需要进行选择。

(1)薄膜分散法:这是一种经典的制备方法,它可形成多室脂质体,经超声处理后得到小单室脂质体。此法优点是操作简便,脂质体结构典型,但包封率较低。

(2)注入法:有乙醚注入法和乙醇注入法等。乙醇注入法是将磷脂等膜材料溶于乙醇中,在搅拌下慢慢滴于 55~65℃含药或不含药的水性介质中,蒸去乙醇,继续搅拌 1~2 小时,即可形成脂质体。

(3)逆相蒸发法:系将磷脂等脂溶性成分溶于有机溶剂,如三氯甲烷、二氯甲烷中,再按一定比例与含药的缓冲液混合、乳化,然后减压蒸去有机溶剂即可形成脂质体。该法适合于水溶性药物、大分子活性物质,如胰岛素等的脂质体制备,可提高包封率。

(4)冷冻干燥法:适于在水中不稳定药物脂质体的制备。

(5)熔融法:采用此法制备的多相脂质体,其物理稳定性好,可加热灭菌。

在制备含药脂质体时,根据药物装载的机制不同,可分为"主动载药"与"被动载药"两大类。所谓"主动载药",即通过脂质体内外水相的不同离子或化合物梯度进行载药,主要有 K^+-Na^+ 梯度和 H^+ 梯度(即 pH 梯度)等。传统上,人们采用最多的方法是"被动载药"法。所谓"被动载药",即首先将药物溶于水相或有机相(脂溶性药物)中,然后按所选择的脂质体制备方法制备含药脂质体。其共同特点是:在装载过程中脂质体的内外水相或双分子层膜上的药物浓度基本一致,决定其包封率的因素为药物与磷脂膜的作用力、膜材的组成、脂质体的内水相体积、脂质体数目及药脂比(药物与磷脂膜材比)等。对于脂溶性且与磷脂膜亲和力高的药物,"被动载药"法较为适用。而对于两亲性药物,其油水分配系数受介质的 pH 和离子强度的影响较大,包封条件的较小变化就有可能使包封率有较大的变化,此时可采用"主动载药"法。

评价脂质体质量的指标有粒径、粒度分布和包封率等,其中脂质体的包封率是衡量脂质体内在质量的一个重要指标。常见的包封率测定方法有分子筛法、超速离心法、超滤法等。本实验采用阳离子交换树脂法测定包封率。阳离子交换树脂法是利用离子交换作用,将正电荷的未包进脂质体内的药物(即游离药物)除去,如本实验中游离的小檗碱。包封于脂质体内的药物(如小檗碱)由于脂质体带负电荷,不能被阳离子交换树脂吸附,从而达到分离目的,用以测定包封率。

本实验以盐酸小檗碱为模型药物,分别采用"被动载药"法和"主动载药"法制备脂质体,并对其质量进行评价。

盐酸小檗碱的结构如下:

三、实验内容

(一) 实验材料与设备

1. 实验材料 盐酸小檗碱、注射用大豆卵磷脂、胆固醇、无水乙醇、95% 乙醇、磷酸氢二钠、磷酸二氢钠、枸橼酸、枸橼酸钠、碳酸氢钠、阳离子交换树脂、阴离子交换树脂等。

2. 设备与仪器 旋转蒸发仪、烧瓶、恒温水浴锅、磁力搅拌器、光学显微镜、玻璃棉、2.5ml 针筒注射器、紫外分光光度计、容量瓶等。

(二) 实验部分

1. 试液试药的配制

(1)枸橼酸缓冲液(pH 约为 3.8):称取枸橼酸 10.5g 和枸橼酸钠 7.0g 置于 1 000ml 容量

瓶中,加水溶解并稀释至刻度,混匀,即得。

(2)碳酸氢钠($NaHCO_3$)溶液(pH 约为 7.8):称取 $NaHCO_3$ 50g,置于 1 000ml 容量瓶中,加水溶解并稀释至刻度,混匀,即得。

(3)磷酸盐缓冲液(PBS)的配制(pH 约为 5.8):称取磷酸氢二钠($Na_2HPO_4·12H_2O$)0.37g 和磷酸二氢钠($NaH_2PO_4·2H_2O$)2.0g 置于 1 000ml 容量瓶中,加水溶解并稀释至刻度,混匀,即得。

(4)盐酸小檗碱溶液的配制:分别称取盐酸小檗碱 1.0g、3.0g 置于两个 1 000ml 容量瓶中,用磷酸盐缓冲液配成 1.0mg/ml 和 3.0mg/ml(60℃水浴加热溶解)两种浓度的药物溶液。

2. 空白脂质体的制备

【处方】

注射用大豆磷脂	0.9g
胆固醇	0.3g
无水乙醇	15ml
枸橼酸缓冲液	适量
制成脂质体	30ml

【制备】

(1)称取处方量磷脂、胆固醇,置于 1 000ml 圆底烧瓶中,加无水乙醇约 15ml,55~60℃水浴中搅拌溶解,将圆底烧瓶置于旋转蒸发仪上,减压除去乙醇,使磷脂和胆固醇在瓶壁上成膜。

(2)另量取枸橼酸缓冲液 30ml,置于小烧杯中,55~60℃水浴中保温备用。

(3)将(2)的枸橼酸缓冲液加至(1)中,55~60℃转动水化 10 分钟。

(4)所得空白脂质体置于超声波细胞粉碎机中,冰浴条件下,超声 6 分钟(200w,2 分钟;400w,4 分钟),即得。

【操作注意】

(1)整个实验过程中禁止用火。

(2)在 55~60℃溶解磷脂和胆固醇的时间不宜过长,否则磷脂容易氧化。

(3)磷脂、胆固醇形成的薄膜应尽量薄且均匀。

(4)水化后的脂质体混悬液不应存在脂质块。

3. 盐酸小檗碱脂质体的制备(被动载药法)

【处方】

注射用大豆磷脂	0.6g
胆固醇	0.2g
无水乙醇	15ml
盐酸小檗碱溶液(1.0mg/ml)	30ml
制成脂质体	30ml

【制备】

(1)称取处方量磷脂、胆固醇,置于 1 000ml 圆底烧瓶中,加无水乙醇约 15ml,55~60℃水浴搅拌溶解,将圆底烧瓶置于旋转蒸发仪上,减压除去乙醇,使磷脂和胆固醇在瓶壁上成膜。

(2)另量取盐酸小檗碱溶液(1.0mg/ml)30ml,置于小烧杯中,55~60℃水浴中保温待用。

(3)将(2)的小檗碱溶液加至(1)中,55~60℃转动水化 10 分钟。将脂质体混悬液转移至烧杯内,并将烧杯置于磁力搅拌器上。室温下,搅拌 20~30 分钟,如果液体体积减少,可补加蒸馏水至 30ml,混匀,即得。

【操作注意】 同前。

【质量检查】

(1)观察脂质体的形态,测定最大粒径与最多粒径。

(2)测定药物的包封率。

4. 盐酸小檗碱脂质体的制备(主动载药法)

(1)阴离子交换树脂柱的制备:取已水化处理好的阴离子交换树脂,装于底部垫有滤纸片的 2.5ml 注射器筒中(柱高约 2cm),2 000r/min 离心 2 分钟,脱水,备用。

(2)除外水相空白脂质体的制备:准确移取空白脂质体混悬液 1.0ml,小心上样于已离心的阴离子交换树脂柱顶端,停留约 4 分钟后,2 000r/min 离心 4 分钟,收集离心液,即得。

(3)主动载药脂质体的制备:准确移取上述除外水相的空白脂质体混悬液 0.4ml、$NaHCO_3$ 溶液 150μl、药物溶液(3.0mg/ml)0.2ml,置于 5ml 西林瓶中,混匀,盖上塞,50℃水浴中孵育 5 分钟,随后立即用冷水降温,终止载药,即得。

【操作注意】

(1)混合、孵育、降温等过程均需轻轻摇动,确保体系均匀。

(2)上样时,应缓慢,且上样于微柱的顶端中心处,勿将柱冲散或使样品沿注射器边缘留下。

(3)离心下来的脂质体,应先用滴管轻轻吹打,混合均匀后再取样。

【质量检查】 测定药物的包封率。

5. 盐酸小檗碱脂质体包封率的测定

(1)阳离子交换树脂分离柱的制备:取已水化处理好的阳离子交换树脂,装于底部垫有滤纸的 2.5ml 注射器筒中(柱高约 2cm),2 000r/min 离心 2 分钟,脱水,备用。

(2)柱分离度的考察

1)盐酸小檗碱与空白脂质体混合液的制备:准确量取“4”项下除去外水相枸橼酸离子的空白脂质体混悬液 0.4ml 与药物溶液(3.0mg/ml)0.2ml,混匀,即得。

2)空白溶剂的配制:取乙醇(95%)6.0ml,置于 10ml 容量瓶中,加 PBS 至刻度,摇匀,即得。

3)对照品溶液的制备:准确移取 1)中制得的混合液 0.1ml 置于 10ml 容量瓶中,加入 95% 乙醇 6.0ml,振摇使之溶解,再加 PBS 至刻度,摇匀,即得。

4)样品溶液的制备:准确移取 1)中制得的混合液 0.1ml,缓慢上样于已离心处理的阳离子交换树脂柱顶端,停留约 4 分钟,缓慢加入 PBS 约 1.5ml 洗脱,并于 2 000r/min 离心 4 分钟。收集洗脱液于 10ml 容量瓶中(用约 1ml PBS 转移离心管内残余的洗脱液),加入 95% 乙醇 6.0ml 溶解脂质体后,加 PBS 稀释至刻度,混匀即得。

5)柱分离度的计算:以空白溶剂为对照,在 345nm 处分别测定样品溶液和对照溶液的吸光度,照式(27-1)计算柱分离度。分离度要求大于 0.90。

$$柱分离度 =1-(A_样/A_对) \qquad\qquad 式(27-1)$$

式(27-1)中,$A_样$为样品溶液的吸光度,$A_对$为对照品溶液的吸光度。

(3)包封率的测定:精密移取盐酸小檗碱脂质体 0.1ml 两份,一份置于 10ml 容量瓶中,按“柱分离度考察”项下 3)进行操作;另一份置于分离柱顶端,按“柱分离度考察”项下 4)进行操作,所得溶液于 345nm 波长处测定吸光度,按式(27-2)计算包封率(entrapped efficiency,EE)。

$$包封率 = \frac{A_1}{A_t} \times 100\% \qquad 式(27\text{-}2)$$

式(27-2)中,A_1 为通过分离柱后收集脂质体中盐酸小檗碱的吸光度,A_t 为未过柱盐酸小檗碱脂质体中总药物的吸光度。

【操作注意】

(1)对照品和样品制备时,一定确保 95% 乙醇将脂质体溶解后,再进行稀释。

(2)在用紫外分光光度计进行样品测定时,参比制剂为空白溶剂。

(3)其他操作注意事项同前。

四、实验结果与讨论

1. 绘制显微镜下被动载药法制备脂质体的形态图。

2. 记录显微镜下观察到的脂质体形态与粒径,见表 27-1。

表 27-1　显微镜下观察到的脂质体形态与粒径

脂质体制备类别	形态	最大粒径 / μm	最多粒径 / μm
被动载药法			
主动载药法			

3. 计算柱分离度与包封率,见表 27-2 和表 27-3。

表 27-2　柱分离度

$A_样$	$A_对$	柱分离度 /%

表 27-3　两种制备方法脂质体的药物包封率

脂质体制备类别	A_l	A_t	包封率 /%
被动载药法			
主动载药法			

五、思考题

1. 简述脂质体作为药物载体的特点。请讨论影响脂质体形成的因素。

2. 从显微镜下的形态上看,"脂质体""乳剂"及"微囊"之间有何差别? 脂质体整粒前后的大小有无变化? 如何变化? 为什么? 乳剂可以采用此方法整粒吗?

3. 如何提高脂质体对药物的包封能力?

4. 请问如何选择包封率的测定方法? 本实验所用的方法与"分子筛法""超速离心法"相比,有何优缺点?

5. 请试着设计一个有关脂质体的实验方案。

6. 本实验方案还有哪些方面有待改进?

六、附录

1. 在有条件的情况下,还可以采用激光散射法测定脂质体的粒度和粒度分布,采用 ζ 电位测定仪测定脂质的表面荷电情况,采用投射电镜观察脂质体的形态等,开展其他的质量评价。

2. 蒸发仪是实验室制备脂质体制剂常用的仪器(见图 27-1),利用其可以通过减压蒸发除去溶解脂质成分或药物的有机溶剂,在瓶壁上形成脂质薄膜。有利于采用薄膜分散法或逆相蒸发法制备脂质体。

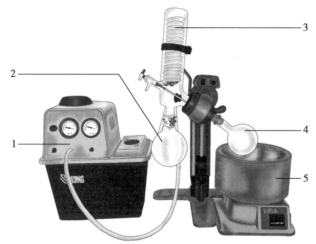

1. 真空泵;2. 冷凝液接收瓶;3. 冷凝器;4. 样品瓶;5. 恒温水浴。

图 27-1　旋转蒸发仪制备脂质膜装置

(杨　丽)

实验二十八　缓释制剂的制备及释放度测定

一、实验目的

1. 熟悉缓释制剂的基本原理与设计方法。
2. 掌握溶蚀性缓释片和亲水凝胶骨架缓释片的释放机制和制备工艺。
3. 熟悉缓释片释放度的测定方法。

二、实验原理

缓释制剂系指用药后能在较长时间内持续释放药物以达到长效作用的制剂。其中药物释放主要是一级速度过程。口服缓释制剂在人体胃肠道的转运时间一般可维持8~12小时，根据药物用量及药物的吸收代谢性质，其作用可达12~24小时，患者1日口服1~2次。

缓释制剂按剂型分主要有片剂、颗粒剂、小丸剂、胶囊剂等。其中，片剂又分为骨架片、膜控片、胃内漂浮片等。骨架片是药物和一种或多种骨架材料以及其他辅料，通过制片工艺而成形的片状固体制剂。使用不同的骨架材料或采用不同的工艺制成的骨架片，可以通过不同的释药机制延长作用时间、减少服用次数等。

不溶性骨架片系用水不溶骨架材料如乙基纤维素、丙烯酸树脂等制备，药物在不溶性骨架中以扩散方式释放。溶蚀性骨架片系采用水不溶但可溶蚀的硬脂醇、巴西棕榈蜡、单硬脂酸甘油酯等蜡质材料制成，骨架材料可在体液中逐渐溶蚀、水解。亲水凝胶骨架片的骨架材料有甲基纤维素、羧甲基纤维素、卡波姆、海藻酸盐、壳多糖等。这些材料遇水形成凝胶层，随着凝胶层继续水化，骨架膨胀，药物可通过水凝胶层扩散释出，延缓了药物的释放。本实验以茶碱为模型药物制备溶蚀性骨架片和亲水凝胶骨架片。

由于缓释制剂中含药物量较普通制剂多，制剂工艺也较复杂。为了既可获得可靠的治疗效果又可避免突释引起毒副作用的危险性，需制定出合理的体外药物释放度试验方法。通过释放度的测定，找出其释放规律，从而可选定所需的骨架材料，同时也用于控制缓释片剂的质量。释放度的测定方法可采用溶出度测定仪，释放介质为人工胃液和人工肠液，有时也可用水或其他介质。一般采用至少三个取样点作为药物释放度的标准。第一个时间点通常为1小时或2小时，主要考察制剂有无突释效应。第二个或第三个时间点主要考察制剂释放的特性与趋势，具体时间及释放量根据各品种要求而定。最后一个时间点主要考察制剂是否基本释放完全，释放量要求75%以上。

三、实验内容

(一) 实验材料与设备

1. 实验材料　茶碱、硬脂醇、羟丙甲纤维素(HPMC K10M)、乳糖、乙醇、硬脂酸镁。
2. 设备与仪器　单冲压片机、溶出仪、紫外 - 可见分光光度计。

(二) 实验部分

1. 茶碱溶蚀性骨架片的制备

【处方】

茶碱	10g
硬脂醇	1g
HPMC K10M	0.1g
硬脂酸镁	0.13g
共制得	100 片

【制备】　工艺流程见图 28-1。

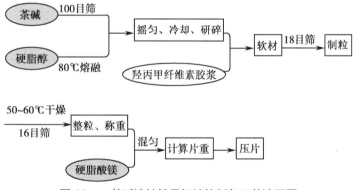

图 28-1　茶碱溶蚀性骨架片的制备工艺流程图

(1)取茶碱过 100 目筛,另将硬脂醇置于蒸发皿中,于 80℃水浴上加热熔融,加入茶碱搅匀,冷却,置研钵中研碎。

(2)加羟丙纤维素胶浆(以 80% 乙醇 3ml 制得)制成软材(若胶浆量不足,可再加适量 80% 乙醇),18 目筛制粒。

(3)于 50~60℃干燥,16 目整粒,称重,加入硬脂酸镁混匀。

(4)计算片重,压片,即得。每片含茶碱 100mg。

【质量检查】　释放度。

2. 茶碱亲水凝胶骨架片的制备

【处方】

茶碱	5.0g
HPMC K10M	3.5g
乳糖	1.0g
80% 乙醇溶液	适量

硬脂酸镁	1%
共制得	50 片

【制备】 工艺流程见图 28-2。

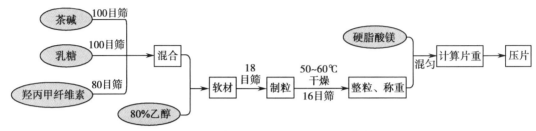

图 28-2 茶碱亲水凝胶骨架片的制备工艺流程图

(1)将茶碱、乳糖分别过 100 目筛,羟丙纤维素过 80 目筛,混合均匀,加 80% 乙醇溶液制成软材,过 18 目筛制粒。

(2)于 50~60℃干燥,16 目筛整粒,称重,加入硬脂酸镁混匀。

(3)计算片重,压片,即得。每片含茶碱 100mg。

【质量检查】 释放度。

3. 释放度试验方法

(1)标准曲线的制作:精密称取茶碱对照品约 20mg,置于 100ml 容量瓶中,加蒸馏水溶解,并稀释至刻度,摇匀。精密吸取此溶液 10ml 置于 50ml 容量瓶中,加蒸馏水稀释至刻度,摇匀。然后精密吸取该溶液 0.5ml、1.0ml、2.0ml、5.0ml 和 7.5ml,分别置 25ml 容量瓶中,加蒸馏水稀释至刻度,摇匀。按分光光度法,在波长 272nm 处测定吸光度,以吸光度对浓度进行回归分析,得到标准曲线回归方程。

(2)释放度试验:取制得的亲水凝胶缓释片或溶蚀性骨架片各 1 片,按《中国药典》(2020 年版)四部通则 "0931 溶出度与释放度测定法" 规定,采用溶出度测定法中桨法的装置,以蒸馏水 900ml 为释放介质,温度为 37℃ ±0.5℃,转速为 100r/min,经 1 小时、2 小时、3 小时、4 小时、5 小时、6 小时和 12 小时,分别取释放液 5ml,用 0.45μm 微孔滤膜过滤,并及时补充相同温度的释放介质 5ml。取续滤液 1ml,置 10ml 容量瓶中,加蒸馏水稀释至刻度,摇匀。按照分光光度法,在 272nm 的波长处测定吸光度。

四、实验结果与讨论

1. 根据标准曲线求得各取样时间释放液中的药物浓度,计算各时间的累积释放量,除以每片的药物含量(标示量),即得各取样时间药物的累积释放百分率,见式(28-1),填于表 28-1 中。

$$累计释放量 = \frac{C \times D}{标示量} \times 100\% \qquad 式(28-1)$$

式(28-1)中,C 为溶出介质中药物浓度,D 为溶出介质的毫升数。

表 28-1　缓释制剂的释放度试验结果

取样时间 /h	亲水凝胶骨架片							溶蚀性骨架片						
	1	2	3	4	5	6	12	1	2	3	4	5	6	12
吸光度														
药物浓度 / （μg·ml⁻¹）														
累计释放量 /%														

2. 以累积释放百分率为纵坐标、时间为横坐标,绘制药物累积释放百分率 - 时间曲线图。

3. 比较不同处方茶碱缓释片的释放曲线,作出评价。根据《中国药典》(2020 年版) 四部通则 "0931 溶出度与释放度测定法" 规定,茶碱缓释片的释放度标准为每片在 2 小时、6 小时与 12 小时的溶出量应分别为 "20%~40%、40%~65% 和 70% 以上"。

五、注释

1. 本实验主要以茶碱为模型药物制备溶蚀性骨架片和亲水凝胶骨架片。其中溶蚀性骨架片主要以硬脂醇为骨架材料,亲水凝胶骨架片主要以羟丙甲纤维素为骨架材料。由于茶碱为水溶性较小的药物,释放以骨架溶蚀为主,这些材料遇水形成凝胶层,随着凝胶层继续水化,骨架膨胀,凝胶层增厚,茶碱释放速率减慢,若加入乳糖,在一定程度上可使水分渗入片芯,加快释放速率。茶碱缓释片可通过羟丙甲纤维素、乳糖用量的改变来调节药物的释放速率。

2. 以 80% 乙醇为润湿剂制软材时,乙醇用量要适宜,使软材达到握之成团,手指轻压时又能散开。

3. 缓释片要注意硬度的控制,一般应在 5~7N(牛顿)之间。

六、思考题

1. 设计口服缓释制剂时主要考虑哪些因素?

2. 测定缓释制剂的释放度有何意义?

3. 在研制一个药物缓释片的过程中,如何确定该缓释片的释放度标准?

七、附录

《中国药典》(2020 年版) 四部 "9013 缓释、控释和迟释制剂指导原则" 中规定,缓释、控释制剂需进行体外释放度检查。释放度系指口服药物从缓释制剂、控释制剂、肠溶制剂及透皮制剂等在规定溶剂中释放的速度和程度。

《中国药典》(2020 年版) 四部通则 "0931 溶出度与释放度测定法" 中规定的溶出度测定法分为 7 种:第一法(篮法)、第二法(桨法)、第三法(小杯法)、第四法(桨碟法)、第五法(转筒法)、第六法(流池法)和第七法(往复筒法)。

第一法——篮法:篮法的实验装置见图 28-3,转篮的尺寸参见《中国药典》(2020 年版)

四部通则"0931 溶出度与释放度测定法"。转篮由篮体与篮轴两部分组成,篮体(A)由不锈钢丝焊接而成,呈圆柱形,上下都有金属边缘。篮轴的末端连一金属片,作为转篮的盖。操作容器为 1 000ml 的圆底烧杯,外套水浴温度应能使容器内溶剂的温度保持在 37℃±0.5℃,电动机与篮轴相连,可调节转速。缓释、控释制剂释放度试验一般采用 100r/min。测定时,量取经脱气处理的溶剂 900ml,注入每个操作容器内,加热使温度保持在 37℃±0.5℃。取供试品 6 片,分别投入 6 个转篮内,将转篮降入容器中,开始计时。至少采用 3 个时间点取样,取样后经 0.8μm 微孔滤膜滤过,自取样至滤过应在 30 秒内完成,并及时补充所耗溶剂。取滤液,照药品项下规定的方法,算出每片的释放量,按《中国药典》(2020 年版)规定进行结果判断。

第二法——桨法:桨法的实验装置见图 28-4,除将装置中转篮换成搅拌桨外,其他装置和要求与第一法相同。搅拌桨由不锈钢金属材料制成,参见《中国药典》(2020 年版)四部通则"0931 溶出度与释放度测定法"。搅拌桨旋转时 A、B 两点的摆动幅度均不得超过0.5mm。取样位置应在转篮顶端至液面的中点,距溶出杯内壁不小于 10mm 处。缓释、控释制剂释放度试验搅拌桨转速一般采用 50r/min。

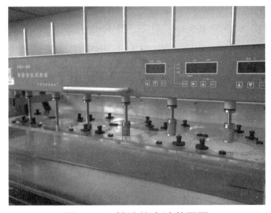

图 28-3　篮法的实验装置图

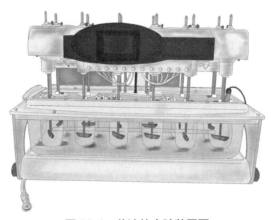

图 28-4　桨法的实验装置图

（沈　琦）

实验二十九　　药物经皮渗透实验

一、实验目的

1. 掌握体外药物经皮渗透实验的方法。
2. 熟悉药物经皮渗透实验中数据的处理方法。
3. 了解经皮渗透实验中所用皮肤的处理方法。

二、实验原理

药物经皮渗透实验是将剥离的皮肤(或人工膜)夹在水平式扩散池中(图 29-1),角质层面向给药池,将药物置于给药池中,于给定的时间间隔测定皮肤另一侧接收池内的介质中药物浓度,分析药物经皮肤渗透的动力学。药物通过皮肤(或人工膜)渗透的体外实验是经皮给药系统开发的必不可少的研究步骤,它可以预测药物经皮吸收的速度,研究介质、处方组成和经皮吸收促进剂等对药物经皮渗透速度的影响,是药物经皮制剂有效性和安全性的前提保障。

制剂的经皮通透性测定和评价可用立式扩散池(图 29-2),并依次进行处方筛选和优化。全自动智能经皮渗透实验仪如图 29-3 所示。

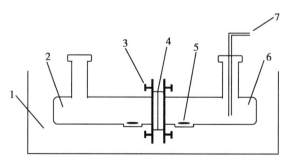

1. 水浴;2. 给药池;3. 固定螺钉;4. 皮肤或人工膜;
5. 磁力搅拌子;6. 接收池;7. 取样管。

图 29-1　经皮渗透实验的水平扩散池

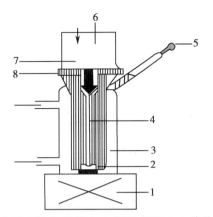

1.磁力搅拌器;2.搅拌子;3.恒温水浴层;4.接收池;
5.取样口;6.大气;7.给药池;8.皮肤或人工膜。

图 29-2　经皮渗透实验的立式扩散池

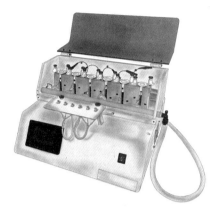

图 29-3　全自动智能经皮渗透实验仪

皮肤由表皮、真皮、皮下组织等组成。药物置于皮肤表面后向皮肤内渗透,通过表皮达到真皮,由于真皮内有丰富的毛细血管,药物能很快吸收进入体循环,因此药物在皮肤内表面的浓度很低,接近于零,即符合所谓"漏槽"条件。在体外实验条件下,如果置于皮肤表面的药物浓度较高,而接收介质中的药物浓度很低,即可满足漏槽条件,即接收池中的药物浓度远远小于给药池中的药物浓度。如果以 t 时刻药物通过皮肤的累积量 M 对时间作图,则在达到稳态后可以得到一条直线,直线的斜率为药物的稳态透过速率。直线部分反向延长线与时间轴的交点处的时间为滞后时间(简称时滞,T_L)。

为了处理问题的简单化,可以将皮肤可看作简单的膜,用 Fick 扩散定律分析药物在皮肤内的渗透行为,药物的稳态透过速率 J 与皮肤中的药物浓度梯度成正比,可以用式(29-1)表示:

$$J = \frac{\mathrm{d}M}{A\mathrm{d}t} = \frac{DK}{h}(C_o - C_t) \qquad \text{式}(29\text{-}1)$$

式(29-1)中,A 为药物的有效扩散面积,D 为药物在皮肤中的扩散系数,K 为药物在皮肤/介质中的分配系数,h 为药物在皮肤中的扩散路径,C_o 为给药池中药物的浓度,C_t 为 t 时刻接收池中药物的浓度。

如果接收池中的药物浓度远远小于给药池中的药物浓度,即 $C_o \gg C_t$,式(29-1)则可以改写为式(29-2):

$$J = \frac{\mathrm{d}M}{A\mathrm{d}t} = \frac{DK}{h}C_o \qquad \text{式}(29\text{-}2)$$

对于特定的皮肤和介质来说,D、K 和 h 均为常数,所以可以令 $\frac{Dk}{h} = P$,称为通透系数。式(29-2)可写作式(29-3):

$$J = PC_o \qquad \text{式}(29\text{-}3)$$

通透系数是扩散阻力的倒数,单位为 cm/s 或 cm/h,其大小由皮肤与药物的性质决定,即由 D、K 和 h 所决定,而与药物浓度无关,P 值大,表示药物容易透过皮肤。根据求得的稳态透过速率、给药池中药物的浓度和有效扩散面积,可以求出药物经皮通透系数。

时滞 T_L 可用式(29-4)表示:

$$T_L = \frac{h^2}{6D} \qquad\qquad 式(29\text{-}4)$$

经皮渗透实验所用的皮肤除人的皮肤外,常用一些动物如猴、乳猪、无毛小鼠、豚鼠和大鼠等的皮肤。实验装置可以是单室、双室或流通扩散池。常用的接收介质有 pH 7.4 的磷酸缓冲液或生理盐水,有时为增加药物溶解度,可采用一定浓度不影响皮肤渗透性的非水溶剂,如聚乙二醇 400、乙醇等。

本实验分别以水杨酸和双氯芬酸钾为模型药物,对其经皮渗透性及经皮渗透促进剂的影响进行了考察。

三、实验内容

(一)实验材料与设备

1. 实验材料　乙醇、生理盐水、水杨酸、硫酸铁铵、盐酸、双氯芬酸钾、N-甲基吡咯烷酮(N-methyl pyrrolidone, NMP)、硝酸、乙醚、氨基甲酸乙酯、大鼠。

2. 仪器与设备　恒温磁力搅拌器、量瓶、移液管、大试管、剪刀、镊子、电动剃毛刀、水平扩散池、立式扩散仪、可见-紫外分光光度仪、注射器、微孔滤膜。

(二)实验部分

A. 水杨酸经皮渗透性的测定

1. 水杨酸溶解度的测定

(1)饱和溶液的制备:取 100ml 的锥形瓶,放置在 32℃恒温水浴中,加入 1g 研细的水杨酸与 100ml 煮沸放冷至室温的蒸馏水,用磁力搅拌器不断搅拌,分别于 0.5 小时、1.0 小时、1.5 小时、2.0 小时、2.5 小时和 3 小时取样,过滤,弃去初滤液,取续滤液测定水杨酸浓度。如最后两次测得的浓度相同,即可计算该室温条件下水杨酸的溶解度;反之,还需继续搅拌,直至溶液浓度不再增大为止。同法测定水杨酸在 30% 乙醇溶液中的溶解度。

(2)标准曲线绘制:精密称取水杨酸 10mg,置于 100ml 容量瓶中,加入约 80ml 蒸馏水溶解并稀释至刻度,摇匀,配制成浓度为 100μg/ml 的标准溶液。再取上述溶液依次稀释成浓度为 10μg/ml、20μg/ml、40μg/ml、50μg/ml、80μg/ml 和 100μg/ml 的标准溶液,分别精密量取 3ml,加硫酸铁铵显色剂 1ml,以蒸馏水 3ml 加硫酸铁铵显色剂 1ml 为空白,于 530nm 波长处测定吸光度。将吸光度对水杨酸浓度回归得标准曲线方程(操作注意:水杨酸在水中不易溶解,可以通过超声分散或略微加热等手段加快其溶解速度,待药物完全溶解后,冷却至室温,再定容)。

硫酸铁铵显色剂配制:称取 8g 硫酸铁铵溶于 100ml 蒸馏水中,取 2ml 加入 1mol/L 盐酸 1ml,加蒸馏水至 100ml 即得(本品需新鲜配制)。

(3)水杨酸浓度的测定:取过滤后的水杨酸饱和溶液,用蒸馏水稀释 100 倍,取稀释液 3ml 加硫酸铁铵显色剂 1ml,于 530nm 波长处测定吸光度,代入标准曲线计算水杨酸浓度,乘以稀释倍数即得水杨酸在室温下的溶解度。

2. 水杨酸的经皮渗透

(1)皮肤的处理:取体重为 150~200g 的雄性大鼠,利用乙醚麻醉后,腹腔注射 20%(w/v)氨基甲酸乙酯溶液 1.2~1.5ml/200g 进行深度麻醉后,立即用电动剃毛刀剪去腹部鼠毛,脱臼处死,剥离去毛部位皮肤,去除皮下组织后,用生理盐水冲洗干净,取出,用滤纸吸干表面水分,备用。

(2)经皮渗透实验:将处理好的鼠皮置于水平扩散池的两个半池之间,角质层面向给药池,真皮面向接收池,用夹子固定紧。接收池中加满生理盐水(约 5ml),并记录其体积。给药池中加满水杨酸的饱和水溶液或水杨酸 30% 乙醇的饱和溶液(约 5ml),并分别在两个半池中加入搅拌子。两个半池夹层中为 32℃ 的循环水,持续搅拌,分别在 0.5 小时、1.0 小时、1.5 小时、2.0 小时、3.0 小时和 5.0 小时于接收池中取样 5ml,并立即加入同体积的生理盐水。取出的接收液用微孔滤膜(0.45μm)过滤,弃去初滤液后剩余溶液用于测定水杨酸的浓度。水杨酸浓度测定:精密量取接收液 3ml 加硫酸铁铵显色剂 1ml(或按此比例加入显色剂),于 530nm 波长处测定吸光度(A),用标准曲线回归方程计算水杨酸浓度。空白溶液为生理盐水 3ml 加显色剂 1ml。

【操作注意】

(1)在麻醉大鼠后进行去毛操作。在处死大鼠后进行剥离皮肤操作,去除皮肤的皮下组织时应注意不要剪破皮肤。

(2)经皮给药实验前需利用乙醇和蒸馏水将扩散池彻底清洗干净。每次抽取接收介质后应立即加入新的接收介质,并排尽与皮肤接触界面的气泡。

(3)应用水杨酸在 30% 乙醇中的饱和溶液作为样品室的药物溶液能在 4 小时的实验时间内得到较好的渗透曲线,而作为对照的水杨酸饱和水溶液渗透速度小,如要得到理想的渗透曲线需延长取样的时间间隔和实验持续时间,如每隔 1 小时取样,持续 6 小时以上。

(4)测定接收介质中水杨酸浓度时,如溶液混浊需过滤。

B. 水杨酸软膏经皮渗透性的比较

1. 5% 水杨酸软膏的制备

【处方】

水杨酸细粉(100 目)	0.5g
基质	9.5g
制成	10g

【制备】

(1)5 种软膏基质的制备:单软膏、凡士林、O/W 型乳剂基质、W/O 型乳剂基质、甲基纤维素水溶性基质,其基质制备方法见实验十九。

(2)水杨酸单软膏剂的制备:称取水杨酸粉末 0.5g 置于研钵中,分次加入单软膏基质 9.5g,研匀,即得。

(3)水杨酸凡士林软膏剂的制备:称取凡士林 9.5g 于蒸发皿中,置水浴上加热熔化,搅拌下加入水杨酸粉末 0.5g,搅匀,室温下搅拌冷却至凝固,即得。

(4)水杨酸 O/W 型乳剂软膏的制备:称取水杨酸粉末 0.5g 置于研钵中,分次加入 O/W 型乳剂基质 9.5g,研匀,即得。

(5)水杨酸 W/O 型乳剂软膏的制备:称取水杨酸粉末 0.5g 置于研钵中,分次加入 W/O 型乳剂基质 9.5g,研匀,即得。

(6)水杨酸水溶性软膏剂的制备:称取水杨酸粉末 0.5g 置于研钵中,分次加入水溶性基质 9.5g,研匀,即得。

2. 5% 水杨酸不同基质软膏剂的经皮渗透性的比较   将处理好的鼠皮置于立式扩散池的两个半池之间,角质层向上面向给药池,真皮向下面向接收池,用夹子固定紧。接收池中加入一定体积的生理盐水,使得取样支管的液面高出皮肤,仔细排净接收池中的气泡,并记录接收液的体积。给药池中加入约 2g 的水杨酸软膏,并在接收池中加入小搅拌子,夹层水浴通入 32℃的循环水,持续搅拌,分别在 0.5 小时、1.0 小时、1.5 小时、2.0 小时、3.0 小时、4.0 小时、5.0 小时和 6.0 小时于接收池中取样(全部取出或取出一定体积),并立即加入同体积的生理盐水。取出的接收液用微孔滤膜(0.45μm)过滤,弃去初滤液,取续滤液用于测定水杨酸浓度,测定方法见本实验"水杨酸的经皮渗透性的测定"项下。

C. 双氯芬酸钾经皮渗透性的测定

1. 双氯芬酸钾溶解度的测定

(1)饱和溶液的制备:取 100ml 的锥形瓶,放置在 32℃恒温水浴中,加入过量的研细的双氯芬酸钾与 100ml 的 10%(v/v)乙醇水溶液,用磁力搅拌器不断搅拌,分别于 0.5 小时、1.0 小时、1.5 小时、2.0 小时、2.5 小时和 3 小时取样,过滤,弃去初滤液,取续滤液测定双氯芬酸钾浓度。如最后两次测得的浓度相同,即可计算该温度条件下双氯芬酸钾的溶解度;反之,还需继续搅拌,直至溶液浓度不再增大为止。同法测定双氯芬酸钾在 5% NMP 的 10% 乙醇溶液中的溶解度。

(2)标准曲线绘制:精密称取双氯芬酸钾 20mg 置于 100ml 容量瓶,用生理盐水溶解并稀释至刻度,配制成浓度约为 200μg/ml 的母液。再用生理盐水分别稀释成浓度为 1μg/ml、2μg/ml、5μg/ml、10μg/ml、20μg/ml、30μg/ml 和 40μg/ml 的标准溶液,分别精密量取各浓度标准溶液 2ml,加浓硝酸(63%,w/v)1ml,以生理盐水 2ml 加浓硝酸 1ml 为空白,于 380nm 波长处测定吸光度。将吸光度对双氯芬酸钾浓度回归得标准曲线方程。

(3)双氯芬酸钾浓度的测定:取过滤后的双氯芬酸钾饱和溶液用生理盐水稀释 10 000 倍(具体操作:取续滤液 1ml 稀释至 100ml,然后取稀释后溶液 1ml 稀释至 100ml)。取稀释液 2ml 加浓硝酸 1ml,于 380nm 波长处测定吸光度,用标准曲线计算双氯芬酸钾浓度,乘以稀释倍数即得双氯芬酸钾的溶解度。

2. 双氯芬酸钾的经皮渗透

(1)皮肤的处理:取体重为 150~200g 的雄性大鼠,氨基甲酸乙酯麻醉后,立即用电动剃毛刀剃去腹部皮肤毛,脱臼处死,剥离去毛部位皮肤,去除皮下组织后用生理盐水冲洗干净,取出,用滤纸吸干,备用。

(2)经皮渗透实验:将处理好的鼠皮置于水平扩散池的两个半池之间,角质层面向给药池,真皮面向接收池,用夹子固定紧。接收池中加入生理盐水(约 5ml),给药池加入双氯芬酸钾的饱和 10% 乙醇溶液或 5% NMP 的 10% 乙醇溶液(约 5ml),并分别在两个半池中加入小搅拌子。夹层通入 32℃的循环水,持续搅拌,分别在 0.5 小时、1.0 小时、1.5 小时、2.0 小时、3.0 小时、4.0 小时、5.0 小时和 6.0 小时于接收池中取样(取样体积为 4ml 或全部取出),并立即补加入同体积的生理盐水。取出接收液用 0.45μm 微孔滤膜过滤,弃去初滤液,取续滤液用于测定双氯芬酸钾浓度。

双氯芬酸钾浓度测定:取过滤后的接收液 2ml,加生理盐水及浓硝酸(63%,w/v)各 2ml,混合均匀,于 380nm 波长处测定吸光度 A,用标准曲线回归方程计算双氯芬酸钾浓度。

【操作注意】　因双氯芬酸钾在这两种介质中溶解度很大,故实验中应注意供给液,若给药池中固体药物消失,应立刻补加双氯芬酸钾粉末,以保证供给液为过饱和溶液。

四、实验结果与讨论

1. 计算累积渗透量，并将结果列表表示。

应注意药物浓度的校正，校正公式为式(29-5)：

$$C_n' = C_n + \frac{V}{V_0} \sum_{i=1}^{n-1} C_i \qquad 式(29-5)$$

式(29-5)中，C_n' 为校正的浓度，C_n 为 n 时间点的测得浓度，V 为取样体积，V_0 为接收池中的接收液的总体积。则累积渗透量为式(29-6)：

$$M = (C_n' \times V_0)/A \qquad 式(29-6)$$

式(29-6)中，A 为有效渗透面积。

2. 经皮渗透曲线的绘制 以单位面积累积渗透量为纵坐标、时间为横坐标，分别绘制水杨酸、双氯芬酸钾经皮曲线。曲线尾部的直线部分外推与横坐标相交，求得时滞。

3. 渗透速度与通透系数的计算 将渗透曲线尾部直线部分的 $M\text{-}t$ 数据进行线性回归，求得直线斜率即为稳态透过速率 $J\left[\mu g/(cm^2 \cdot h)\right]$。将稳态透过速率除以给药池的药物浓度得通透系数 $P(cm/h)$。

4. 比较水杨酸饱和水溶液和 30% 乙醇饱和溶液的通透系数的差异；比较双氯芬酸钾饱和 10% 乙醇溶液和 5% NMP 的 10% 乙醇溶液的通透系数的差异。

5. 计算水杨酸软膏经皮渗透的速度，比较不同基质对水杨酸渗透速度的影响。

五、思考题

1. 影响药物透皮渗透速度和通透系数的因素有哪些？
2. 体外测定药物经皮渗透速度的意义是什么？
3. 水平扩散池和立式扩散池有何区别？使用情况有何不同？
4. 渗透屏障选择不同，实验测定的药物通透系数不同，如何理解和看待这些差异？

（杨 丽）

实验三十　综合训练的开放性实验——剂型设计与评价

一、实验目的

1. 熟悉药物性质与剂型设计的关系。
2. 熟悉不同剂型中辅料的选择原则以及其用量的确定方法。
3. 通过不同剂型、不同辅料及不同辅料用量的考察,培养学生的综合实验能力。

二、实验原理

药剂学是研究药物制剂的基本理论、处方设计、制备工艺、质量控制和合理应用的综合性应用技术学科。剂型是为适应治疗或预防的需要而制备的不同给药形式。剂型与给药途径、临床治疗效果有着非常密切的关系。因此剂型设计关系到一种有效的药物在临床上是否能够充分发挥其应有作用、保证用药安全的问题。在剂型确定以后,处方设计与处方筛选就成为临床用药成败的关键。

本实验需在给定的几种药物中选择一种药物,通过查阅文献了解药物的理化性质、生物学性质、药理作用及临床应用。并根据药物的理化性质、药理作用及临床应用,选择适宜的给药途径和剂型。在口服溶液剂、口服乳剂、口服混悬剂、片剂、软膏、栓剂和注射剂等剂型中,选择任意一种剂型进行设计与制备。本实验旨在根据文献资料和预实验选择适宜辅料和用量,最终制备出具有实际应用价值的药物剂型,并满足各剂型项下的质量要求,达到综合运用所学各种知识的目的。

三、实验内容

(一) 实验材料与设备

1. 实验材料

(1) 原料药:尼莫地平、鱼肝油、氨苄西林、甲硝唑、双氯芬酸钾、布洛芬、氯霉素、呋喃西林、鸦胆子油、月见草油、莪术油。

(2) 辅料:蔗糖、羊毛脂、淀粉、阿拉伯胶、西黄蓍胶、液状石蜡、盐酸、枸橼酸、枸橼酸钠、卡波姆、氢氧化钠、焦亚硫酸钠、凡士林、预胶化淀粉、乳糖、微晶纤维素、石蜡、硬脂酸、羟丙甲纤维素、甘油、海藻酸钠、聚维酮、Tween-80、交联羧甲基纤维素钠、Span-80、交联聚维酮、羧甲基纤维素钠、硅皂土、羧甲基淀粉钠、三乙醇胺、十二烷基硫酸钠、羟苯乙酯、低取代羟丙纤维素、硬脂酸镁、滑石粉、PEG 400、PEG 2000、PEG 4000、PEG 6000、微粉硅胶、单硬脂酸甘油酯、乙醇、甘油、明胶、聚氧乙烯(40)硬脂酸酯(S-40)、丙二醇、泊洛沙姆 188、亚硫酸钠、乙二胺四乙酸二钠、注射用水、二氧化钛、大豆磷脂、油酸、油酸钠、大豆油、甲基纤维素、乙基纤维素。

2. 仪器与设备　单冲压片计、崩解仪、渗透压测定仪、溶出仪、硬度计、粉碎机(或乳钵)、制粒与整粒用筛网、旋转蒸发仪、离心机、干燥器、恒温水浴、磁力搅拌器、熔封机、高压灭菌锅、冷冻干燥机、轧盖机、凝固点测定仪、共熔点测定仪、微孔滤膜过滤器、紫外分光光度计、融变仪、栓剂模具、组织捣碎机、滴丸机、高压均质机、包衣锅、挤出滚圆造粒机、离心造粒机等。

(二) 实验部分

实验方法与步骤：①确定选择的药物；②查阅文献，获得所选择药物的理化性质、生物学性质、药理作用及临床应用等与剂型设计和质量评价相关的处方前研究资料；③确定给药途径，选择剂型，并说明选择剂型和确定剂量的依据；④设计处方及制备工艺；⑤进行处方筛选与制备工艺的优化，获得优化处方和制备工艺；⑥对所制备的药物制剂进行质量评价。

以下是各剂型处方设计与制备需重点关注和解决的问题。

1. 片剂

(1)粉末直接压片、干法制粒压片、湿法制粒压片。

(2)填充剂的种类、用量。

(3)黏合剂(或润湿剂)的种类、用量。

(4)崩解剂的种类、用量及加入方法。

(5)其他附加剂的种类、用量。

2. 软膏剂

(1)基质的种类、用量。

(2)乳剂型基质中乳化剂的种类、用量。

(3)不同基质对药物释放的影响。

(4)抑菌剂的种类、用量。

(5)其他附加剂的种类、用量。

3. 栓剂

(1)基质的种类、用量。

(2)不同基质对药物溶出速度的影响。

(3)渗透促进剂的种类、用量。

(4)表面活性剂的种类、用量。

(5)其他附加剂的种类、用量。

4. 注射剂

(1)溶剂的种类、用量。

(2)增溶剂、助溶剂的种类、用量。

(3)pH 调节剂的种类、用量。

(4)抗氧剂、金属离子络合剂的种类。

(5)其他附加剂的种类、用量。

5. 溶液剂

(1)溶剂的种类、用量。

(2)pH 调节剂的种类、用量。

(3)增溶剂、助溶剂的种类、用量。

(4)其他稳定剂的种类、用量。

(5)防腐剂的种类、用量。

(6)矫味剂的种类、用量。

6. 混悬剂

(1)溶剂的种类、用量。

(2)pH 调节剂的种类、用量。

(3)助悬剂的种类、用量。

(4)絮凝剂的种类、用量。

(5)混悬粒子的粒径。

(6)矫味剂的种类、用量。

7. 乳剂

(1)油相的种类、用量。

(2)乳化剂的种类、用量。

(3)HLB 值的确定。

(4)矫味剂的种类、用量。

(5)其他附加剂的种类、用量。

(6)药物的加入方式。

8. 膜剂

(1)成膜材料的种类、用量。

(2)增塑剂的种类、用量。

(3)着色剂的种类、用量。

(4)其他附加剂的种类、用量。

(5)药物的加入方式。

9. 滴丸剂

(1)基质的种类、用量。

(2)滴制管径的大小。

(3)冷凝液的种类、用量。

(4)其他附加剂的种类、用量。

10. 脂质体

(1)脂质膜材的种类、用量。

(2)稳定剂的种类、用量。

(3)介质的种类、用量。

(4)其他附加剂的种类、用量。

(5)药物的加入方式。

11. 包衣处方的设计

(1)成膜材料的种类、用量。

(2)增塑剂的种类、用量。

(3)抗黏着剂的种类、用量。

(4)着色剂的种类、用量。

(5)其他附加剂的种类、用量。

12. 微丸

(1)黏合剂(或润湿剂)的种类、用量。

(2)填充剂的种类、用量。

(3)其他附加剂的种类、用量。

(4)微丸的制备方法。

13. 滴眼剂

(1)溶剂的种类、用量。

(2)增溶剂、助溶剂的种类、用量。

(3)pH 调节剂的种类、用量。

(4)抗氧剂、金属离子络合剂的种类。

(5)缓冲剂的种类、用量。

(6)抑菌剂的种类、用量。

(7)其他附加剂的种类、用量。

14. 贴剂

(1)基质的种类、用量。

(2)药物的加入方式。

(3)其他附加剂的种类、用量。

15. 凝胶贴膏

(1)基质的种类、用量。

(2)药物的加入方式。

(3)其他附加剂的种类、用量。

16. 微囊

(1)囊材的种类、用量。

(2)囊心物粒径大小。

(3)囊材与囊心物的比例。

(4)固化剂的种类、用量。

(5)其他稳定剂的种类、用量。

17. 冻干粉针剂

(1)溶剂的种类、用量。

(2)增溶剂、助溶剂的种类、用量。

(3)冻干支持剂的种类、用量。

(4)pH 调节剂的种类、用量。

(5)其他附加剂的种类、用量。

18. 凝胶剂

(1)基质的类型、用量。

（2）不同基质对药物释放的影响。

（3）抑菌剂的种类、用量。

（4）其他附加剂的种类、用量。

19. 微球

（1）骨架材料的种类、用量。

（2）乳化剂的种类、用量。

（3）交联剂的种类、用量。

（4）其他附加剂的种类、用量。

四、实验结果与讨论

（一）剂型设计与制备

1. 说明剂型选择的依据。

2. 说明剂量选择及辅料选择的依据。

3. 写出完整的处方、制备工艺及流程。

4. 写出处方筛选和制备工艺优化的过程与结果。

5. 所制备制剂的质量检查项目、方法和结果。

6. 对所设计和制备的药物制剂综合评价的结论。

7. 对所存在的问题讨论进一步改进的方法和建议。

（二）药物制剂质量检查应符合各剂型项下的药典规定

各剂型应检查项目如下：

1. 片剂 规格、外观、药物含量、片重差异、硬度、脆碎度、崩解时限、溶出度。

2. 软膏剂 规格、外观、药物含量、药物释放、熔程、稠度、耐热及耐寒试验。

3. 栓剂 规格、外观、药物含量、药物溶出速度、重量差异、融变时限。

4. 注射剂 规格、外观、药物含量、澄明度、稳定性、pH、渗透压、热原。

5. 溶液剂 规格、外观、药物含量、澄明度、稳定性、pH。

6. 混悬剂 规格、外观、药物含量、沉降体积比、稳定性、pH、粒子大小。

7. 乳剂 规格、外观、药物含量、稳定性、pH、粒子大小。

8. 膜剂 规格、外观、药物含量、含量差异限度、重量差异、溶化时限。

9. 滴丸剂 规格、外观、药物含量、重量差异、溶散时限、含量均匀度。

10. 脂质体 规格、外观、药物含量、形态、粒度、包封率。

11. 包衣处方的设计 外观、包衣增重、溶解时限、耐酸度。

12. 微丸 规格、外观、粒度、药物含量、重量差异、释放度、含量均匀度。

13. 滴眼剂 规格、外观、药物含量、澄明度、稳定性、pH、张力、黏度、渗透压。

14. 贴剂 规格、外观、药物含量、重量差异、面积差异、含量均匀度、释放度。

15. 凝胶贴膏 规格、外观、药物含量、重量差异、面积差异、含量均匀度、释放度。

16. 微囊 规格、外观、药物含量、粒径、形态、载药量与包封率、释放速率。

17. 冻干粉针剂 规格、外观、药物含量、澄明度、稳定性、pH、渗透压、热原、再分散性、溶液的颜色。

18. 凝胶剂 规格、外观、药物含量、药物释放、稠度、耐热及耐寒试验。

19. 微球 规格、外观、粒度分布、药物含量、载药量、突释。

注：含量测定方法可选择滴定法、紫外 - 可见分光光度法或高效液相色谱法。

五、思考题

1. 药物剂型设计的基本原则有哪些？

2. 从本实验中得到了哪些启示？

3. 你所设计的实验有何创新点？

（杨 丽）

第四篇

药物制剂的体内评价实验

大鼠在体小肠吸收实验

一、实验目的

1. 掌握大鼠在体小肠吸收的实验方法。
2. 掌握计算药物的吸收速度常数(K_a),以及每小时吸收率的计算方法。

二、实验原理

大多数药物以被动扩散方式从生物膜的高浓度侧通过膜向低浓度侧转运。被动扩散可用"菲克定律"来描述。该定律指出,扩散速度(dC/dt)正比于膜两侧的浓度差(ΔC)。因此有式(31-1):

$$-\frac{dC}{dt}=K_a \Delta C=K_a(C-C_b) \qquad \text{式(31-1)}$$

式(31-1)中 C 是消化道中药物浓度,C_b 是血液中药物浓度,K_a 是吸收速度常数,其值大小取决于药物的扩散常数,吸收膜的厚度与面积,以及药物对膜的穿透性。

胃肠道吸收的生物学过程包括这样一个系统,即药物从胃肠道屏障的一侧(吸收部位)向另一侧(血液)扩散。因为进入血液的药物很快分布到全身,故与吸收部位比较,血中药物浓度维持在很低的水平。几乎在所有口服给药的情况下,对于胃肠道来说,血液(室)的作用犹如一个"水槽",并且在整个吸收相保持很大的浓度梯度,$C \gg C_b$,则 $\Delta C \approx C$,于是式(31-1)可以简化为式(31-2):

$$-\frac{dC}{dt}=K_a C \qquad \text{式(31-2)}$$

此为一级速度方程式的标准形式。胃肠道按一级动力学从溶液中吸收大多数药物。用消化液中药物量的变化(dX_a/dt)表示扩散速度,则得式(31-3):

$$-\frac{dX_a}{dt}=K_a X \qquad \text{式(31-3)}$$

将式(31-3)积分,并在方程两侧同取对数,得式(31-4):

$$\ln X_a=\ln X_{a(0)}-K_a t \qquad \text{式(31-4)}$$

式(31-4)中,X_a 为消化液中药物量,$X_{a(0)}$ 为零时刻消化液中药物量,K_a 为药物吸收速度常数。以 $\ln X_a$ 对 t 作图得一条直线,其斜率为药物在小肠中的吸收速度常数(K_a)。

三、实验内容

（一）实验材料与设备

1. **实验材料**　0.1% 亚硝酸钠（$NaNO_2$）溶液、0.5% 氨基磺酸铵（$NH_2SO_3NH_4$）溶液、0.1% 盐酸萘乙二胺溶液（偶合试剂）（以上置冰箱保存）；1mol/L 盐酸（HCl）、0.2mol/L 氢氧化钠（NaOH）溶液、生理盐水、Krebs-Ringer 试液（每 1 000ml 内含 NaCl 7.8g、KCl 0.35g、$CaCl_2$ 0.37g、$NaHCO_3$ 1.37g、NaH_2PO_4 0.32g、$MgCl_2$ 0.02g、葡萄糖 1.4g）、戊巴比妥钠溶液（10mg/ml，大鼠每 100g 腹腔注射 0.4ml 麻醉）、磺胺嘧啶（sulfadiazine，SD）。

2. **仪器与设备**　蠕动泵、分光光度计、红外灯、手术剪、止血钳、乳胶管、烧杯、固定板、电热恒温水浴锅。

（二）实验部分

1. 取 100ml 供试液（100ml Krebs-Ringer 试液含 SD 2mg、酚红 2mg）加入循环装置的烧瓶中。

2. 将实验前禁食一夜、体重 200g 左右的雄性大鼠，称重，腹腔注射戊巴比妥钠（剂量为 100g 体重注射 0.4ml），麻醉后并加以固定。

3. 沿腹中线打开腹腔（约 3cm 长）。自十二指肠上部及回肠下部各剪开一个小口，各插入直径为 0.5cm 的玻璃管，用线扎紧，并用 37℃ 的生理盐水将小肠内容物冲洗干净，然后将大鼠串联到循环装置中（如图 31-1 所示）。

4. 开动蠕动泵，以 5ml/min 的流速循环 10 分钟后流速调至 2.5ml/min。

5. 自烧瓶中取样 1.5ml（1ml、0.5ml 各一份）为药物和酚红零时间样品，并补加 2ml 酚红溶液（每毫升 Krebs-Ringer 试液含酚红 20μg），其后每 15 分钟取样（1ml、0.5ml 各一份），同时补加酚红溶液。由于酚红不被小肠吸收，用以测定水被小肠吸收的量。

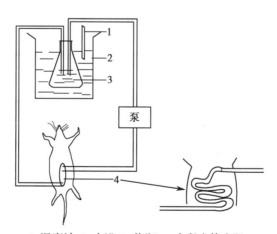

1.温度计；2.水浴；3.烧瓶；4.大鼠在体小肠。

图 31-1　大鼠在体小肠循环装置图

（三）定量方法

1. **磺胺嘧啶的定量**　取样品 1ml，加入 1mol/L HCl 溶液 5ml，加入 0.1% $NaNO_2$ 溶液 1ml，摇匀，放置 3 分钟，加入 0.5% 氨基磺酸铵 1ml，摇匀，放置 3 分钟。加入 0.1% 盐酸萘乙二胺 2ml,摇匀,放置 20 分钟。在 550nm 处测定吸光度。

参比溶液的配制:取 1ml 供试液,按磺胺嘧啶的定量方法但不加盐酸萘乙二胺偶合试剂。

2. 酚红定量 样品 0.5ml,加入 0.2mol/L NaOH 溶液 5ml,摇匀,在 550nm 处测定吸光度。

参比溶液:酚红的比色空白液为 0.2mol/L NaOH 溶液。

(四) 标准曲线的制备

1. 酚红的标准曲线 精密称取酚红 100mg,置 1 000ml 容量瓶内,加入 1% Na_2CO_3 溶液溶解并稀释至刻度,制成 100μg/ml 的标准溶液。分别吸取 1ml、2ml、3ml、4ml、5ml、6ml 的标准溶液于 10ml 容量瓶中,加蒸馏水至刻度。自上述各溶液中吸取 0.5ml,按酚红的定量方法测定吸光度,并绘制标准曲线。

2. SD 的标准曲线 贮备液的制备:精密称取磺胺嘧啶标准品 10mg,置 100ml 容量瓶中,以蒸馏水溶解并稀释至刻度,使成 100μg/ml 的标准溶液。

标准曲线的制备:取上述贮备液适量,稀释为 20μg/ml 的工作液,分别吸取 2ml、4ml、6ml、8ml、10ml 于 10ml 容量瓶中,加蒸馏水至刻度。从上述溶液中各吸取 1ml 按 SD 定量方法测定吸光度,并绘制标准曲线。

四、实验结果与讨论

将实验数据按表 31-1 中公式进行计算,以剩余药量的对数对时间作图,求出吸收速度常数 K_a 和每小时吸收率,每小时吸收率计算公式见式(31-5)。

表 31-1   大鼠在体小肠吸收量的计算式

取样时间 /h	SD		酚红		供试液体积 /ml	剩余药量 /μg
	吸光度	浓度	吸光度	浓度		
循环前	A_0	C_0	A_0'	C_0'	$V_0 = 85ml$	$P_0 = 85 \times C_0$
0	A_1	C_1	A_1'	C_1'	$V_1 = \dfrac{C_0' V_0}{C_1'}$	$P_1 = C_1 V_1$
0.25	A_2	C_2	A_2'	C_2'	$V_2 = \dfrac{(V_1 - 1.5)C_1' + 40}{C_2'}$	$P_2 = C_2 V_2 + 1.5C_1$
0.5	A_3	C_3	A_3'	C_3'	$V_3 = \dfrac{(V_2 - 1.5)C_2' + 40}{C_3'}$	$P_3 = C_3 V_3 + 1.5(C_1 + C_2)$
…	…	…	…	…	…	…
…	…	…	…	…	…	…
…	…	…	…	…	…	…
t_n	A_n	C_n	A_n'	C_n'	$V_n = \dfrac{(V_1 - 1.5)C_{n1}' + 40}{C_n'}$	$P_n = C_n V_n + 1.5 \sum\limits_{i=1}^{n-1} C_j$

$$每小时吸收率 = \frac{零时间剩余药量 - 60 \ 分钟剩余药量}{零时间剩余药量} \times 100\% \qquad 式(31\text{-}5)$$

五、思考题

1. 本实验的关键操作是哪些步骤？在操作中应该注意哪些问题？
2. 本实验中供试液加入酚红的目的是什么？

（杨　丽）

一、实验目的

1．掌握兔体内血药浓度测定方法。

2．掌握血药浓度法计算药物动力学参数的方法。

二、实验原理

血管外给药一般属于一级吸收和一级消除，一级吸收药物动力学参数可以采用计算机拟合的方法求得。当药物符合单室模型时，药物的表观一级消除速度常数 K 和一级吸收速度常数 K_a 可以用残数法求得。

血管外给药一级吸收药物血药浓度的经时过程可用式（32-1）表示：

$$C=\frac{K_aFX_0}{V(K_a-K)}(e^{-Kt}-e^{-K_at}) \qquad \text{式（32-1）}$$

当 $K_a\gg K,t\to\infty$ 时，则 $e^{-K_at}\to 0$，式（32-1）变为式（32-2）：

$$C=\frac{K_aFX_0}{V(K_a-K)}e^{-Kt} \qquad \text{式（32-2）}$$

式（32-2）对数形式为式（32-3）：

$$\lg C=\lg\frac{K_aFX_0}{V(K_a-K)}-\frac{Kt}{2.303} \qquad \text{式（32-3）}$$

以 $\lg C$ 对 t 作图得二项指数曲线，其末端为一直线，其斜率为 $-\dfrac{K}{2.303}$，可求得 K 值，见图 32-1。

式（32-2）减去式（32-1）得外推线上血药浓度与实际血药浓度之差的浓度（C_r）与时间的关系，即式（32-4）：

$$C_r=\frac{K_aFX_0}{V(K_a-K)}e^{-K_at} \qquad \text{式（32-4）}$$

式（32-4）两边取对数得残数线，即式（32-5）：

$$\lg C_r = \lg \frac{K_a F X_0}{V(K_a - K)} - \frac{K_a t}{2.303} \qquad \text{式 (32-5)}$$

以 $\lg C_r$ 对 t 作图可得直线，见图 32-1 中Ⅱ线，其直线斜率为 $-\dfrac{K_a}{2.303}$，可求得 K_a 值。

对乙酰氨基酚是一种常用的解热镇痛药，为了了解对乙酰氨基酚在体内的经时过程，给予家兔肌内注射对乙酰氨基酚，测定血药浓度，并计算药物动力学参数。

对乙酰氨基酚水解生成对氨基苯酚。对氨基苯酚在次溴酸钠的存在下，能与苯酚产生反应，生成靛蓝染料。

靛蓝染料在波长 620nm 处有最大吸收。为了排除血浆中蛋白的干扰，测定血药浓度时，首先应加入适量 20% 的三氯醋酸沉淀蛋白。

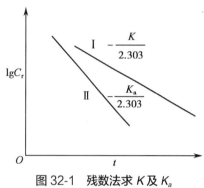

图 32-1　残数法求 K 及 K_a

三、实验内容

（一）实验材料与仪器

1. 实验材料　肝素注射剂、生理盐水、对乙酰氨基酚、丙二醇、硫酸锌、三氯醋酸、浓盐酸、0.06mol/L 氢氧化钡溶液、氢氧化钠、液化苯酚、硫酸钠、液态溴、磷酸氢二钠、枸橼酸、普拉洛芬标准品、甲醇、醋酸等。

2. 实验动物　健康家兔（体重 2.5~3kg）。

3. 仪器设备　C_{18} 柱、容量瓶、手术剪、注射器、高效液相色谱仪、可见 - 紫外分光光度计等。

（二）实验内容

1. 肌内注射

（1）10 支离心试管，洗净，并经 100U/ml 肝素溶液（配法为一支肝素注射剂溶于 250ml 生理盐水中）处理，烘干（105℃），标上号码备用。

（2）注射液的配制：称取对乙酰氨基酚 0.5g，置小烧杯中，加 50% 丙二醇水溶液 5ml，加热，使溶解，得对乙酰氨基酚溶液，浓度为 100mg/ml，备用。

（3）空白（无药）血样的制备：将家兔耳缘静脉处毛除掉，涂擦酒精，用红外灯烤 2 分钟，将耳静脉纵向切开，用肝素化试管采血，在刀口处敷以棉球，用夹子夹住止血。

（4）给药及取血方法：取健康家兔（体重 2.5~3kg）禁食过夜（18 小时），自由饮水，按 100mg/kg 剂量于家兔后肢肌内注射对乙酰氨基酚溶液，给药后于 10 分钟、20 分钟、30 分钟、60 分钟、90 分钟、120 分钟、150 分钟、180 分钟、210 分钟、240 分钟、300 分钟、360 分钟时采血约 2~3ml，置于肝素化的离心试管中。3 000r/min 离心 10 分钟，收集上层血浆，待测。

（5）实验注意事项：家兔肌内注射选用 6 号或 7 号针头。对乙酰氨基酚在 50% 丙二醇水溶液中加热可溶解，放冷可析出沉淀，给药时取刚放冷的溶液（沉淀尚未析出）。为防止在注射过程中药物析出，针头及注射器也要在水中预热。实验期间家兔自由进食和饮水。

(二) 血药浓度测定方法

A 法　紫外分光光度法

1. 标准曲线的制备　精密称取对乙酰氨基酚标准品 10mg,置 100ml 容量瓶中,以蒸馏水溶解并稀释至刻度,使成 100μg/ml 的标准溶液,分别吸取 0.1ml、0.2ml、0.4ml、0.6ml、0.8ml,加蒸馏水使成 1.0ml,然后分别加入家兔血浆 400μl 混匀,0.06mol/L 氢氧化钡溶液 3.5ml,摇匀,放置 4 分钟,再加 2% 硫酸锌溶液 3.5ml,蒸馏水到 10ml,用一层滤纸过滤,取续滤液,用分光光度计在 245nm 处测定吸光度,用空白全血作空白对照(空白对照液的配制:取空白全血 400μl,加蒸馏水 1ml,以下操作同标准曲线的制备)。数据进行回归,得到回归方程式。

2. 样品的测定　将采取的血样吸取 400μl,加蒸馏水 1ml,以下操作同标准曲线的制备,根据标准曲线的回归方程计算血样中药物的浓度。

B 法　可见分光光度法

1. 试剂的配制

(1) 20% 三氯醋酸溶液:称取三氯醋酸 20g,加蒸馏水溶解,并稀释至 100ml,即得。

(2) 4mol/L 盐酸溶液:取 33.2ml 浓盐酸,加蒸馏水稀释至 100ml,即得。

(3) 40% 氢氧化钠溶液:称取氢氧化钠 40g,加蒸馏水溶解,并稀释至 100ml,即得。

(4) 0.2mol/L 氢氧化钠溶液:称取 8g 氢氧化钠,溶解于蒸馏水中,并稀释至 1 000ml,即得。

(5) 1% 酚溶液:吸取 1ml 液化酚(含量 99% 以上)溶解于蒸馏水中,稀释至 100ml,即得(临用前现配现用)。

(6) 饱和溴水溶液:取适量液态溴,加入蒸馏水中,振摇溶解,放置至少 24 小时后再使用。

(7) 0.5mol/L 硫酸钠 - 溴水溶液:称取 106g 无水硫酸钠。溶解于蒸馏水中,添加 15ml 饱和溴水溶液混合均匀,并稀释至 100ml,即得(临用前现配现用)。

(8) 显色剂:取 0.2mol/L 氢氧化钠溶液 80ml,加 1% 酚溶液 10ml。振摇混匀后,加入硫酸钠 - 溴溶液 100ml,混匀,即得。

2. 血药标准曲线的制备

(1) 标准贮备液:精密称取 105℃ 干燥至恒重的对乙酰氨基酚 10mg(按含量计算称取)。用热蒸馏水溶解于 25ml 容量瓶中,冷至室温后稀释至刻度,置冰箱保存备用(400μg/ml)。

(2) 标准溶液的配制:分别精密吸取上述 400μg/ml 的贮备液 1.25ml、2.5ml、3.75ml、5.0ml、6.25ml 于 10ml 容量瓶中,用蒸馏水稀释至刻度,得 50μg/ml、100μg/ml、150μg/ml、200μg/ml、250μg/ml 的标准溶液。

(3) 空白血浆的制备:采血约 9ml。然后将刀口贴上棉球,用夹子夹住。离心得上清液血浆约 4.5ml,制备标准曲线用 3ml。剩下放置冰箱供测样品用。

(4) 标准曲线的制备:取干燥洁净 5ml 刻度离心管 6 支,标号。精密吸取各种浓度的标准液 0.5ml。按表 32-1 程序操作,以空白血浆按同法作对照,测定在波长 620nm 处吸光度。

表 32-1　血药标准曲线制备表

操作			标准溶液浓度 /μg·ml⁻¹				
			0	50	100	150	200
吸光度	校正值						
	测量值	1					
		2					
		3					
	平均值						

3. 样品的测定　将采取的血样吸取 500μl,以下的操作按表 32-2 程序进行,根据标准曲线的回归方程计算血中药物的浓度。

表 32-2　家兔肌内注射对乙酰氨基酚血药浓度测定表

操作			取血样时间 /min												
			0	10	20	30	60	90	120	150	180	210	240	300	360
吸光度	校正值														
	测量值	1													
		2													
		3													
	平均值														

C 法　高效液相色谱法

1. 缓冲溶液的配制　1mol/L 枸橼酸溶液:精密称取枸橼酸一水合物 21.0g 溶解于 1 000ml 蒸馏水中。0.2mol/L 磷酸氢二钠溶液:称取磷酸氢二钠二水合物 35.61g 溶液于 1 000ml 蒸馏水中。将 1mol/L 枸橼酸溶液 79.45ml 与 0.2mol/L 磷酸氢二钠溶液 20.55ml 混合,调节 pH 至 3.0,既得缓冲溶液。

2. 血药标准曲线的制备

(1)标准贮备液:精密称取 105℃干燥至恒重的对乙酰氨基酚标准品 20.0mg,置于 10ml 容量瓶中,加蒸馏水溶解、摇匀、定容至刻度,得对乙酰氨基酚对照品贮备液(2mg/ml)。

(2)内标溶液的配制:精密称取 105℃干燥至恒重的普拉洛芬标准品 10.0mg,置于 25ml 容量瓶中,加甲醇,溶解,定容至刻度,得 400μg/ml 普拉洛芬标准储备液,备用。

(3)标准溶液的配制:精密吸取对乙酰氨基酚标准储备液 0.05ml、0.1ml、0.2ml、0.4ml、1.0ml、2.0ml、4.0ml,于 10ml 容量瓶中,加蒸馏水定容至刻度,配成 10μg/ml、20μg/ml、40μg/ml、80μg/ml、200μg/ml、400μg/ml、800μg/ml 的对乙酰氨基酚标准工作液。

(4)空白血浆的制备:采血约 9ml。然后将刀口贴上棉球,用夹子夹住。离心得上清液血浆约 4.5ml,制备标准曲线用 2.0ml。剩下放置冰箱供测样品用。

(5)标准曲线的制备:吸取各工作液和贮备液各 20μl,分别加兔空白血浆 180μl 于 1.5ml 离心管中。配制成对乙酰氨基酚 1μg/ml、2μg/ml、4μg/ml、8μg/ml、20μg/ml、40μg/ml、80μg/ml、200μg/ml 的含药血浆。

取各浓度含药血浆 100μl 于新离心管,每管加入内标溶液 10μl,混合均匀后,加入 100μl

缓冲溶液,摇匀后,得样品溶液。将 0.5ml 乙酸乙酯加入样品溶液中,涡旋 10 分钟,3 000r/min 离心 5 分钟,取上清液,通氮气在室温条件吹干后,用流动相 100μl 复溶,10 000r/min 离心 5 分钟,吸取上清液,进样。以对乙酰氨基酚(A_s)/ 内标(A_i)的峰面积比值(A_s/A_i)对药物浓度作图,绘制标准曲线,得回归方程式。

色谱条件如下:色谱柱:C_{18}(4.6mm×250mm,5μm);流动相:甲醇:1mol/L 醋酸 (75:25);流速:0.4ml/min;检测波长:254nm;柱温:室温;进样量:5μl。

四、实验结果与讨论

1. 将血药标准曲线数据列于表 32-3 或表 32-4,并求出回归方程,同时画图。

表 32-3　标准曲线血药浓度 - 吸光度数据表

血药浓度 /(μg·ml^{-1})	50	100	150	200	250
吸光度(A 法或 B 法)					
回归方程					

表 32-4　血药浓度 - 峰面积比数据表(C 法)

血药浓度 /(μg·ml^{-1})	1	2	4	8	20	40	80	200
峰面积比(A_s/A_i)								
回归方程								

2. 肌内注射血药浓度数据处理　将肌内注射测定数据与计算的药物浓度列于表 32-5。

表 32-5　肌内注射血药浓度数据表

时间 /min	0	10	20	30	60	90	120	150	180	210	240	300	360
吸光度(A 法) 浓度 /(μg·ml^{-1})													
吸光度(B 法) 浓度 /(μg·ml^{-1})													
峰面积比(C 法) 浓度 /(μg·ml^{-1})													

3. 求算药动学参数　以 $\lg C$ 对 t 作图,以 $\lg C_r$ 对 t 作图,得斜率,求算药动学参数 K 和 K_a。

五、思考题

1. 如何设计求算绝对生物利用度的实验方案?
2. 本实验中的关键操作有哪些?

(乔明曦)

一、实验目的

1. 熟悉尿药法在药物动力学实验中的应用。
2. 掌握尿药法计算消除速度常数的方法。

二、实验原理

药物在体内过程是一个整体,吸收、分布、代谢、排泄等过程既有区别,又有联系,观察一个方面的变化,常可间接地认识另一方面的情况,所以药物在体内的速度过程变化规律,既可用血药法来估算,也可用尿药法来估算。

在多数情况下,尿药浓度高于血药浓度,定量分析精密度好,测定方法较易建立,而且取样方便,受试者可免受多次抽血的痛苦。因此,在体内药物大部分以原型从尿中排出的条件下,通常可用尿药法估算消除速度常数、生物半衰期等动力学参数。尿中原型药物的瞬时排泄速度,可用下列微分式(33-1)表示:

$$\frac{\mathrm{d}X_u}{\mathrm{d}t} = K_e X \qquad\qquad 式(33\text{-}1)$$

式(33-1)中,K_e 为表观一级排泄速度常数,X_u 为 t 时尿中原型药物的累计排泄量,X 为 t 时间体内存有的药量。

在静脉给药时,体内药量的经时过程可由式(33-2)表示:

$$X = X_0\,\mathrm{e}^{-kt} \qquad\qquad 式(33\text{-}2)$$

式(33-2)中,X_0 为给药剂量,K 为表观一级消除速度常数。

将式(33-2)中 X 代入式(33-1)后得式(33-3):

$$\frac{\mathrm{d}X_u}{\mathrm{d}t} = K_e X_0 \mathrm{e}^{-kt} \qquad\qquad 式(33\text{-}3)$$

两边取对数得式(33-4):

$$\lg\frac{\mathrm{d}X_u}{\mathrm{d}t} = \lg K_e X_0 - \frac{Kt}{2.303} \qquad\qquad 式(33\text{-}4)$$

209

由式(33-4)可见,原型药物排泄速度的对数对时间作图为一直线,其斜率为$-\dfrac{K}{2.303}$,与血药浓度的对数对时间作图所求的斜率相同。式(33-4)适用于静脉给药后求算消除速度常数。

若口服给药,则体内药量经时过程可由式(33-5)表示:

$$X = \frac{K_a X_0 F}{K_a - K}(e^{-Kt} - e^{-K_a t}) \qquad \text{式(33-5)}$$

K_a 为表观一级吸收速度常数。

尿中原型药物的瞬时排泄速度可用式(33-5)代入式(33-1)得式(33-6):

$$\frac{dX_u}{dt} = \frac{K_e K_a X_0 F}{K_a - K}(e^{-Kt} - e^{-K_a t}) \qquad \text{式(33-6)}$$

当 $K_a > K$,t 充分大时,则 $e^{-K_a t} \to 0$,式(33-6)简化为式(33-7):

$$\frac{dX_u}{dt} = \frac{K_e K_a X_0 F}{K_a - K}e^{-Kt} \qquad \text{式(33-7)}$$

两边取对数得式(33-8):

$$\lg \frac{dX_u}{dt} = \lg \frac{K_e K_a X_0 F}{K_a - K} - \frac{Kt}{2.303} \qquad \text{式(33-8)}$$

由上述关系式可见,若以 $\lg X_u/dt$ 对 t 作图,可得到一条二项指数曲线,从其后段直线的斜率可求出一级消除速度常数 K。

由于尿中原型药物排泄速度的瞬时变化率是不可能用实验方法求算的,通过实验只可求出平均排泄速度,设在一段时间间隔 Δt 内药物的排泄量为 ΔX_u,则平均排泄速度为 $\dfrac{\Delta X_u}{\Delta t}$,这样式(33-4)和式(33-8)可分别改写为式(33-9)和式(33-10):

$$\lg \frac{\Delta X_u}{\Delta t} = \lg K_e X_0 - \frac{K}{2.303}t_{中} \qquad \text{式(33-9)}$$

$$\lg \frac{\Delta X_u}{\Delta t} = \lg \frac{K_e K_a X_0 F}{K_a - K} - \frac{K}{2.303}t_{中} \qquad \text{式(33-10)}$$

由于实验中采取平均排泄速度代替瞬时排泄速度,求得的消除速度常数 K 会出现一些误差。但若以恒定的时间间隔集尿,其时间间隔不大于一个药物的半衰期时,则仅发生 2% 以内的偏差。

三、实验内容与操作

(一)实验材料与仪器

1. 实验材料   核黄素片(5mg/片)、核黄素对照品、0.02mol/L 醋酸溶液、冰醋酸、连二亚硫酸钠。

2. 仪器设备   可见 - 紫外分光光度计、1 000ml 量筒、1 000ml 大烧杯、20ml 刻度试管、10ml 容量瓶。

(二) 服药及尿样收集

1. 服药前一天收集 24 小时尿液,每次收集尿液后量体积,取 10ml 保留,其余弃掉。

2. 临服药前排空小便。

3. 早餐后立即服用市售核黄素片 3 片(5mg/ 片),用温水吞服不嚼碎,记录服药时间。

4. 药片服下后的第 2 小时、4 小时、6 小时、8 小时、10 小时收集尿液,用量筒取并记录尿液体积,然后将尿液倒入盛有 0.2ml 冰醋酸的刻度试管内至 20ml,摇匀,于阴凉避光处保存。

5. 注意事项

(1)每次收集尿液后饮 200ml 左右水以维持尿量。

(2)每次大便时收集小便,切勿损失。

(3)试验期间(包括服药前一天)控制食谱,不能吃含有核黄素的食物,如蛋类、牛奶、麦乳精、奶糖等。不得服用含有 B 族维生素的药品。

(4)核黄素禁忌者禁止服用。

(三) 尿液中核黄素含量的测定

1. 测定原理　核黄素的异咯嗪环上具有活泼的双键,能接受和放出氢原子,在保险粉(连二亚硫酸钠)的作用下,能还原为无色双氢核黄素,利用这一特性,可以由加入保险粉前后两次测得的吸光度(核黄素在波长 444nm 处有吸收)的差值,来计算尿液中核黄素的含量。

核黄素　　　　　　　　　　　　　双氢核黄素

2. 测定方法

(1)标准溶液的制备:精密称取 105℃干燥 2 小时的核黄素对照品 50mg 于 500ml 容量瓶中,加 0.02mol/L 醋酸液稀释至 300ml,置水浴加热溶解后,放冷至室温,用 0.02mol/L 醋酸液稀释至刻度,摇匀即得,每 1ml 中含核黄素 100μg,然后加入甲苯覆盖上面,置凉暗处保存。

(2)标准曲线的制备:精密吸取标准溶液 0.1ml、0.3ml、0.5ml、1.0ml、2.0ml、3.0ml 分别置于 10ml 容量瓶中,用酸化蒸馏水(每 100ml 蒸馏水中含 1ml 冰醋酸)稀释至刻度,摇匀。以酸化蒸馏水作空白,用 721 或 722 型分光光度计,在 444nm 波长处测定吸光度,然后在每管中各加保险粉约 3mg,摇匀。在 1 分钟内再次测定吸光度。两次测定值之差,即为核黄素的吸光度,以此值为纵坐标、浓度为横坐标,绘制标准曲线。

(3)尿样中核黄素含量测定:尿样测定照标准曲线制备项下的方法。从"以酸化蒸馏水作空白"起,依法测定吸光度,以两次测定值之差,从标准曲线上查出尿液中核黄素的含量。

以上操作步骤,均须注意避光。

四、实验结果与讨论

1. 原始记录　服药后尿液收集与测定及分析数据填于表 33-1、表 33-2、表 33-3、表 33-4。

表 33-1 空白尿药测定数据

A_1(未加保险粉)	A_2(加保险粉)	A_1-A_2	C

空白尿体积(ml)：

空白尿中排泄核黄素的总 ΔX_u 量(μg)：

平均每 2 小时排泄核黄素(μg)：

表 33-2 尿样的原始记录

试管号	集尿时刻 /h	集尿时间间隔 /h	尿量 /ml
空白			
1			
2			
3			
4			
5			

表 33-3 尿药测定记录

试管号	A_1(未加保险粉)	A_2(加保险粉)	A_1-A_2	C
空白				
1				
2				
3				
4				
5				

表 33-4 尿药法动力学分析记录

试管号	集尿时间间隔 (Δt)	中点时间 ($t_{中}$)	ΔX_u/mg	平均排泄速度 ($\Delta X_u/\Delta t$)	$\lg(\Delta X_u/\Delta t)$
空白					
1					
2					
3					
4					
5					

2. 绘制尿药排泄速率二项指数曲线。

3. 从二项指数曲线后段直线部分计算斜率,从而计算消除速度常数 K 及生物半衰期。

4. 计算总排泄量(mg),排泄百分率(%)。

五、思考题

1. 以尿药数据法计算动力学参数和生物半衰期与血药浓度法相比,有何优缺点?

2. 尿药数据法计算生物半衰期误差的主要来源有哪些?

(乔明曦)

附录一　正交试验

一、试验原理

正交试验法是一种利用正交表来安排多因素试验的科学方法,又称正交设计或多因素正交优选法。它属于数学中概率统计的内容。

为了更有效地进行处方筛选和制剂的工艺优化,常需要使用正交试验。现将正交试验的原理及方法作简单介绍,初步了解正交试验在药物制剂中的应用及正交表的使用方法。

在生产和科学研究中,常需要考察多种试验条件(称为因素)及每一种条件中若干等级(称为水平)对试验结果的影响。如果对每个因素不同水平的相互搭配进行全面试验的话,次数很多,例如有 5 个因素,每个因素取 3 个水平,全面试验的次数则为 $5^3=125$ 次,但由于种种原因限制,往往不能做到。正交试验是利用数学统计的观点,应用正交性原理,从全面试验点中挑选具有代表性的点进行试验。挑选的点具有"均匀分散"和"整齐可比"的特点,安排试验次数仅为水平数平方的整倍数,故正交试验是一种试验次数少,并能处理多因素试验的科学方法。

在正交试验中,使用正交表进行整体试验、综合比较和分析试验结果。用正交表来安排试验,是基于安排试验的正交表具有均匀分散、整齐可比的特性。

每个正交表都有一个代号,如 $L_9(3^4)$、$L_8(2^7)$ 等,以 $L_9(3^4)$ 为例,其中符号和数字的意义为(附图 1-1):L 表示正交表;L 的下标 9 表示正交表的行数,即使用该表安排试验时所需的试验次数;括号内底数 3 表示正交表中数码的个数,即各因素的水平数;括号内的指数 4 表示正交表的列数,即用该表安排试验时最多可以安排的因素的个数。

常用的正交表有二水平的,如 $L_4(2^3)$、$L_8(2^7)$ 等;有三水平的,如 $L_9(3^4)$、$L_{18}(3^7)$ 等;有四水平的,如 $L_{16}(4^5)$ 等;还有水平不等的,如 $L_8(4 \times 2^4)$ 等,正交表的构造详见附注。

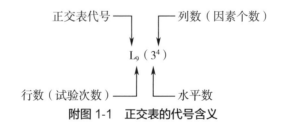

附图 1-1　正交表的代号含义

二、正交试验的步骤

1. 明确试验目的,确定评定试验结果的指标　每次试验都有目的,因此,首先要确定本试验预期解决什么问题,如需解决的问题较多,则应分清主次,解决最关键的问题。这些问题通常根据现有的知识、经验或作必要的预实验后确定。

试验目的明确后,进而考虑试验指标。如试验目的是提高原料药的产率,则指标可取为产率(%);如试验目的是提高片剂的溶出度,则指标可取为溶出度。试验指标最好是定量指标,在遇到不能用数量表示、只能采用定性指标时,对定性指标通常通过打分或评定等级予以数量化,便于统计。例如抗惊厥药物小鼠药效学实验中,小鼠的活动状态可分为惊厥、兴奋、正常、安静 4 种,可以将惊厥状态级数评为 4 级(或打分为 100 分),其余则相应为 3 级(或 75 分)、2 级(或 50 分)、1 级(或 25 分)。再比如,试验目的是考察疼痛的程度大小,则根据实验观察可依疼痛程度大小依次评为几个等级。

2. 确定试验的因素、水平　确定了试验目的和指标后,则应考虑哪些因素对指标有影响,应着重考虑那些影响尚不清楚的因素,以及可能存在不可忽视的相互作用的各个因素。对那些已经知道对指标影响不大,或影响大小已经了解的因素,可固定在适当的水平上,不必重新考虑。

在确定了试验的因素后,还须确定这些因素的相应水平。各因素的水平可相等也可不相等,一般说来,重要的因素可多取几个水平。

因素和水平确定后,列出因素、水平表,水平的排列不一定按高低或大小顺序,可采取随机化方法决定。

3. 正确选用正交表,作好表头设计　一般根据因素、水平的多少及试验工作量的大小而选用合适的正交表。例如,考虑一个"三因素二水平"的问题,若不考虑因素间的相互作用,可选用 $L_4(2^3)$,只做 4 次试验;若需要考虑每两个因素间的相互作用,可选 $L_8(2^7)$,需做 8 次试验。水平数不等时,可选用适当的混合型正交表。

选取正交表后,把各个因素分别填入正交表表头适当的列上,这个过程叫表头设计。

4. 确定各次试验的条件和顺序　对于表头上填有因素的每一列,只要把列中的数字依次换成该因素的实际水平,便得到每次试验的条件。试验顺序可不按正交表上排定的试验号,宜采用随机化方法决定,以免引入顺序误差。

5. 进行试验,取得数据,分析数据并得出结论　按拟定的条件和顺序进行试验,及时记录数据及有关情况。对考察指标进行统计分析,找出影响指标因素的大小顺序,选出最优组合。

6. 进行试验验证　对选出的最优组合进行试验验证,以确定所选出最优组合的实际效果。

三、正交试验的数据分析方法

直观分析法是正交试验数据分析方法中最常用的一种,具有简单、直观、计算量小的优点。

首先计算综合平均值,选择最优水平。为选择某因素的最优水平,可将正交表中该因素下同一水平的各次试验结果求算平均值,称为综合平均值。根据专业知识判断,如果实验结果越大(小)越好,则综合平均值大(小)的水平即为对指标有利的水平。以四因素三水平的 $L_9(3^4)$ 为例,其中在 A 因素列下有 3 个水平,共进行了 9 次试验,将其中 1 水平下进行的 3 次试验的结果求算平均值,记为 $\overline{X}_1$;类似地将 A 因素 2 水平、3 水平的综合平均值求算出来,记为 $\overline{X}_2$ 和 $\overline{X}_3$,若该实验考察指标为产率,即越大越好,那么 3 个值中最大的值所对应的水平即为该因素的最优水平。

　　然后计算极差,分析各因素对指标影响的次序。在正交表的某因素下,最好的综合平均值与最差的综合平均值之差,称为正交表中的极差,用 R 表示。极差的大小反映出同一因素的不同水平对试验指标的影响程度,R 越大,表明该因素对试验指标的影响越大,它就越重要,从而可排出各因素对指标的影响顺序。如四因素三水平的 $L_9(3^4)$ 中,有 A、B、C、D 这 4 个因素,A 因素的极差最大,说明其对指标影响最明显,D 次之,C 最小,它们的排列顺序为 A→D→B→C。

　　最后通过前面确立的各因素的最优水平及对指标影响的次序,选出最优化的组合。

　　上面讨论的正交试验指标只有一个,即单指标试验。在实际工作中用来衡量试验结果的指标往往不止一个,称为多指标试验。在多指标试验中,应考虑如何兼顾各项指标,以得出使各项指标都尽可能好或比较好的各因素水平组合,常用的方法是综合评分法和综合平衡法。

　　综合评分法是指在多指标试验中,根据具体情况和要求,对每项试验评出各项指标的得分,然后计算综合得分,把每个试验的综合分数作为单一试验指标进行分析。最终,以综合评分作为单一指标确定提取工艺的最优组合。

　　例如:在优化某中药提取工艺参数时,确定了指标性成分芍药苷的提取量和出膏量两个指标。此后,根据选定的正交表进行试验,每次试验均测定上述两个指标。将两个指标进行综合加权评分,计算方法如下:对两个指标,即芍药苷的提取量和出膏量给予不同的权重,考虑到制剂服用量和指标性成分是否提取完全,将芍药苷的权重系数定为 0.6,出膏量的权重系数定为 0.4。按附式(1-1)计算:

$$综合评分 = \frac{芍药苷的量}{最大芍药苷的量} \times 0.6 \times 100 + \frac{出膏量}{最大出膏量} \times 0.4 \times 100 \qquad 附式(1-1)$$

附式(1-1)中,"最大芍药苷的量"和"最大出膏量"分别是正交表各试验中所提取到的芍药苷的最大值和出膏量的最大值。

　　综合平衡法是分别把各项指标按单一指标进行分析,然后再把对各个指标计算分析的结果进行综合平衡,从而确定各个因素的最优或较优的组合,可参见例 2。

四、考虑交互作用的试验分析

　　在多因素的试验中,有些因素对指标的影响往往有相互制约或相互促进的情况,即存在因素间的交互作用。

　　通常两个因素 A 和 B 间的交互作用称为一级交互作用,记为 A×B;两个以上因素间的交互作用统称为高级交互作用,经验表明后者大都可忽略,故一般不予考虑。

　　在常用的正交表中,许多表后附有二列间的交互作用表,它是专门用来分析交互作用的。

现以附注中的 $L_8(2^7)$ 正交表及其二列间交互作用表（简称交互表）为例说明这一类表的用法（附表 1-1、附表 1-2）。

附表 1-1 $L_8(2^7)$ 正交表

试验号	列号						
	1	2	3	4	5	6	7
1	1	1	1	1	1	1	1
2	1	1	1	2	2	2	2
3	1	2	2	1	1	2	2
4	1	2	2	2	2	1	1
5	2	1	2	1	2	1	2
6	2	1	2	2	1	2	1
7	2	2	1	1	2	2	1
8	2	2	1	2	1	1	2

附表 1-2 $L_8(2^7)$ 交互表（二列间的交互作用表）

试验号	列号						
	1	2	3	4	5	6	7
(1)		3	2	5	4	7	6
(2)			1	6	7	4	5
(3)				7	6	5	4
(4)					1	2	3
(5)						3	2
(6)							1
(7)							

$L_8(2^7)$ 交互表中所有数字都是 $L_8(2^7)$ 正交表的列号，最右边和最上边的数字同时还是 $L_8(2^7)$ 正交表的行号和列号，圆括号里的数字同时也是 $L_8(2^7)$ 正交表的行号。如果想查 $L_8(2^7)$ 正交表第 1 列和第 2 列的交互作用列，在 $L_8(2^7)$ 交互表中查出 (1) 与最上边数字 2 的交叉数字 3 即得，也就是说第 1 列和第 2 列因素的交互作用列在第 3 列。同法可查出第 1 列和第 4 列因素的交互作用列在第 5 列，第 3 列和第 7 列因素的交互作用列在第 4 列。

对于有交互作用列正交表的选择和设计，不仅考虑每个因素各占一列，而且两个有交互作用的也各占一列，故对"三因素二水平"有交互作用的正交试验应选用 $L_8(2^7)$ 正交表。在作表头设计时，各因素与交互作用列不能任意放置，须查二列间的交互作用表。然后列出试验方案，进行试验，分析结果（注意交互作用不是具体因素，是因素间的联合搭配作用，当然也就无所谓水平）。

五、举例

例 1 下面以正交试验优选沙利度胺胃漂浮片的处方和制备工艺为例，介绍正交试验设计优化的过程。

1. 确定试验目的和考察指标　本试验的目的是制备沙利度胺胃内漂浮片,增加药物在胃内的滞留时间,以减少药物降解(该药在 pH>6.0 的条件下易水解),提高生物利用度(在胃肠道上部吸收较好,但吸收缓慢)。由于沙利度胺为难溶性药物,所以采用泊洛沙姆制备沙利度胺的固体分散体,再将其制备成胃内漂浮片。

本试验以体外释放度为评价指标。对于缓释片,至少需要测定 3 个特征时间点的释放以评价缓释效果,本试验选择药物在 1 小时、4 小时和 8 小时的累计释放度(分别用 Y_1、Y_4 和 Y_8 来表示)作为 3 个指标。由于是多指标试验,本试验以综合评分法来简化指标,设定 Y_i 为试验结果综合得分,计算公式为:$Y_i=|Y_1-30|+|Y_4-50|+|Y_8-80|$,其中 30、50 和 80 分别为本品在 1 小时、4 小时和 8 小时释放度的设定目标。

2. 确定考察因素和水平,选用正交试验表　根据处方前研究的单因素考察结果,选择对沙利度胺胃漂浮片体外释放有影响的 4 个因素:水凝胶骨架材料 HPMC$_{K15M}$、产气剂碳酸钙、压力大小、固体分散体中药物和基质泊洛沙姆的比例。每个因素选择 3 个水平,进行四因素三水平 $L_9(3^4)$ 的正交实验优化。各因素和相应的水平列于附表 1-3。

附表 1-3　因素和水平

水平	因素			
	A HPMC$_{K15M}$/mg	B 碳酸钙 /mg	C 压力 /(kg·cm^{-2})	D 药物基质比例
1	25	25	3	1∶1
2	50	37.5	4	1∶2
3	75	50	5	1∶4

3. 试验设计与试验

(1) 表头设计:把 4 个因素 A、B、C、D 分别排在正交表 $L_9(3^4)$ 表头的首行上,列出 9 个试验方案,见附表 1-4。

附表 1-4　试验方案

试验号	因素			
	A	B	C	D
1	1	1	1	1
2	1	2	2	2
3	1	3	3	3
4	2	1	2	3
5	2	2	3	1
6	2	3	1	2
7	3	1	3	2
8	3	2	1	3
9	3	3	2	1

（2）试验：按附表 1-4 的 9 个方案，以泊洛沙姆 188 为载体，采用熔融法制备沙利度胺固体分散体；然后以 $HPMC_{K15M}$ 为缓释骨架，碳酸钙为气源，制备沙利度胺胃内漂浮片。

（3）释放度的考察：取按上述处方工艺制备的沙利度胺胃内漂浮片，采用《中国药典》（2020 年版）四部通则"0931 溶出度与释放度测定法"第二法，以盐酸溶液 1 000ml 为溶剂，转速为 75r/min，分别于 1 小时、4 小时和 8 小时取溶液 10ml，同时补加相同温度、相同体积的释放介质，所取样品立即滤过，取续滤液或将续滤液稀释后，在 220nm 处测定吸光度，计算 Y_1、Y_4 和 Y_8，并按综合评分法计算 Y_i。

4. 试验结果与讨论

（1）计算综合平均值和极差：以因素 A 的 1 水平为例，把 A 的 1 水平的 3 次试验结果归为 1 组，同法把 A 的 2 水平和 3 水平的 3 次试验结果分别归为第 2 组和第 3 组，分别计算各组试验结果（综合评分）的总和 X_1、X_2 和 X_3，以及其综合平均值 $\overline{X}_1$、$\overline{X}_2$ 和 $\overline{X}_3$，极差 R。

$$X_1=38.19+77.14+39.12=154.45 \quad \overline{X}_1=\frac{154.45}{3}=51.48$$

$$X_2=16.11+67.12+28.19=111.42 \quad \overline{X}_2=\frac{111.42}{3}=37.14$$

$$X_3=53.19+64.12+46.14=163.45 \quad \overline{X}_3=\frac{163.45}{3}=54.48$$

$R=54.48-37.14=17.34$

同法计算出因素 B、C、D 的综合平均值和极差，将各值填于附表 1-5 中。

附表 1-5　试验结果

试验号	因素				指标——累计释放度 /%			
	A	B	C	D	Y_1	Y_4	Y_8	Y_i
1	1	1	1	1	21.1	43.7	56.3	38.19
2	1	2	2	2	12.8	28.9	41.0	77.14
3	1	3	3	3	22.7	42.9	55.3	39.12
4	2	1	2	3	31.2	63.1	80.4	16.11
5	2	2	3	1	28.7	86.4	105.2	67.12
6	2	3	1	2	20.2	58.2	91.0	28.19
7	3	1	3	2	17.6	38.2	50.4	53.19
8	3	2	1	3	16.3	34.1	45.5	64.12
9	3	3	2	1	20.5	40.2	53.0	46.14
X_1	154.45	107.49	130.5	151.45				
X_2	111.42	208.38	121.44	158.52				
X_3	163.45	113.45	159.43	119.35				
$\overline{X}_1$	51.48	35.83	43.50	50.48				
$\overline{X}_2$	37.14	69.46	40.48	52.84				
$\overline{X}_3$	54.48	37.82	53.14	39.78				
R	17.34	33.63	12.66	13.06				

(2)因素对释放度影响的顺序：由附表 1-5 可知，各因素对结果影响大小的顺序依次为 B → A → D → C。以综合得分最低为评价标准，最优组合为 $A_2B_1C_2D_3$，即取 $HPMC_{K15M}$ 50mg、碳酸钙 25mg、压片力 $4kg/cm^2$、固体分散体药物基质比例为 1:4，制得的胃漂浮片释放度最好。

5. 最优组合的验证 按 $A_2B_1C_2D_3$ 最优组合配制了 3 批沙利度胺胃漂浮片，释放度考察结果良好。

例 2 在实际问题中，除了遇到单指标问题外，还会遇到多指标问题，各指标的最优试验方案之间可能存在一定矛盾，所以在分析试验结果时常需要兼顾各项指标，找出每个指标都尽可能好的试验方案，下面通过中药半枝莲提取工艺优选介绍多指标正交试验的综合平衡法。

本研究采用热回流方式，以乙醇为溶剂提取中药半枝莲中的总黄酮。在此过程中，确定的影响因素是乙醇体积分数（A）、乙醇用量（B）、提取时间（C）和提取次数（D）。

在选择评价指标时，考虑到单一指标往往不够全面，因此本试验选择了 3 个指标，分别是醇浸膏得率、总黄酮和野黄芩苷从生药中的提取率。

用 $L_9(3^4)$ 表来安排试验，所选因素水平见附表 1-6。

附表 1-6 半枝莲醇提工艺的因素和水平

水平	因素			
	A 乙醇浓度 /%	B 乙醇用量 / 倍	C 提取时间 /h	D 提取次数 / 次
1	50	6	0.5	1
2	75	8	1	2
3	95	10	1.5	3

将所选因素 A、B、C、D 安排在 $L_9(3^4)$ 表的 1、2、3、4 列中，表头设计及试验结果列于附表 1-7 中。

附表 1-7 半枝莲醇提工艺的试验安排与数据计算表

试验号	A	B	C	D	试验结果		
					醇浸膏得率 /%	总黄酮提取率 / $(mg\cdot g^{-1})$	野黄芩苷提取率 / $(mg\cdot g^{-1})$
1	1	1	1	1	9.33	15.37	3.38
2	1	2	2	2	19.91	32.24	6.41
3	1	3	3	3	17.62	34.55	6.60
4	2	1	2	3	20.99	42.08	7.81
5	2	2	3	1	12.79	24.55	6.14
6	2	3	1	2	17.43	33.09	7.77
7	3	1	3	2	8.70	13.37	1.26
8	3	2	1	3	10.15	15.45	1.95
9	3	3	2	1	7.12	11.32	1.07

续表

试验号		A	B	C	D	试验结果		
						醇浸膏得率 /%	总黄酮提取率 / (mg·g⁻¹)	野黄芩苷提取率 / (mg·g⁻¹)
醇浸膏得率 /%	K_1	46.86	39.02	36.91	29.24			
	K_2	51.21	42.85	48.02	46.04			
	K_3	25.97	42.17	39.11	48.76			
	R	25.24	3.83	11.11	19.52			
	S	121.37	2.78	23.07	74.52			
总黄酮提取率 /%	K_1	82.16	70.82	63.91	51.24			
	K_2	99.72	72.24	85.64	78.70			
	K_3	40.14	78.96	72.47	92.08			
	R	59.58	8.14	21.73	40.84			
	S	624.87	12.60	79.88	289.00			
野黄芩苷提取率 /%	K_1	16.39	12.45	13.1	10.59			
	K_2	21.72	14.50	15.29	15.44			
	K_3	4.28	15.44	14.00	16.36			
	R	17.44	2.99	2.19	5.77			
	S	53.25	1.56	0.81	6.41			

以醇浸膏得率和总黄酮提取率为考察指标,由附表 1-7 中极差 R 值大小显示,各因素作用主次均为 A>D>C>B,对提取效率影响最小者均为 B 项,因此把 B 项作为误差相处理进行方差分析;以野黄芩苷提取率为考察指标,由附表 1-7 中极差 R 值大小显示,各因素作用主次为 A>D>B>C,对提取效率影响最小者为 C 项,因此把 C 项作为误差相处理进行方差估算。提取工艺方差分析见附表 1-8。

附表 1-8 提取工艺方差分析

误差来源		SS	f	MS	F	P
醇浸膏得率 /%	A	121.37	2	60.69	43.60	<0.05
	C	23.07	2	11.54	8.29	>0.10
	D	74.52	2	37.26	26.77	<0.05
	误差(B)	2.78	2	1.39		
总黄酮提取率 /(mg·g⁻¹)	A	624.87	2	312.43	49.58	<0.05
	C	79.88	2	39.94	6.34	>0.10
	D	289.00	2	144.50	22.93	<0.05
	误差(B)	12.60	2	6.30		

续表

误差来源		SS	f	MS	F	P
野黄芩苷提取率/(mg·g^{-1})	A	53.25	2	26.62	65.91	<0.05
	B	1.56	2	0.78	1.93	>0.10
	D	6.41	2	3.20	7.93	>0.10
	误差(C)	0.81	2	0.40		

注：$F_{0.10}(2,2)=9.00$；$F_{0.05}(2,2)=19.00$；$F_{0.01}(2,2)=99.00$。

由附表 1-8 结果表明，以醇浸膏得率为考察指标，A 因素和 D 因素的 P 值小于 0.05，因此 A 因素和 D 因素的影响具有显著性意义，以 $A_2D_3C_2B_2$ 为佳；以总黄酮提取率为考察指标，A 因素和 D 因素的 P 值小于 0.05，因此 A 因素和 D 因素的影响具有显著性意义，以 $A_2D_3C_2B_3$ 为佳；以野黄芩苷提取率为考察指标，A 因素的 P 值小于 0.05，因此 A 因素的影响具有显著性意义，以 $A_2D_3B_3C_2$ 为佳。综合考虑 3 个指标的结果，确定最佳工艺条件为 $A_2D_3C_2B_3$，即用药材 10 倍量的 75% 乙醇热回流提取 3 次，每次 1 小时。

六、思考题

1. 什么叫正交试验？$L_8(2^7)$ 中每个符号与数字代表什么意思？
2. 正交表选择的原则有哪些？
3. 正交试验设计法与其他实验设计方法相比，有何优缺点？

七、附注

附常用正交表（附表 1-9 至附表 1-15）。
（一）二水平

附表 1-9　$L_4(2^3)$ 表

试验号	列号		
	1	2	3
1	1	1	1
2	1	2	2
3	2	1	2
4	2	2	1

注：任意二列间的交互作用出现于另一列。

附表 1-10　$L_8(2^7)$ 表

试验号	列号						
	1	2	3	4	5	6	7
1	1	1	1	1	1	1	1

续表

试验号	列号						
	1	2	3	4	5	6	7
2	1	1	1	2	2	2	2
3	1	2	2	1	1	2	2
4	1	2	2	2	2	1	1
5	2	1	2	1	2	1	2
6	2	1	2	2	1	2	1
7	2	2	1	1	2	2	1
8	2	2	1	2	1	1	2

附表 1-11　$L_8(2^7)$ 表（二列间的交互作用表）

试验号	列号						
	1	2	3	4	5	6	7
	(1)	3	2	5	4	7	6
		(2)	1	6	7	4	5
			(3)	7	6	5	4
				(4)	1	2	3
					(5)	3	2
						(6)	1
							(7)

附表 1-12　$L_{16}(2^{15})$ 表

试验号	列号														
	1	2	3	4	5	6	7	8	9	10	11	12	13	14	15
1	1	1	1	1	1	1	1	1	1	1	1	1	1	1	1
2	1	1	1	1	1	1	1	2	2	2	2	2	2	2	2
3	1	1	1	2	2	2	2	1	1	1	1	2	2	2	2
4	1	1	1	2	2	2	2	2	2	2	2	1	1	1	1
5	1	2	2	1	1	2	2	1	1	2	2	1	1	2	2
6	1	2	2	1	1	2	2	2	2	1	1	2	2	1	1
7	1	2	2	2	2	1	1	1	1	2	2	2	2	1	1
8	1	2	2	2	2	1	1	2	2	1	1	1	1	2	2
9	2	1	2	1	2	1	2	1	2	1	2	1	2	1	2
10	2	1	2	1	2	1	2	2	1	2	1	2	1	2	1
11	2	1	2	2	1	2	1	1	2	1	2	2	1	2	1
12	2	1	2	2	1	2	1	2	1	2	1	1	2	1	2
13	2	2	1	1	2	2	1	1	2	2	1	1	2	2	1
14	2	2	1	1	2	2	1	2	1	1	2	2	1	1	2
15	2	2	1	2	1	1	2	1	2	2	1	2	1	1	2
16	2	2	1	2	1	1	2	2	1	1	2	1	2	2	1

（二）三水平

附表 1-13 $L_9(3^4)$ 表

试验号	列号			
	1	2	3	4
1	1	1	1	1
2	1	2	2	2
3	1	3	3	3
4	2	1	2	3
5	2	2	3	1
6	2	3	1	2
7	3	1	3	2
8	3	2	1	3
9	3	3	2	1

注：任意两列间的交互作用出现于另外两列。

附表 1-14 $L_{18}(3^7)$ 表

试验号	列号						
	1	2	3	4	5	6	7
1	1	1	1	1	1	1	1
2	1	2	2	2	2	2	2
3	1	3	3	3	3	3	2
4	2	1	1	2	2	3	3
5	2	2	2	3	3	1	1
6	2	3	3	1	1	2	2
7	3	1	2	1	3	2	3
8	3	2	3	2	1	3	1
9	3	3	1	3	2	1	2
10	1	1	3	3	2	2	1
11	1	2	1	1	3	3	2
12	1	3	2	2	1	1	3
13	2	1	2	3	3	3	2
14	2	2	3	1	1	1	3
15	2	3	1	2	2	2	1
16	3	1	3	2	1	1	2
17	3	2	1	3	2	2	3
18	3	3	2	1	3	3	1

(三) 四水平

附表 1-15　$L_{16}(4^5)$ 表

试验号	列号				
	1	2	3	4	5
1	1	1	1	1	1
2	1	2	2	2	2
3	1	3	3	3	3
4	1	4	4	4	4
5	2	1	2	3	4
6	2	2	1	4	3
7	2	3	4	1	2
8	2	4	3	2	1
9	3	1	3	4	2
10	3	2	4	3	1
11	3	3	1	2	4
12	3	4	2	1	3
13	4	1	4	2	3
14	4	2	3	1	4
15	4	3	2	4	1
16	4	4	1	3	2

注：任意两列间的交互作用出现于其他三列。

(柯 学)

附录二　均匀设计

一、实验目的

初步掌握均匀设计的试验方法,学会用多元回归方法求算多元回归方程,并依此优选试验条件。

二、实验原理

均匀设计是在正交设计基础上发展的一种适用于多因素、多水平试验的设计方法,舍去正交设计的"整齐可比性",让试验点在试验范围内充分地均匀分散,故每个试验点具有更好的代表性,且使试验次数大为减少。

均匀设计与正交设计相比,有以下特点:实验次数少,实验次数与水平数相等;可以适当地调整高档次水平的相遇,以防试验中发生意外。利用数理统计数据软件,求得定量多元回归方程,从而分析各因素对试验结果的影响,定量地预测优化条件,最终确定优化的处方及制备工艺条件。

均匀设计与正交设计相同,也有现成的均匀设计表供选用,在选用均匀设计表时,应根据试验条件并结合与之配套的使用表联合确定试验设计的因素与水平。

均匀设计表的构造见附注,每个均匀设计表都可用某一代号表示,如 $U_5(5^4)$。其中"U"表示均匀设计表,下标"5"表示均匀设计表的行数,括号中的"5"表示水平数,上标"4"表示列数(因素数)。

均匀设计表中的行数(n)体现了水平数,列数(m)表示最大可安排的因素数。但均匀设计只是按均匀原则选择布点为基础,尚不能直接使用,因为均匀设计表的各列是不平等的。当水平相同而因素不同时,挑选的列也不相同,需要查找使用表。使用表的构造见附注。

均匀设计表和与之配套的使用表之间的关系可遵循以下原则,使用表最多可安排的因素数都比均匀设计表的列数少。故用均匀设计表设计安排试验时,不是有多少列就安排多少因素。如表 $U_5(5^4)$ 最多可安排 3 个,如 $U_7(7^6)$ 最多可安排 4 个因素,这是因为均匀设计是数论和多元统计相结合的产物,在数据分析时依照最小二乘法原理进行回归分析,通常要求均匀满秩。设均匀设计表有 m 列,经证明至少去掉 $\{m-[(m/2)+1]\}$ 列,剩余 $[(m/2)+1]$ 列正好满秩,故均匀设计表只能安排 $[(m/2)+1]$ 个因素,所以使用表中最多的因素数少于均匀设计表中的列数,其最多安排因素数的计算方法如下:

$U_5(5^4)$ 表 最多可安排 $(m/2)+1=3$ 个因素

$U_7(7^6)$ 表 最多可安排 $(m/2)+1=4$ 个因素

$U_9(9^6)$ 表 最多可安排 $(m/2)+1=4$ 个因素

$U_{11}(11^{10})$ 表 最多可安排 $(m/2)+1=6$ 个因素

以上论述了均匀设计表和使用表的构造及两者的关系,那么如何选择均匀设计表呢?主要应根据试验设计中要考察的因素确定。例如,若所需考察的因素数为 6,可求出 $m=10$,$n=m+1=11$,应选择 $U_{11}(11^{10})$ 表使实验次数最少,再根据配套使用表,选择其中的 1、2、3、5、7、10 列组成 $U_{11}(11^6)$。若所需考察的因素数为 5,可求出 $m=8$,$n=m+1=9$,因无 $U_9(9^8)$ 表,只有 $U_9(9^6)$ 表,故仍选 $U_{11}(11^{10})$ 表,再根据配套的使用表,选择 1、2、3、5、7 列组成 $U_{11}(11^5)$ 表,然后根据各因素的考察范围,确定水平数,若水平数太少,可通过拟水平处理(即将水平少者循环一次或几次达到要求的水平数)。也可以适当地调整因素的水平,避免各因素的高档次水平相遇。

为了使考察因素不疏漏最佳试验条件,可以多设一些试验点,如三因素试验,可用 $U_5(5^4)$ 表,也可用 $U_7(7^6)$ 表,甚至可用 $U_{11}(11^{10})$ 表。试验点分得越细,均匀性越好。

以上论述的均为水平数为奇数时的均匀设计,如水平数为偶数,则无现成的均匀设计表可查,而是将 $n+1$ 奇数表去掉最后一行构成偶数表,如 $U_{11}(11^{10})$ 表中最后一行去掉,构成 $U_{10}(10^{10})$,使用表仍用 $U_{11}(11^{10})$ 即可。

综上所述,均匀设计试验方法一般包括下列步骤:

1. 明确试验目的,确定考察指标及其意义,有时考察的是综合指标,根据重要性大小需要对不同的指标进行权重分配。

2. 在有关文献和预试验的基础上,确定影响考察对象的因素个数及考察范围。

3. 根据实际需要和可能,划分各因素的水平数,组成因素水平表。

4. 选择合适的均匀设计表,根据所对应使用表的规定挑选列数,安排各试验点的处方工艺条件,组成试验方案表。

5. 根据试验方案表进行实验,测定或求算考察指标结果,每个试验号重复 3 次实验,偏差小于 3%,取其平均值。

6. 利用统计软件将各因素的各水平对结果进行多元回归,求得回归方程。

7. 结合实践经验和专业知识,分析方程,设计优化条件,计算出预测的优化值及其区间估计。

8. 按照优化条件安排试验,其优化结果应在预示范围内。

三、实验内容

均匀设计优化清蛋白微球处方与制备工艺:

1. 选用均匀设计表,确定考察因素和水平 根据文献资料和预试验结果,确定影响清蛋白微球粒径的主要因素有 4 个,每个因素设定 3 个水平,根据均匀设计表,能安排四因素实验的均匀设计表有:$U_7(7^6)$、$U_9(9^6)$、$U_{11}(11^{10})$、$U_{13}(13^{12})$ 等,为了不遗漏最佳的试验条件,使结果更可靠,又不致使试验设计过于复杂,同时考虑所设定的各因素水平,采用拟水平处理成 9 个水平(附表 2-1),选用 $U_9(9^6)$ 均匀设计表。

附表 2-1   因素与水平

水平	因素			
	A	B	C	D
	清蛋白水溶液浓度 /%	乳化搅拌速度 / $(r·min^{-1})$	乳化时间 /min	乳化剂用量 /ml
1	20	250	2	0.2
2	20	250	2	0.2
3	20	250	2	0.2
4	30	350	4	0.4
5	30	350	4	0.4
6	30	350	4	0.4
7	40	450	6	0.6
8	40	450	6	0.6
9	40	450	6	0.6

2. 根据使用表安排试验   根据 $U_9(9^6)$ 使用表的规定,挑选 1、2、3、5 列安排四因素考察,构成 $U_9(9^4)$ 表,并将每一因素的各个水平填入表中,列出试验方案(附表 2-2)。

附表 2-2   试验和结果

试验号	因素				
	A/%	B/$(r·min^{-1})$	C/min	D/ml	微球平均直径 /μm
1	20	250	4	0.6	8.58
2	20	350	6	0.4	4.43
3	20	350	2	0.2	5.56
4	30	450	6	0.2	3.38
5	30	250	2	0.6	8.76
6	30	250	4	0.4	9.55
7	40	350	2	0.4	8.15
8	40	450	4	0.2	6.76
9	40	450	6	0.6	6.89

3. 操作

(1)清蛋白微球的制备:按附表 2-2 的试验安排进行试验,将人血清蛋白的磷酸盐缓冲液与含 Span-80 的有机溶剂搅拌乳化,加入戊二醛继续搅拌固化,放置,离心,用丙酮、异丙醇清洗微球,收集固态微球即得。

(2)微球粒径测定:将样品滴于载玻片上,盖上盖玻片后,用带有刻度标尺的光学显微镜测定粒径,每个样品测定的微球数不少于 500 个,然后求出平均粒径,填入附表 2-2 中。以平均粒径作为优化制备处方与工艺的指标。

四、实验结果与讨论

1. 多元回归处理　应用数理统计系列软件,在电脑中将附表 2-2 中各因素的各水平对微球平均粒径进行多元回归处理,得回归方程:

$$Y = 9.5217 + 0.1613A - 0.0218B - 0.1100C + 1.5667D \qquad \text{附式}(2\text{-}1)$$

$$R = 0.9415 \qquad S = 0.9956 \qquad F = 7.38$$

$$f_1 = 4 \qquad f_2 = 4 \qquad f_3 = 9$$

2. 回归方程可信度检验　查 F 表 $F_{4,4}^{0.05} = 6.39$,$F = 7.38 > 6.39$,说明回归方程是可信的。

3. 选择优化条件　A 的系数为正值,表明清蛋白浓度增加,微球粒径增大;B、C 的系数为负值,表明乳化搅拌速度越大,乳化时间越长,微球的粒径越小;D 的系数为正值,说明乳化剂用量多,微球的粒径大。因此,选择粒径小的优化条件是清蛋白水溶液浓度为 20%,乳化搅拌速度为 450r/min,乳化搅拌时间为 6 分钟,乳化剂加入量为 0.2ml。但考虑微球的制备量等因素,清蛋白水溶液浓度选定为 25%。

4. 预测微球粒径优化值的范围　将上述选择的优化条件代入回归方程,得预测优化值为 $Y' = 3.39$。其优化值范围为 $Y = Y' \pm U_a \cdot S = 3.39 \pm 1.64$ [$U_a(0.1) = 1.6448$]。

5. 验证优化条件　按优化条件制备 3 批微球,测定粒径,得平均粒径为 3.37μm。可见试验结果与预测结果一致。

五、思考题

1. 影响阿柔比星聚氰基丙烯酸异丁酯纳米球制备工艺的主要因素及范围如下。

A:聚氰基丙烯酸异丁酯浓度(%) 0.40~2.00

B:阿柔比星(ACM)浓度(%) 0.40~2.00

C:泊洛沙姆 188 浓度(%) 0.50~2.50

D:稳定剂的浓度(%) 0.02~0.18

E:无水硫酸钠的浓度(%) 0~3.20

将各因素的范围等分为 5 个水平,并将各水平循环两次成 15 个水平(拟水平处理),试:

(1)列出因素和水平表。

(2)列出试验方案表,并说明选择均匀设计表的依据。

2. 熊胆薄膜衣片配方的优化　根据文献及预试验结果确定下列因素及考察范围。

A:羧甲基淀粉钠(%) 0.5~5

B:乳糖(%) 0~27

C:磷酸氢钙(%) 1~40

请将各因素等分为 6 个水平,试选择均匀设计表,并画表列出试验方案,指出各因素安排的列号。

六、附录

常用的均匀设计表与使用表如下(附表 2-3 至附表 2-18)。

附表 2-3 $U_5(5^4)$ 表

试验号	列号			
	1	2	3	4
1	1	2	3	4
2	2	4	1	3
3	3	1	4	2
4	4	3	2	1
5	5	5	5	5

附表 2-4 $U_5(5^4)$ 的使用表

因素数	列号		
2	1	2	
3	1	2	4

附表 2-5 $U_7(7^6)$ 表

试验号	列号					
	1	2	3	4	5	6
1	1	2	3	4	5	6
2	2	4	6	1	3	5
3	3	6	2	5	1	4
4	4	1	5	2	6	3
5	5	3	1	6	4	2
6	6	5	4	3	2	1
7	7	7	7	7	7	7

附表 2-6 $U_7(7^6)$ 的使用表

因素数	列号			
2	1	3		
3	1	2	3	
4	1	2	3	6

附表 2-7 $U_9(9^6)$ 表

试验号	列号					
	1	2	3	4	5	6
1	1	2	4	5	7	8
2	2	4	8	1	5	7
3	3	6	8	6	3	6
4	4	8	7	2	1	5

续表

试验号	列号					
	1	2	3	4	5	6
5	5	1	2	7	8	4
6	6	3	6	3	6	3
7	7	5	1	8	4	2
8	8	7	5	4	2	1
9	9	9	9	9	9	9

附表 2-8　$U_9(9^6)$ 的使用表

因素数	列号			
2	1	3		
3	1	2	5	
4	1	2	3	5

附表 2-9　$U_{11}(11^{10})$ 表

试验号	列号									
	1	2	3	4	5	6	7	8	9	10
1	1	2	3	4	5	6	7	8	9	10
2	2	4	6	8	10	1	3	5	7	9
3	3	6	9	1	4	7	10	2	5	8
4	4	8	1	5	9	2	6	10	3	7
5	5	10	4	9	3	8	2	7	1	6
6	6	1	7	2	8	3	9	4	10	5
7	7	3	10	6	2	9	5	1	8	4
8	8	5	2	10	7	4	1	9	6	3
9	9	7	5	3	1	10	8	6	4	2
10	10	9	8	7	6	5	4	3	2	1
11	11	11	11	11	11	11	11	11	11	11

附表 2-10　$U_{11}(11^{10})$ 的使用表

因素数	列号					
2	1	7				
3	1	5	7			
4	1	2	5	7		
5	1	2	3	5	7	
6	1	2	3	5	7	10

附表 2-11　$U_{13}(13^{12})$ 表

试验号	列号											
	1	2	3	4	5	6	7	8	9	10	11	12
1	1	2	3	4	5	6	7	8	9	10	11	12
2	2	4	6	8	10	12	1	3	5	7	9	11
3	3	6	9	12	2	5	8	11	1	4	7	10
4	4	8	12	3	7	11	2	6	10	1	5	9
5	5	10	2	7	12	4	9	1	6	11	3	8
6	6	12	5	11	4	10	3	9	2	8	1	7
7	7	1	8	2	9	3	10	4	11	5	12	6
8	8	3	11	6	1	9	4	12	7	2	10	5
9	9	5	1	10	6	2	11	7	3	12	8	4
10	10	7	4	1	11	8	5	2	12	9	6	3
11	11	9	7	5	3	1	12	10	8	6	4	2
12	12	11	10	9	8	7	6	5	4	3	2	1
13	13	13	13	13	13	13	13	13	13	13	13	13

附表 2-12　$U_{13}(13^{12})$ 的使用表

因素数	列号					
2	1	5				
3	1	3	4			
4	1	6	8	10		
5	1	6	8	9	10	
6	1	2	6	8	9	10
7	1	2	6	8	9	10	12

附表 2-13　$U_{15}(15^{8})$ 表

试验号	列号							
	1	2	3	4	5	6	7	8
1	1	2	4	7	8	11	13	14
2	2	4	8	14	1	7	11	13
3	3	6	12	6	9	8	9	12
4	4	8	1	13	2	14	7	11
5	5	10	5	5	10	10	5	10
6	6	12	9	12	3	6	3	9
7	7	14	13	4	11	2	1	8
8	8	1	2	11	4	13	14	7

续表

试验号	列号							
	1	2	3	4	5	6	7	8
9	9	3	6	3	12	9	12	6
10	10	5	10	10	5	5	10	5
11	11	7	14	2	13	1	8	4
12	12	9	3	9	6	12	6	3
13	13	11	7	1	14	8	4	2
14	14	13	11	8	7	4	2	1
15	15	15	15	15	15	15	15	15

附表 2-14　$U_{15}(15^8)$ 的使用表

因素数	列号				
2	1	6			
3	1	3	4		
4	1	3	4	7	
5	1	2	3	4	7

附表 2-15　$U_{17}(17^{16})$ 表

试验号	列号															
	1	2	3	4	5	6	7	8	9	10	11	12	13	14	15	16
1	1	2	3	4	5	6	7	8	9	10	11	12	13	14	15	16
2	2	4	6	8	10	12	14	16	1	3	5	7	9	11	13	15
3	3	6	9	12	15	1	4	7	10	13	16	2	5	8	11	14
4	4	8	12	16	3	7	11	15	2	6	10	14	1	5	9	13
5	5	10	15	3	8	13	1	6	11	16	4	9	14	2	7	12
6	6	12	1	7	13	2	8	14	3	9	15	4	10	16	5	11
7	7	14	4	11	1	8	15	5	12	2	9	16	6	13	3	10
8	8	16	7	15	6	14	5	13	4	12	3	11	2	10	1	9
9	9	1	10	2	11	3	12	4	13	5	14	6	15	7	16	8
10	10	3	13	6	16	9	2	12	5	15	8	1	11	4	14	7
11	11	5	16	10	4	15	9	3	14	8	2	13	7	1	12	6
12	12	7	2	14	9	4	16	11	6	1	13	8	3	15	10	5
13	13	9	5	1	14	10	6	2	15	11	7	3	16	12	8	4
14	14	11	8	5	2	16	13	10	7	4	1	15	12	9	6	3
15	15	13	11	9	7	5	3	1	16	14	12	10	8	6	4	2
16	16	15	14	13	12	11	10	9	8	7	6	5	4	3	2	1
17	17	17	17	17	17	17	17	17	17	17	17	17	17	17	17	17

附表 2-16 $U_{17}(17^{16})$ 的使用表

因素数			列号					
2	1	10						
3	1	10	15					
4	1	10	14	15				
5	1	4	10	14	15			
6	1	4	6	10	14	15		
7	1	4	6	9	10	14	15	
8	1	4	5	6	9	10	14	15
9	1	4	5	6	9	10	14	15	16

附表 2-17 F 检验的临界值 (F_α) 表

$$P(F > F_\alpha) = \alpha$$

$\alpha = 0.1$

f_2	f_1															f_2
	1	2	3	4	5	6	7	8	9	10	15	20	30	50	100	
1	39.9	49.5	53.6	55.8	57.2	58.2	58.9	59.4	59.9	60.2	61.2	61.7	62.3	62.7	63.0	1
2	8.53	9.00	9.16	9.24	9.29	9.33	9.35	9.37	9.38	9.39	9.42	9.44	9.46	9.47	9.48	2
3	5.54	5.46	5.39	5.34	5.31	5.28	5.27	5.25	5.24	5.23	5.20	5.18	5.17	5.15	5.14	3
4	4.54	4.32	4.19	4.11	4.05	4.01	3.98	3.95	3.94	3.92	3.87	3.84	3.82	3.80	3.78	4
5	4.06	3.78	3.62	3.52	3.45	3.40	3.37	3.34	3.32	3.30	3.24	3.21	3.17	3.15	3.13	5
6	3.78	3.46	3.29	3.18	3.11	3.05	3.01	2.98	2.96	2.94	2.87	2.84	2.80	2.77	2.75	6
7	3.59	3.26	3.07	2.96	2.88	2.83	2.78	2.75	2.72	2.70	2.63	2.59	2.56	2.52	2.50	7
8	3.46	3.11	2.92	2.81	2.73	2.67	2.62	2.59	2.56	2.54	2.46	2.42	2.38	2.50	2.32	8
9	3.36	3.01	2.81	2.69	2.61	2.55	2.51	2.47	2.44	2.42	2.34	2.30	2.25	2.22	2.19	9
10	3.28	2.92	2.73	2.61	2.52	2.46	2.41	2.38	2.36	2.32	2.24	2.20	2.16	2.12	2.09	10
11	3.23	2.86	2.66	2.54	2.45	2.39	2.34	2.30	2.27	2.25	2.17	2.12	2.08	2.04	2.00	11
12	3.18	2.81	2.61	2.48	2.39	2.33	2.28	2.24	2.21	2.19	2.10	2.06	2.01	1.97	1.94	12
13	3.14	2.76	2.56	2.43	2.35	2.28	2.23	2.20	2.16	2.14	2.05	2.01	1.96	1.92	1.88	13
14	3.10	2.73	2.52	2.39	2.31	2.24	2.19	2.15	2.12	2.10	2.01	1.96	1.91	1.87	1.83	14
15	3.07	2.70	2.49	2.36	2.27	2.21	2.16	2.12	2.09	2.06	1.97	1.92	1.87	1.83	1.79	15
16	3.05	2.67	2.46	2.33	2.24	2.18	2.13	2.09	2.06	2.03	1.94	1.89	1.84	1.79	1.76	16
17	3.03	2.64	2.44	2.31	2.22	2.15	2.10	2.06	2.03	2.00	1.91	1.86	1.81	1.76	1.73	17
18	3.01	2.62	2.42	2.29	2.20	2.13	2.08	2.04	2.00	1.98	1.89	1.84	1.78	1.74	1.70	18
19	2.99	2.61	2.40	2.27	2.18	2.11	2.06	2.02	1.98	1.96	1.86	1.81	1.76	1.71	1.67	19
20	2.97	2.59	2.38	2.25	2.16	2.09	2.04	2.00	1.96	1.94	1.84	1.79	1.74	1.69	1.65	20

$\alpha=0.05$

f_2	f_1															f_2
	1	2	3	4	5	6	7	8	9	10	12	14	16	18	20	
1	161	200	216	225	230	233	237	239	241	242	244	245	246	247	248	1
2	18.5	19.0	19.2	19.2	19.3	19.3	19.4	19.4	19.4	19.4	19.4	19.4	19.4	19.4	19.4	2
3	10.1	9.55	9.28	9.12	9.01	8.94	8.89	8.85	8.81	8.79	8.74	8.71	8.69	8.67	8.66	3
4	1.71	6.94	6.59	6.39	6.26	6.16	6.09	6.04	6.00	5.96	5.91	5.87	5.84	5.82	5.80	4
5	6.61	5.79	5.41	5.19	5.05	4.95	4.88	4.82	4.77	4.74	4.68	4.64	4.60	4.58	4.56	5
6	5.99	5.14	4.76	4.53	4.39	4.28	4.21	4.15	4.10	4.06	4.00	3.96	3.92	3.90	3.87	6
7	5.59	4.74	4.35	4.12	3.97	3.87	3.79	3.73	3.68	3.64	3.57	3.53	3.49	3.47	3.44	7
8	5.32	4.46	4.07	3.84	3.69	3.58	3.50	3.44	3.39	3.35	3.28	3.24	3.20	3.17	3.15	8
9	5.12	4.26	3.86	3.63	3.48	3.37	3.29	3.23	3.18	3.14	3.07	3.03	2.99	2.96	2.94	9
10	4.96	4.10	3.71	3.48	3.33	3.22	3.14	3.07	3.02	2.98	2.91	2.86	2.83	2.80	2.77	10
11	4.84	3.98	3.59	3.36	3.20	3.09	3.01	2.95	2.90	2.85	2.79	2.74	2.70	2.67	2.65	11
12	4.75	3.89	3.49	3.26	3.11	3.00	2.91	2.85	2.80	2.75	2.69	2.64	2.60	2.57	2.54	12
13	4.67	3.81	3.41	3.18	3.03	2.92	2.83	2.77	2.71	2.67	2.60	2.55	2.51	2.48	2.46	13
14	4.60	3.74	3.34	3.11	2.96	2.85	2.76	2.70	2.65	2.60	2.53	2.48	2.44	2.41	2.39	14
15	4.54	3.68	3.29	3.06	2.90	2.79	2.71	2.64	2.59	2.54	2.48	2.42	2.38	2.35	2.33	15
16	4.49	3.63	3.24	3.01	2.85	2.74	2.66	2.59	2.54	2.49	2.42	2.37	2.33	2.30	2.28	16
17	4.45	3.59	3.20	2.96	2.81	2.70	2.61	2.55	2.49	2.45	2.38	2.33	2.29	2.26	2.23	17
18	4.41	3.55	3.16	2.93	2.77	2.66	2.58	2.51	2.46	2.41	2.34	2.29	2.25	2.22	2.19	18
19	4.38	3.52	3.13	2.90	2.74	2.63	2.54	2.48	2.42	2.38	2.31	2.26	2.21	2.18	2.16	19
20	4.35	3.49	3.10	2.87	2.71	2.60	2.51	2.45	2.39	2.35	2.28	2.22	2.18	2.15	2.12	20

$\alpha=0.01$

f_1	f_2									
	1	2	3	4	5	6	7	8	9	10
1	405	500	540	563	576	586	593	598	602	606
2	98.5	99.0	99.2	99.3	99.3	99.4	99.4	99.4	99.4	99.4
3	34.1	30.8	29.5	28.7	28.2	27.9	27.7	27.5	27.3	27.2
4	21.2	18.0	16.7	16.0	15.5	15.2	15.0	14.8	14.7	14.5
5	16.3	13.3	12.1	11.4	11.0	10.7	10.5	10.3	10.2	10.1
6	13.7	10.9	9.78	9.15	8.75	8.47	8.26	8.10	7.98	7.87
7	12.2	9.55	8.45	7.85	7.46	7.19	6.89	6.34	6.72	6.22
8	11.3	8.65	7.59	7.01	6.63	6.37	6.18	6.03	5.91	5.81
9	10.6	8.02	6.99	6.42	6.06	5.80	5.61	5.47	5.35	5.26
10	10.0	7.56	6.55	5.99	5.64	5.39	5.20	5.06	4.94	4.85
11	9.65	7.21	6.22	5.67	5.32	5.07	4.89	4.74	4.63	4.54
12	9.33	6.93	5.95	5.41	5.06	4.82	4.64	4.50	4.39	4.30
13	9.07	6.70	5.74	5.21	4.86	4.62	4.44	4.30	4.19	3.94
14	8.86	6.51	5.56	5.04	4.70	4.46	4.28	4.14	4.03	3.94
15	8.68	6.36	5.42	4.89	4.56	4.32	4.14	4.00	3.88	3.80

附表 2-18 U_α 表

α	0.00	0.01	0.02	0.03	0.04	0.05	0.06	0.07	0.08	0.09	α
0.0		2.575 8	2.326 3	2.170 1	2.053 7	1.960 0	1.880 8	1.811 9	1.750 7	1.695 4	0.0
0.1	1.644 8	1.598 2	1.554 8	1.514 1	1.475 8	1.439 5	1.405 1	1.372 2	1.304 8	1.310 6	0.1
0.2	1.281 6	1.253 6	1.226 5	1.200 4	1.175 0	1.150 3	1.126 4	1.103 1	1.080 3	1.058 1	0.2
0.3	1.036 4	1.015 2	0.994 5	0.974 1	0.954 2	0.934 6	0.915 4	0.896 5	0.877 9	0.859 6	0.3
0.4	0.841 6	0.823 9	0.806 4	0.789 2	0.772 2	0.755 4	0.738 8	0.722 5	0.706 3	0.690 3	0.4
0.5	0.674 5	0.658 8	0.643 3	0.628 0	0.612 8	0.597 8	0.582 8	0.568 1	0.553 4	0.538 8	0.5
0.6	0.524 4	0.510 1	0.495 9	0.481 7	0.467 7	0.453 8	0.439 9	0.426 1	0.412 5	0.412 4	0.6
0.7	0.385 3	0.371 9	0.358 5	0.345 1	0.331 9	0.318 6	0.305 5	0.292 4	0.297 3	0.266 3	0.7
0.8	0.253 3	0.240 4	0.227 5	0.214 7	0.201 9	0.189 1	0.176 4	0.164 7	0.151 0	0.138 3	0.8
0.9	0.125 7	0.113 0	0.100 4	0.087 8	0.075 3	0.062 7	0.050 2	0.037 6	0.025 1	0.012 5	0.9
α	0.001		0.000 1		0.000 01		0.000 001		0.000 000 1		0.000 000 01	α
U_α	3.290 5		3.890 6		4.417 2		4.891 6		5.326 7		5.730 7	U_α

（高亚男）

（一）液体制剂的常用辅料

液体制剂的常用辅料见附表 3-1。

附表 3-1　口服液体制剂的常用附加剂

增溶剂	聚山梨酯类、聚氧乙烯脂肪酸酯类等
助溶剂	碘化钾、乙二胺 / 醋酸钠（茶碱）、枸橼酸 / 苯甲酸钠（咖啡因）、苯甲酸钠（咖啡因）
潜溶剂	水溶性：乙醇、丙二醇、甘油、聚乙二醇 非水溶性：苯甲酸苄酯、苯甲醇
防腐剂	对羟基苯甲酸酯类（0.01%~0.25%）、苯甲酸及其盐（0.03%~0.1%） 山梨酸与山梨酸钾（0.02%~0.04%）、苯扎溴铵（0.02%~0.2%） 醋酸氯己定（0.02%~0.05%）、邻苯基苯酚（0.005%~0.2%） 桉叶油（0.01%~0.05%）、桂皮油（0.01%）、薄荷油（0.05%） 乙醇（>20%）、甘油（>30%）
矫味剂	甜味剂：蔗糖、橙油、山梨醇、木糖醇、甘露醇、糖精钠、蛋白糖 芳香剂：柠檬、薄荷油、薄荷水、桂皮油、苹果香精、香蕉香精 胶浆剂：阿拉伯胶、羧甲基纤维素钠、琼脂、明胶、甲基纤维素 泡腾剂：有机酸 + 碳酸氢钠
着色剂	天然：苏木、甜菜红、胭脂红、姜黄、胡萝卜素、松叶兰、乌饭树叶色素、叶绿素铜钠、焦糖、 氧化铁（棕红色） 合成：苋菜红、柠檬黄、胭脂红、胭脂蓝、日落黄 外用色素：伊红、品红、美蓝、苏丹黄 G 等
助悬剂	低分子助悬剂：甘油、单糖浆 天然：树胶类、阿拉伯胶、西黄蓍胶、白芨胶、桃胶、海藻酸钠、琼脂、淀粉浆、硅皂土（含水 硅酸铝） 合成半合成：甲基纤维素、羧甲基纤维素钠、羟丙纤维素、卡波姆、聚维酮、葡聚糖、单硬脂 酸铝（触变胶）
润湿剂	表面活性剂：聚山梨酯类、聚氧乙烯蓖麻油类、泊洛沙姆等
絮凝剂与反絮凝剂	枸橼酸、枸橼酸盐、酒石酸、酒石酸盐、磷酸盐
表面活性剂	阴离子表面活性剂：硬脂酸钠、硬脂酸钾、油酸钠、硬脂酸钙、十二烷基硫酸钠、十六烷基 硫酸化蓖麻油、卵磷脂 非离子表面活性剂：甘油脂肪酸酯、蔗糖脂肪酸酯、脂肪酸山梨坦（Span）、聚山梨酯 （Tween）、卖泽（Myrij）类、苄泽（Brij）类、泊洛沙姆等

乳化剂	表面活性剂:见表面活性剂 天然乳化剂:阿拉伯胶、西黄蓍胶、明胶、杏胶、卵黄 固体乳化剂:O/W 型乳化剂包括氢氧化镁、氢氧化铝、二氧化硅、皂土等 　　　　　　W/O 型乳化剂包括氢氧化钙、氢氧化锌等
辅助乳化剂	增加水相黏度:甲基纤维素、羧甲基纤维素钠、羟丙纤维素、海藻酸钠、琼脂、西黄蓍胶、阿拉伯胶、黄原胶、果胶、皂土等 增加油相黏度:鲸蜡醇、蜂蜡、单硬脂酸甘油酯、硬脂酸、硬脂醇等

(二) 注射剂的常用辅料

注射剂的常用辅料见附表 3-2 和附表 3-3。

附表 3-2　注射用溶剂

注射用水	纯化水经蒸馏所得的水
注射用油	植物油:麻油、茶油、花生油、玉米油、橄榄油、棉子油、豆油、蓖麻油及桃仁油、油酸乙酯、苯甲酸苄酯
其他注射用非水溶剂	丙二醇(10%~60%)、聚乙二醇 400(≤50%)、二甲基乙酰胺(DMA)、乙醇(≤50%)、甘油(≤50%)、苯甲醇等

附表 3-3　注射剂常用附加剂

附加剂	浓度范围 /%	附加剂	浓度范围 /%
缓冲剂		等渗调节剂	
醋酸、醋酸钠	0.22,0.8	氯化钠	0.5~0.9
枸橼酸、枸橼酸钠	0.5,4.0	葡萄糖	4~5
乳酸	0.1	甘油	2.25
酒石酸、酒石酸钠	0.65,1.2	抗氧剂	
磷酸氢二钠、磷酸二氢钠	1.7,0.71	亚硫酸钠	0.1~0.2
碳酸氢钠、碳酸钠	0.005,0.06	亚硫酸氢钠	0.1~0.2
抑菌剂		焦亚硫酸钠	0.1~0.2
苯甲醇	1~2	硫代硫酸钠	0.1
羟丙丁酯、甲酯	0.01~0.015	维生素 C	
苯酚	0.5~1.0	螯合剂	
三氯叔丁醇	0.25~0.5	EDTA·2Na	0.01~0.05
硫柳汞	0.001~0.02	增溶剂、润湿剂、乳化剂	
局麻剂		聚氧乙烯蓖麻油	1~65
利多卡因	0.5~1.0	聚山梨酯 -20	0.01
盐酸普鲁卡因	1.0	聚山梨酯 -40	0.05
苯甲醇	1.0~2.0	聚山梨酯 -80	0.04~4.0
三氯叔丁醇	0.3~0.5	聚维酮	0.2~1.0

续表

附加剂	浓度范围 /%	附加剂	浓度范围 /%
聚乙二醇 -40 蓖麻油	7.0~11.5	甘露醇	1~10
卵磷脂	0.5~2.3	稳定剂	
泊洛沙姆 188	0.21	肌酐	0.5~0.8
脱氧胆酸钠	0.21	甘氨酸	1.5~2.25
助悬剂		烟酰胺	1.25~2.5
明胶	2.0	辛酸钠	0.4
甲基纤维素	0.03~1.05	保护剂	
羧甲基纤维素	0.05~0.75	乳糖	2~5
果胶	0.2	蔗糖	2~5
填充剂		麦芽糖	2~5
乳糖	1~8	人血清蛋白	0.2~2
甘氨酸	1~10		

（三）固体制剂的常用辅料

固体制剂的常用辅料见附表 3-4、附表 3-5、附表 3-6、附表 3-7、附表 3-8。

附表 3-4　在湿法制粒中常用的填充剂

可溶性填充剂	乳糖(结晶性或粉状)、糊精、蔗糖粉、甘露醇、葡萄糖、山梨醇、果糖、赤藓糖、氯化钠
不溶性填充剂	淀粉(玉米、马铃薯、小麦)、微晶纤维素、磷酸二氢钙、碳酸镁、碳酸钙、硫酸钙、水解淀粉、预胶化淀粉、合成硅酸铝

附表 3-5　常用于湿法制粒的黏合剂

黏合剂		溶剂中浓度 /%（w/v）	制粒用溶剂
淀粉类	淀粉(浆)	5~25	水
	糊精		水
	预胶化淀粉	5~10	水
	蔗糖	50~70	水
纤维素衍生物类	甲基纤维素(MC)	1~5	水
	羟丙纤维素(HPC)	3~5	乙醇
	羟丙甲纤维素(HPMC)	2~10	水或乙醇 - 水
	羧甲基纤维素钠(CMC-Na)	1~6	水
	微晶纤维素(MCC)		干黏合剂
	乙基纤维素(EC)	1~3	乙醇

黏合剂		溶剂中浓度 /%（w/v）	制粒用溶剂
合成高分子	聚乙二醇（PEG 4000，PEG 6000）	10~50	水或乙醇
	聚乙烯醇（PVA）	5~20	水
	聚维酮（PVP）	2~20	水或乙醇
天然高分子	明胶	2~10	水
	阿拉伯胶		
	西黄芪胶		
	海藻酸钠		
	琼脂		

附表 3-6　常用崩解剂

传统崩解剂	质量 /%（w/w）	最新崩解剂	质量 /%（w/w）
干淀粉	5~15	羧甲基淀粉钠（CMS-Na）	1~8
微晶纤维素	5~20	交联羧甲基纤维素钠（CC-Na）	0.5~5
海藻酸	1~5	交联聚维酮（PVPP）	0.5~5
海藻酸钠	2.5~10	羧甲基纤维素（CMC）	5~10
离子交换树脂	0.5~5	羧甲基纤维素钙（CMC-Ca）	1~8
泡腾酸 - 碱系统	3~20	低取代羟丙纤维素（L-HPC）	2~5
羟丙基淀粉		微晶纤维素（MCC）	>20

附表 3-7　常用润滑剂、助流剂、抗黏着剂、抗氧剂

辅料用途	辅料名称	参考用量 /%	辅料用途	辅料名称	参考用量 /%
疏水性润滑剂	硬脂酸镁	0.1~1	助流剂	滑石粉	0.1~3
	硬脂酸钙	1 以下		微粉硅胶	0.1~0.3
	硬脂酸	1~2		小麦淀粉	5~10
	蜡类	1~5	抗黏着剂	滑石粉	0.1~3
	微粉硅胶	0.1~0.3		微粉硅胶	0.1~0.3
	氢化植物油	1~6		小麦淀粉	5~10
亲水性润滑剂	PEG 4000 或 PEG 6000	1~5	抗静电剂	十二烷基硫酸钠	
	十二烷基硫酸钠	1~5	抗氧剂	亚硫酸氢钠	
	十二烷基硫酸镁	1~3		焦亚硫酸钠	
	聚氧乙烯单硬脂酸酯	1~5		EDTA·2Na	
	聚氧乙烯月桂醇醚	5			

附表 3-8　膜剂的成膜材料

天然高分子	明胶、虫胶、阿拉伯胶、琼脂、淀粉、糊精
合成高分子	聚乙烯醇 05-88、聚乙烯醇 17-88、乙烯 - 醋酸乙烯共聚物（EVA）、HPMC、HPC、聚维酮、甲基丙烯酸酯 - 甲基丙烯酸共聚物

（四）半固体制剂的常用辅料

半固体制剂的常用辅料见附表 3-9 和附表 3-10。

附表 3-9　软膏剂常用基质及添加剂

基质	油脂性	烃类：凡士林、石蜡、液状石蜡 类脂类：羊毛脂、蜂蜡、鲸蜡、二甲基硅油
	乳膏剂基质	油相：硬脂酸，石蜡、蜂蜡、十八醇、液状石蜡、凡士林、植物油等 水相：常需加入甘油、丙二醇、山梨醇等保湿剂
	水溶性基质	PEG 类高分子化合物、FAPG（十八醇和丙二醇混合物） 凝胶基质：CMC-Na、HPMC、海藻酸钠、海藻酸、皂土、卡波姆、果胶
附加剂	抗氧剂	抗氧剂：维生素 E、没食子酸烷酯、丁基羟基茴香醚（BHA）、二丁基羟基甲苯（BHT） 还原剂：维生素 C、异维生素 C、亚硫酸盐 抗氧剂的辅助剂（螯合剂）：枸橼酸、酒石酸、EDTA、二巯基丁二酸
	防腐剂	醇类：乙醇、异丙醇、氯丁醇、三氯叔丁醇、苯氧乙醇、溴硝丙二醇（bronopol） 酸类：苯甲酸、脱氢醋酸、丙酸、山梨酸、肉桂酸、水杨酸 芳香酸：茴香醚、香茅醛、丁香酚、香兰酸酯 汞化物：醋酸苯汞、硼酸苯汞、硝酸汞、汞撒利 酚类：苯酚、苯甲酚、麝香草酚、对氯邻甲苯酚、对氯间二甲苯酚、煤酚 酯：对羟基苯甲酸（乙酸、丙酸、丁酸）酯 季铵盐：苯扎氯铵、溴化烷基三甲基铵 其他：葡萄糖酸氯己定

附表 3-10　栓剂常用基质及添加剂

基质	油脂性	天然基质：可可豆脂 合成或半合成脂肪酸甘油酯：半合成椰油酯、半合成山苍子油酯、半合成棕榈油酯、硬脂酸丙二醇酯、硬化油、witepsol
	水溶性	甘油明胶、聚乙二醇（PEG）、聚氧乙烯（40）单硬脂酸酯类（S-40）、泊洛沙姆 188（pluronic F68）
添加剂	硬化剂	白蜂蜡、鲸蜡醇、硬脂酸、巴西棕榈蜡
	增稠剂	氢化蓖麻油、单硬脂酸甘油酯、硬脂酸铝
	吸收促进剂	表面活性剂、氮酮、乙二胺四乙酸、水杨酸、氨基酸乙胺衍生物、乙酰醋酸酯类、β- 二羧酸酯、芳香族酸性化合物、脂肪族酸
	抗氧剂防腐剂	同软膏

（五）薄膜包衣的常用材料

薄膜包衣的常用材料见附表 3-11。

附表 3-11　常用包衣材料及附加剂

辅料类别	用途
薄膜包衣材料	普通性：HPC、HPMC、MC、HEC 胃溶性：Eudragit E、AEA 肠溶性：HPMCP、CAP、HPMCAS、CMEC、Eudragit L100、Eudragit S100、Eudragit LD、PVAP、CAT 不溶性：EC、EudragitRS、EudragitRL、CA
水分散系包衣材料	肠溶性：HPMCP、EudragitS 不溶性：EC、EudragitRS、NE30D
增塑剂	纤维素衣材的增塑剂：甘油、丙二醇、PEG 6000、PEG 4000 脂肪族非极性衣材的增塑剂：甘油单醋酸酯、甘油三醋酸酯、二丁基癸二酸酯、邻苯二甲酸二丁酯（二乙酯）、蓖麻油、玉米油、液状石蜡
释放速度调节剂	致孔剂：蔗糖、氯化钠、表面活性剂、PEG 等
包衣时防黏剂	滑石粉、硬脂酸镁、微分硅胶、二氧化钛

（孟胜男）

参考文献

［1］ 崔福德. 药剂学实验指导. 3 版. 北京: 人民卫生出版社, 2011.

［2］ 方亮. 药剂学. 9 版. 北京: 人民卫生出版社, 2023.

［3］ 王东凯. 药剂学实验. 2 版. 沈阳: 沈阳药科大学出版社, 2002.

［4］ 方亮. 药剂学. 3 版. 北京: 中国医药科技出版社, 2016.

［5］ 国家药典委员会. 中华人民共和国药典: 2020 年版. 北京: 中国医药科技出版社, 2020.

［6］ 林宁. 药剂学实验. 2 版. 北京: 中国医药科技出版社, 2007.

［7］ 周建平. 药剂学实验与指导. 北京: 中国医药科技出版社, 2009.

［8］ 钱俊红, 郭荣. 青霉素 G 钾盐在 CTAB 胶束中的水解及其抑制. 物理化学学报, 2002, 18 (2): 175-179.

［9］ 陆彬. 药剂学实验. 北京: 人民卫生出版社, 1994.

［10］ 刘汉清. 中药药剂实验与指导. 北京: 中国医药科技出版社, 2002.

［11］ 崔福德. 药剂学. 6 版. 北京: 人民卫生出版社, 2007.

［12］ 吴俊伟, 陆彬. 甲砜霉素 β- 环糊精包合物的研制. 华西药学杂志, 2000, 15 (6): 420-422.

［13］ 周建新, 文体端. 陈皮挥发油 β- 环糊精包合物的制备. 抗感染药学, 2002, 12 (2): 16-17.

［14］ 宋凤兰, 杨轶群, 梁开艳, 等. 薄荷油 β- 环糊精包合物的制备. 中南药学, 2009, 7 (3): 193-195.

［15］ 陈金娥, 孟彩霞, 张俊青, 等. 盐酸小檗碱与 β- 环糊精包合性质及热力学研究. 化学研究与应用, 2009, 21 (1): 92-96.

［16］ 刘倩, 高玮, 尚北城. 单、复凝聚法制备酮康唑微囊的性状和包封率比较. 药学实践杂志, 2005, 23 (3): 150-154.

［17］ 潘振华, 刘焕龙, 向柏, 等. 姜黄素缓释微囊的制备工艺研究. 中成药, 2007, 29 (9): 1302-1304.

［18］ 崔福德. 药剂学实验. 北京: 人民卫生出版社, 2006.

［19］ LU B, ZHANG J Q, YANG H. Lung-targeting microspheres of carboplatin. Int J Pharm, 2003, 265 (1/2): 1-11.

［20］ 刘红, 沈灵佳, 周利娟, 等. 萘普生微丸的制备工艺研究. 中国药师, 2003, 6 (12): 771-773.

［21］ 邓意辉, 王绍宁, 吴琼, 等. 主动载药法制备盐酸小檗碱脂质体. 中国药学杂志, 2004, 39 (1): 40-42.

［22］ 郑俊民. 经皮给药新剂型. 北京: 人民卫生出版社, 1997.

［23］ 樊莉, 华俊杰, 卢光照, 等. 对乙酰氨基酚家兔体内药物动力学研究的实验教学改革. 教育进展, 2022, 12 (1), 71-75.

［24］ 王翔, 周建平. 沙利度胺胃漂浮片的研制. 吉林医学, 2010, 31 (3): 321-323.

［25］ 薛海萍, 朱春赟, 芮欣忆, 等. 半枝莲醇提工艺的优化及体外抗氧化活性评价的研究. 中国实验方剂学杂志, 2010, 16 (14): 12-16.